Graeme Tomlinson

**THE FITNESS CHEF**

# DAS EINFACHSTE ABNEHM-BUCH DER WELT

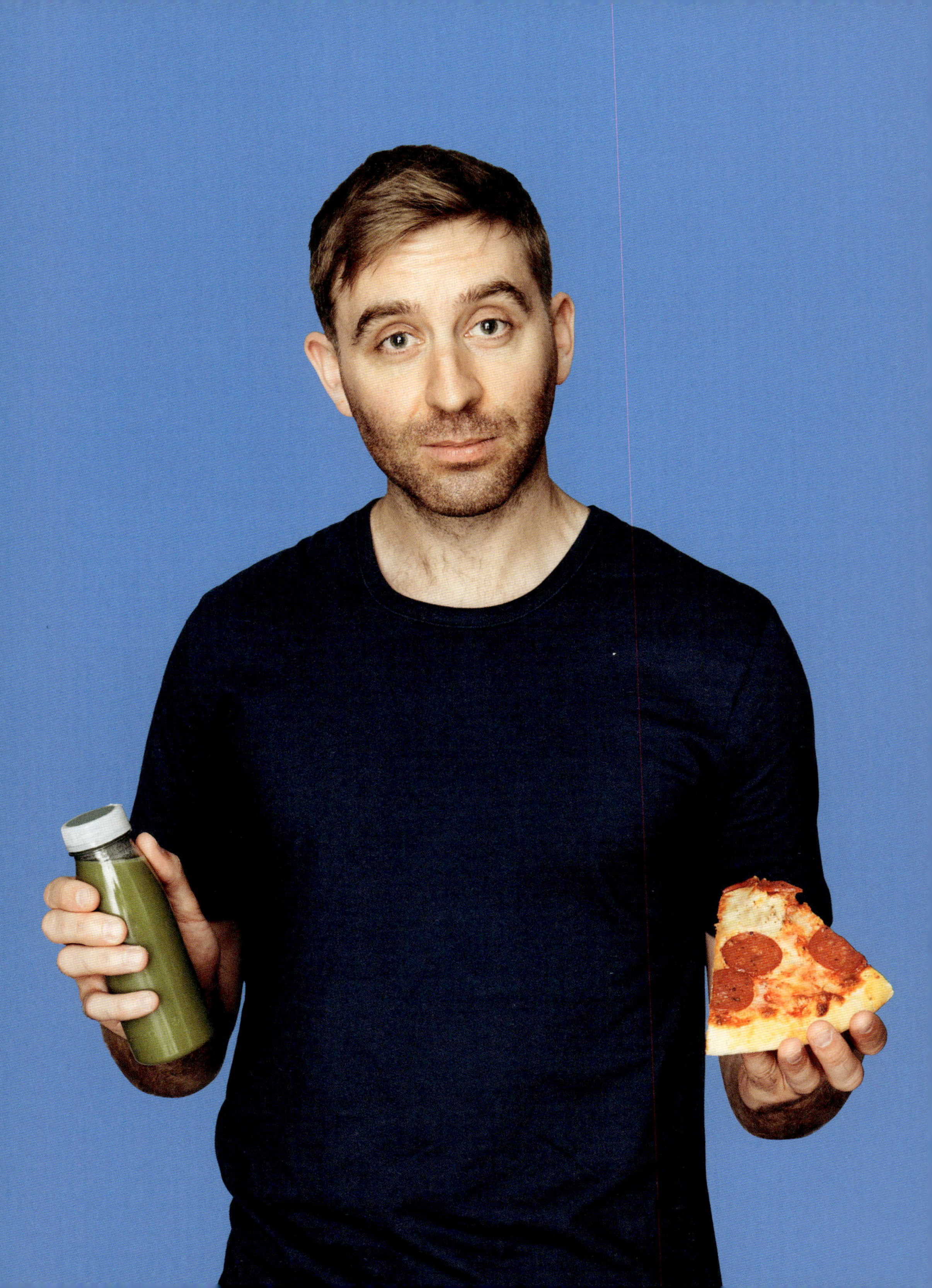

Graeme Tomlinson
THE FITNESS CHEF

# DAS EINFACHSTE ABNEHM-BUCH DER WELT

südwest

# INHALT

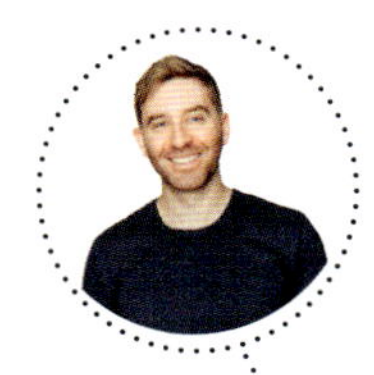

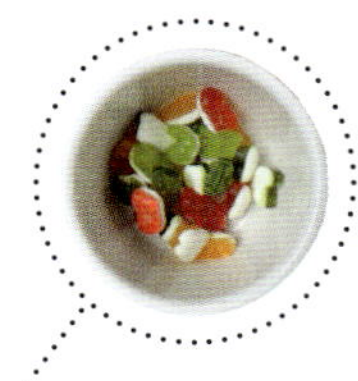

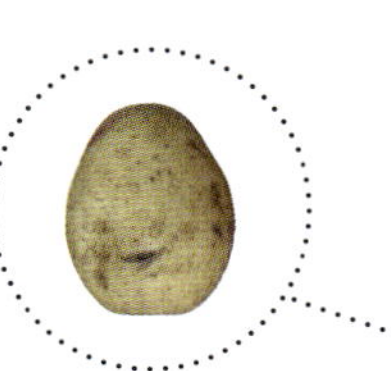

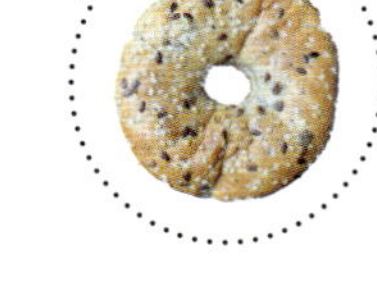

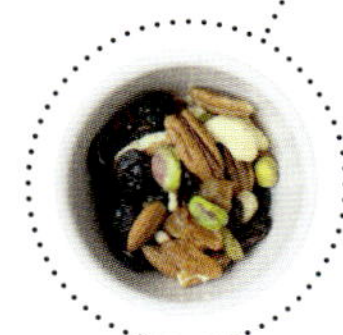

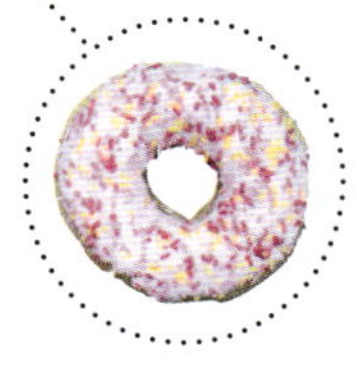

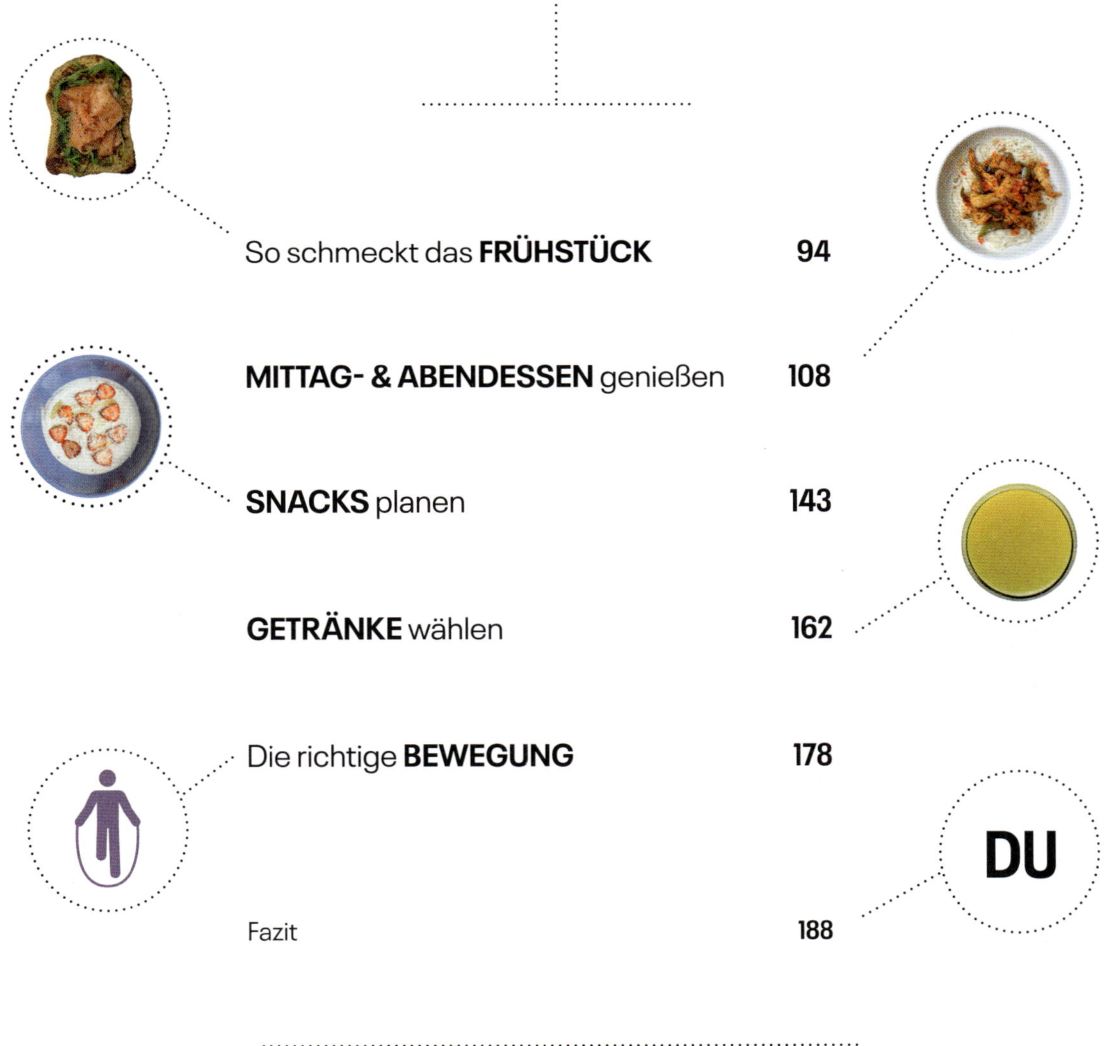
DU

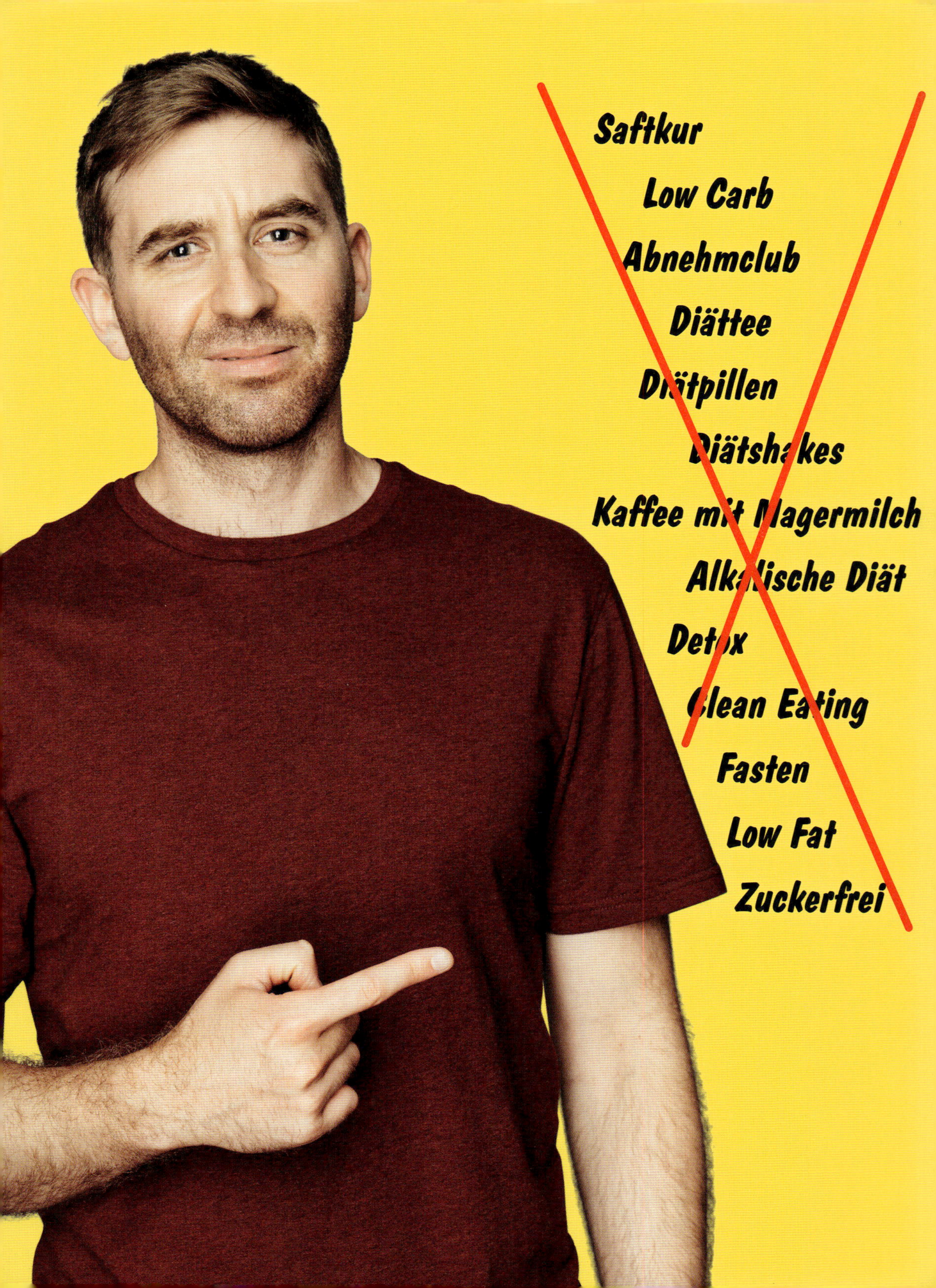
Saftkur
Low Carb
Abnehmclub
Diättee
Diätpillen
Diätshakes
Kaffee mit Magermilch
Alkalische Diät
Detox
Clean Eating
Fasten
Low Fat
Zuckerfrei

# EINLEITUNG

Was ist die effektivste Art, um abzunehmen und das neue Gewicht auch zu halten? Diäten gibt es viele, und alle Methoden behaupten von sich, besonders effektiv zu sein. Für welche soll man sich also entscheiden? Die einen raten, Kohlenhydrate zu reduzieren oder bestimmte Nahrungsmittel einzuschränken, andere empfehlen zu fasten oder mehrere kleine Mahlzeiten einzunehmen. Ist der Ernährungsplan einer Fitness-Queen die Lösung? Oder vielleicht der gänzliche Verzicht auf Zucker?

**Die Wahrheit ist: Wer überflüssige Pfunde loswerden will, muss mehr Kalorien verbrennen als aufnehmen.**

Der Erfolg egal welcher Reduktionsdiät beruht auf dem einfachen Prinzip, ein sogenanntes **Kaloriendefizit** zu schaffen.

Kein Diätplan der Welt kann ohne Kaloriendefizit erfolgreich sein, und alle Abnehmdiäten und -clubs bieten letztendlich nur unterschiedliche Ansätze, um ein solches Defizit zu erreichen.

Das scheint auf den ersten Blick eine gute Idee zu sein. Bei einer vorgeschriebenen Diät braucht man nicht selbst einzuschätzen, wie viel und was gegessen wird. Man hält sich einfach an die Vorgaben und Regeln, und dann ist alles ganz leicht, oder?

**Eben nicht!**

Bei meiner Arbeit als Personaltrainer und Ernährungscoach erlebe ich immer wieder, dass komplizierte, restriktive Reduktionsdiäten den Blick auf die einfachen Grundlagen verstellen, die zum Abnehmen notwendig sind. Wenn du auch schon einmal ein Diätprogramm ausprobiert hast, weißt du, dass es mindestens so schwierig ist, auf bestimmte (heiß geliebte) Nahrungsmittel und Gerichte zu verzichten, wie auf Portionsgrößen zu achten, und auf Portionsgrößen muss man bei jeder Diät achten, wenn sie erfolgreich sein soll.

**Diätdruck**
Du solltest nie abnehmen, nur weil andere an dir herumkritisieren. Die Motivation, abzunehmen, sollte von dir selbst kommen und nie durch Druck von außen. Abnehmen bringt nur was, wenn du selbst merkst, dass sich dadurch deine Lebensqualität verbessert. Du musst es selbst wollen!

Hinzu kommt, dass man sich bei vielen Diäten genau an die Rezepte und Ernährungspläne halten muss, was gerade im Berufsalltag oft auch zu Konflikten führen kann: Mal wirst du zum Essen eingeladen, mal wird dir ein Glas Wein oder ein Stück Pizza angeboten. Dabei ist es für deine Zufriedenheit genauso wichtig, etwas Schönes mit Freunden und Kollegen zu erleben, wie dein Wunschgewicht zu erreichen. Da kann man schon mal schwach werden – und sich am nächsten Tag schlecht fühlen. Lohnt sich das Weitermachen? Du wirfst die Diät in die Tonne, weil du es eh nicht schaffst, sie einzuhalten.

Klar führen starre Diätpläne zu einem Gewichtsverlust, aber vielleicht auch zu Angst- und Schuldgefühlen oder Druck, und die »Iss dies und das auf keinen Fall«-Rhetorik in den Medien macht die Entscheidung, was man essen soll, nicht unbedingt leichter.

Dass Salat gesund ist, ist allgemein bekannt. Was aber viele nicht wissen, ist, dass man auch beim Abnehmen die »ungesunde«, aber heißgeliebte Schokolade, Chips und Co. essen kann, ohne sich hinterher schlecht zu fühlen. Dieses Buch erklärt dir ganz genau, wie und warum.

**Bewegungswahn**
Viele haben die feste Vorstellung, dass man nur abnehmen kann, wenn man auch exzessiv Sport treibt. Aber ebenso wie viele restriktive Diäten ist auch Bewegungswahn in der Regel ungeeignet. Ich erkläre dir die Grundlagen und erlöse dich von deinen schlimmsten Bootcamp-Visionen. Es gibt nämlich Bewegungsformen, die mehr Spaß machen (für viele überraschend) und genauso effektiv sind, um Körperfett abzubauen. Wie bei der Ernährung gilt auch hier: Man bleibt nur dabei, wenn's Spaß macht. Such dir also etwas aus, was dir Spaß macht.

## Du brauchst keine neue Diät

Du hast schon eine Diät: das, was du jeden Tag isst. Wenn du dich aber nicht wohl in deinem Körper fühlst, solltest du deine Ernährung besser verstehen lernen und ein paar Anpassungen vornehmen.

Der Begriff »Diät« stammt ursprünglich aus dem Griechischen und bedeutet »Ernährungsweise«, also die (feste und flüssige) Nahrung, die jemand regelmäßig zu sich nimmt. Heute denkt man bei »Diät« zuallererst an den Versuch, durch vorgeschriebene Maßnahmen Gewicht zu verlieren. Und so wie die Welt immer extremer wird, so werden es auch die Diäten. Das einfache Wort »Diät« mutierte zu immer extremeren, restriktiveren und wenig nachhaltigen Ernährungsformen und zu dem furchtbaren Verb »diäten«. Höchste Zeit, damit Schluss zu machen.

## Abnehmen und Spaß am Leben haben

In diesem Buch möchte ich dir erklären, warum du, um abzunehmen, Low Carb, Intervallfasten, Clean Eating, Abnehmclubs, Saftkuren und die ganzen anderen restriktiven Diätformen ignorieren kannst. Ich zeige dir eine Möglichkeit, die sich als wirkungsvoll erwiesen hat und bei der du keine Nahrungsmittel aus deiner Ernährung streichen musst.

Die einzige Reduktionsdiät, die funktioniert, ist die, die du einhalten kannst, ohne den Spaß am Leben zu verlieren. Für einen nachhaltigen Erfolg brauchst du nur ein paar kleine Dinge zu verändern.

Wenn du die einfachen Prinzipien in diesem Buch verinnerlicht hast, kannst du dein Essverhalten kontrollieren und dein Gewicht halten, ohne auf etwas verzichten zu müssen.

Wenn du dieses Buch gelesen hast, lässt du die Finger von den vielen, wenig nachhaltigen Modediäten. Alle Informationen sind mit anschaulichen Fotos versehen, damit du genau verstehst, wie du dein Essverhalten kontrollieren kannst. Dadurch lässt sich alles, was du gerne isst, so in deine Ernährung integrieren, dass du deine Ziele erreichst – und hältst. **Ganz ohne Diätpläne. Ohne Schnickschnack. Nur mit Fakten.**

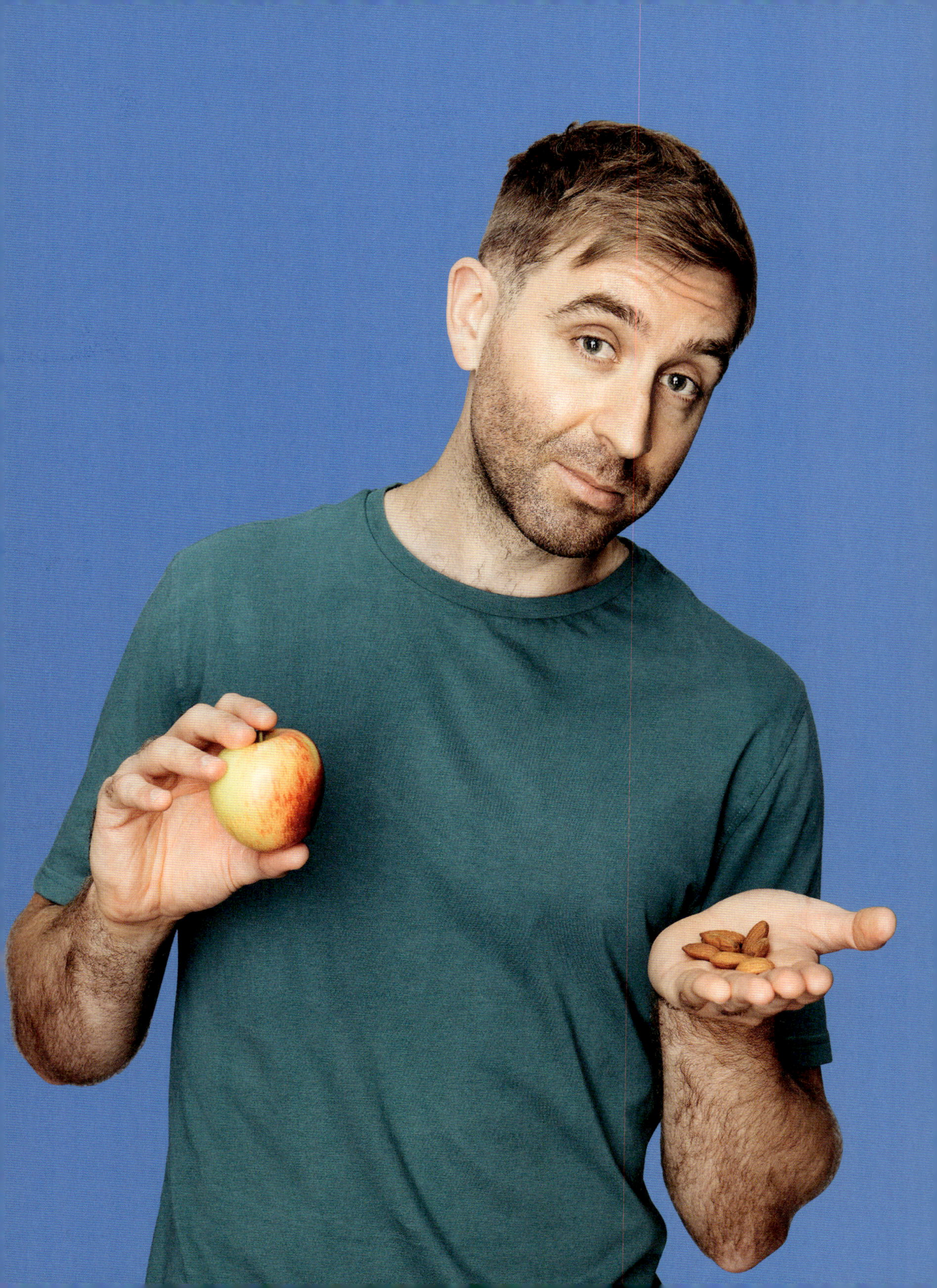

# ÜBER MICH

2016 habe ich einen Instagram-Feed begonnen, um Rezepte für meine Follower zu posten. Im März 2018 war ich so verärgert über die aus dem Ruder laufende Fitness- und Diätindustrie, dass ich in meinen Posts angefangen habe, über die Ironie, Mythen und Stolperfallen von Diäten zu schreiben. Das führte dazu, dass sich Menschen austauschten und lernten, Diät-Wahrheiten von -Lügen zu unterschieden. Die Diskussionen liefen weiter, sodass ich im August 2019 über eine halbe Million Follower hatte, darunter auch einige Influencer*innen und Expert*innen, die nationale Presse und Blogs auf der ganzen Welt. Je mehr Menschen über die Grundlagen der Ernährung Bescheid wissen und so ihr Essverhalten verbessern können, desto glücklicher bin ich.

Meine Mission ist es, dich durch das Labyrinth von Diätkulturen und Lebensmittelwerbung zu führen, faktenbasiertes Wissen und einen praktischen Ernährungsansatz zu vermitteln, die man ein Leben lang anwenden kann. Mit jeder Seite in diesem Buch kannst du deine eingebrannten Diät-Glaubenssätze über Bord werfen und sie durch eine gesündere, sachliche Sichtweise auf dein Essverhalten ersetzen.

Denke immer daran, dass Essen Spaß machen soll, unabhängig von deinem Fitnessziel, also quäle dich nicht mit einer Diät ab, die du schrecklich findest. Der beste Weg, Pfunde zu verlieren, ist eine Ernährungsform, die du konsequent einhalten und genießen kannst. Es ist möglich, trotz Schokolade, Pizza und Co. nachhaltige Erfolge zu erzielen.

In vielen Ratgebern steht, dass die darin angepriesene Methode der beste Weg zum Wunschgewicht sei. Dieses Buch ist anders, weil ich dich hier mit wissenschaftlich belegten sowie anschaulich und unterhaltsam präsentierten Infos versorge. Das Tolle und Entscheidende ist, dass du dabei lernst, weiterhin frei zu entscheiden, was du isst. Nur so kannst du etwas ändern.

Beim Thema Ernährung lassen wir uns schon viel zu lange von Fehlinformationen, Mutmaßungen und einer irreführenden Rhetorik berieseln. Machen wir dem also ein Ende! Wir stellen die ganzen Ernährungsmythen und althergebrachten Theorien über Essen auf den Prüfstand und ersetzen sie durch evidenzbasierte Informationen, die dir viel mehr bringen. Hast du die Grundprinzipien zum Fettabbau erst einmal verstanden, kannst du bewusste Entscheidungen treffen, um deine Zielsetzungen zu erreichen.

Ernährung ist ein weites Thema mit vielen, vielen Informationen, und für jeden bedeutet »Ernährung« etwas anderes. Mein Ziel ist, dir wichtiges Wissen in mundgerechten Portionen zu servieren, damit du bei diesem Thema nicht paranoid, ängstlich oder verwirrt wirst, und stattdessen selbstbewusst, selbstbestimmt und informiert bist.

**Ein paar Hinweise**
Die meisten Nährwertangaben in diesem Buch sind allgemeingültig, mit Ausnahme einiger Markenartikel, die von Land zu Land kleine – oder überraschend große – Abweichungen aufweisen (z. B. eine große Portion Pommes von McDonald's: 510 kcal in den USA, 444 kcal in GB und 434 kcal in Deutschland; Schokobrownie von Starbucks: 480 kcal in den USA, 338 kcal in GB und 310 kcal in Deutschland; eine Dose Sprite:140 kcal in den USA, 6 kcal in GB und 122 kcal in Deutschland. Bei den Markenprodukten in diesem Buch werden die Kalorienzahlen für Deutschland angegeben, wie sie auf der Verpackung zum Zeitpunkt der Drucklegung stehen. Check also immer auch die Kalorienangaben auf deiner Verpackung.

Die Informationen in diesem Buch stammen von neuesten Meta-Analysen und systematischen Übersichten – das sind Massenstudien, die bei der wissenschaftlichen Forschung zu einer bestimmten Frage durchgeführt werden, um eine zuverlässige, objektive Antwort zu erhalten. Allzu oft werden einzelne, einseitig durchgeführte Studien zitiert, deren Ergebnisse dennoch als allgemeingültig erachtet werden.

# DIE EINFACHE WISSENSCHAFT VOM FETTABBAU

# DIE URSACHE FÜR ADIPOSITAS IST EINFACH

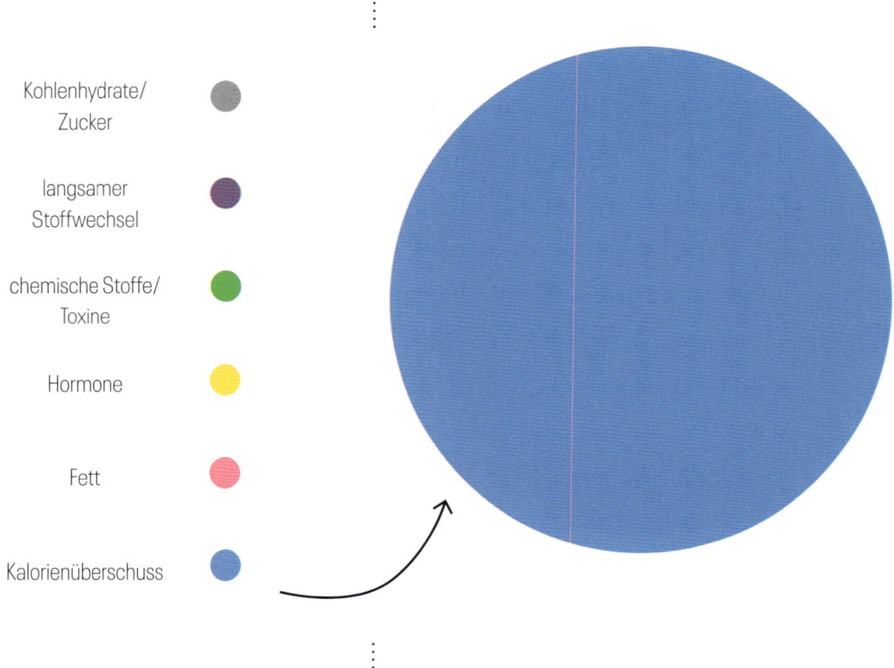


Was die Medien auch von sich geben oder Freunde behaupten – es ist physiologisch nicht möglich, ohne einen anhaltenden Kalorienüberschuss zuzunehmen. Einfach gesagt: Wenn du täglich mehr Kalorien zu dir nimmst als verbrauchst, nimmst du zu.

Zu einer Gewichtszunahme können noch weitere Faktoren beitragen. So kann ein Kalorienüberschuss das Ergebnis von schlechten Essgewohnheiten, einem mangelnden Wissen über Ernährung, Falschinformationen, Essstörungen, Nahrungsangebot, fehlender Bewegung, mentalen Problemen oder einer Kombination aus allem sein. Letztendlich sind aber immer zu viel aufgenommene Kalorien für die Gewichtszunahme verantwortlich.

# WARUM WIR DICK SIND

1990

**28 %* Übergewichtige (7 % Fettleibige)**

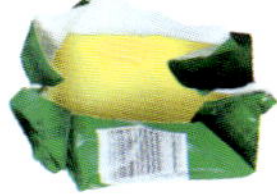

»**Fett** ist schuld.«

*der Weltbevölkerung

2016

**42 % Übergewichtige (13 % Fettleibige)**

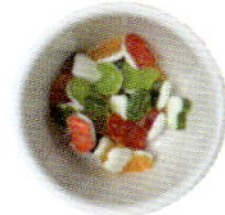

»**Zucker** ist schuld.«

2005

**36 % Übergewichtige (10 % Fettleibige)**

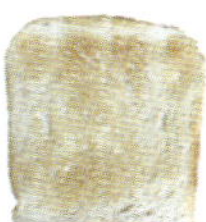

»**Kohlenhydrate** sind schuld.«

**DIE WAHRHEIT**

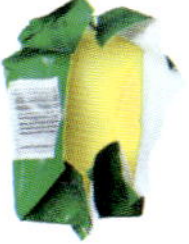

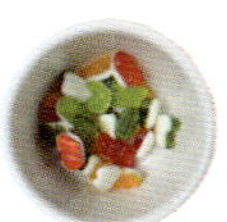

»**Keiner** ist schuld.«

1975 galten nach WHO-Angaben 23 % der Weltbevölkerung als übergewichtig und 4 % als fettleibig. In nur 41 Jahren ist dieser Anteil auf 42 % bzw. 13 % angewachsen, das heißt, 2016 waren 1,9 Milliarden Erwachsene übergewichtig und 650 Millionen fettleibig. Von den westlichen Ländern gelten 26 % als fettleibig. 1975 aßen wir Fett, Kohlenhydrate und Zucker und bewegten uns. Doch mit jedem Jahrzehnt haben wir uns weniger bewegt, und für diese Verhaltensveränderung ist keiner dieser Nährstoffe verantwortlich. Wir konsumieren heute einfach mehr Kalorien, als wir benötigen, unabhängig von der Art der Nährstoffe/des Essens. Das ist die schlichte Wahrheit!

So wie sich Modetrends ständig ändern, setzte die Diätindustrie in den 1990er-Jahren zunächst Fett auf die Anklagebank, weil es eine hohe Kaloriendichte hat. Nach der Jahrtausendwende machte man dann Kohlenhydrate für Übergewicht verantwortlich, weil auch der Verkauf von fettreduzierten Lebensmitteln nicht verhindern konnte, dass immer mehr Menschen übergewichtig wurden. Zuletzt war es Zucker, einfach weil wir im Lauf der Zeit immer mehr zuckerhaltige Speisen konsumieren.

Die Wahrheit ist: Keine dieser Nährstoffgruppen ist verantwortlich für die Zunahme von Übergewicht/Fettleibigkeit. Der Grund ist immer derselbe: Wir nehmen mehr Kalorien auf, als wir verbrennen. Hinter diesem Kalorienüberschuss können auch psychologische, sozioökonomische oder Umweltfaktoren stecken. Aber das Ergebnis ist immer dasselbe. Wir müssen unser Essen einfach ein wenig besser verstehen lernen.

# DIE BEDEUTUNG DER KALORIENBILANZ

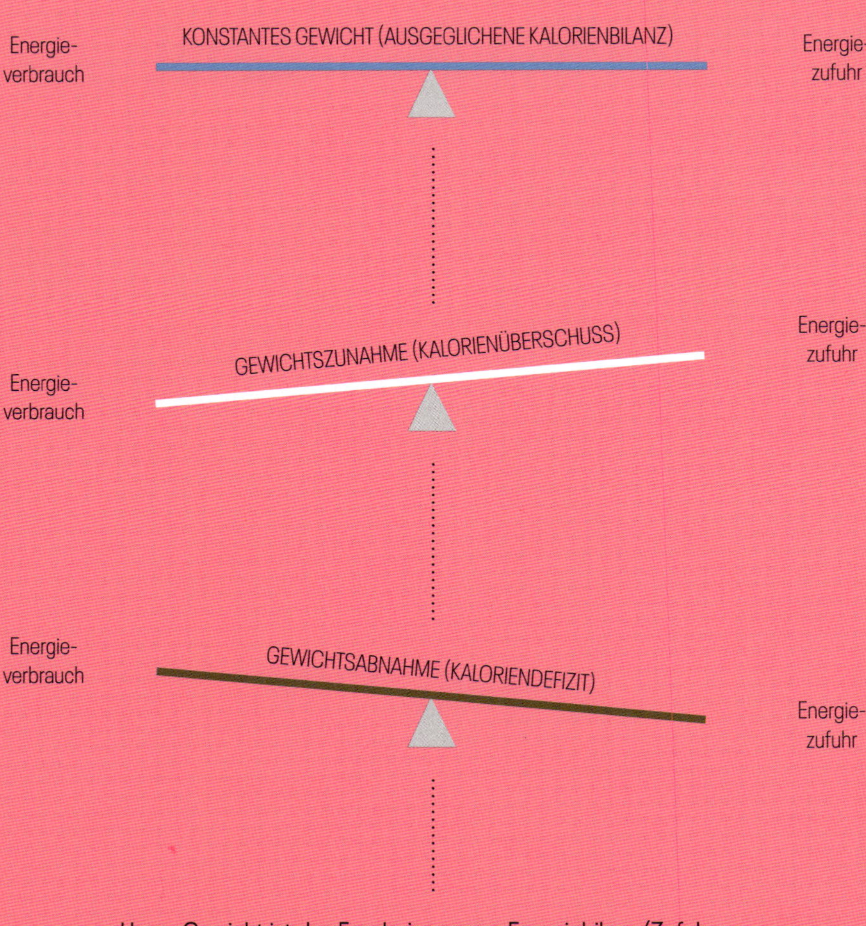


Unser Gewicht ist das Ergebnis unserer Energiebilanz (Zufuhr vs. Verbrauch). Wenn du dauerhaft mehr Kalorien aufnimmst, als du benötigst, legst du zu. Umgekehrt: Wenn du deinem Körper dauerhaft weniger Kalorien zuführst, als er braucht, nimmst du ab. Das wird als Kaloriendefizit bezeichnet und ist der einzige physiologische Weg, um Gewicht zu reduzieren.

## KALORIENDEFIZIT

Eine Kalorie ist eine Energieeinheit. Der Körper lagert zugeführte Kalorien ein und verwendet sie als Brennmaterial, als Energiequelle. Wenn du ihm mehr Kalorien zuführst, als er verbrennt, nimmst du zu. Wenn du ihm weniger Kalorien zur Verfügung stellst, als er braucht, nimmst du ab. So einfach ist das!

Es gibt viele teure Methoden und Produkte, durch die Körperfett effektiver abgebaut werden soll, wie Trainingseinheiten mit einem Personaltrainer oder eine Diät mit speziellen Zutaten. Aber keine funktioniert ohne Kaloriendefizit.

Mit einfachen Worten: Zwar sind 100 Kalorien aus Karotten nährstoffreicher als 100 Kalorien aus Schokolade, in beiden Fällen handelt es sich aber um dieselbe Menge an Energie.

# MUSST DU WIRKLICH EINE VORGESCHRIEBENE DIÄT MACHEN?

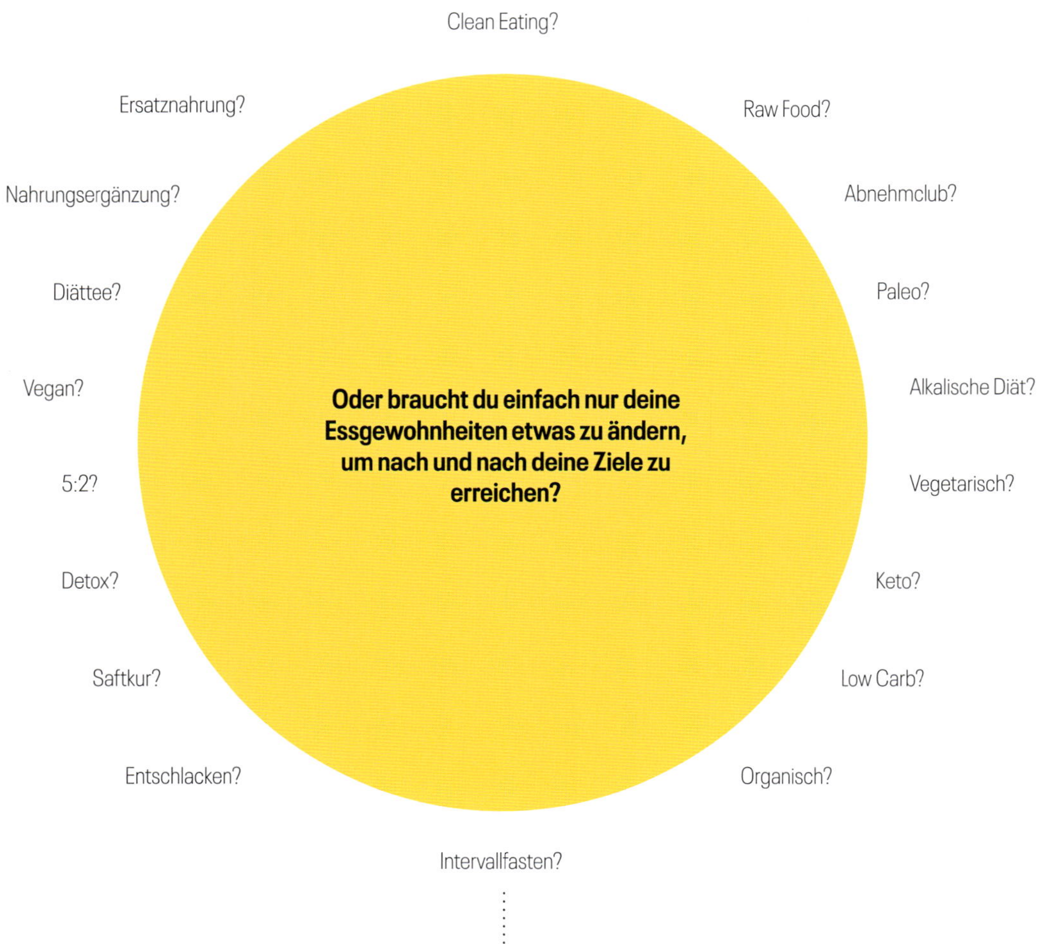


Wenn du bestimmte Nahrungsmittel oder Lebensmittelgruppen nicht gerade aus medizinischen Gründen weglassen oder einschränken musst, gibt es keinen vernünftigen Grund, warum du zum Abnehmen deine Ernährung auf den Kopf stellen und einen völlig anderen Ernährungsstil übernehmen solltest. Es gibt nur ein Prinzip fürs Abnehmen, und hier erkläre ich dir diese einfache Wissenschaft.

# GEWICHTSVERLUST & -ZUNAHME VEREINFACHT

GEWICHTSVERLUST

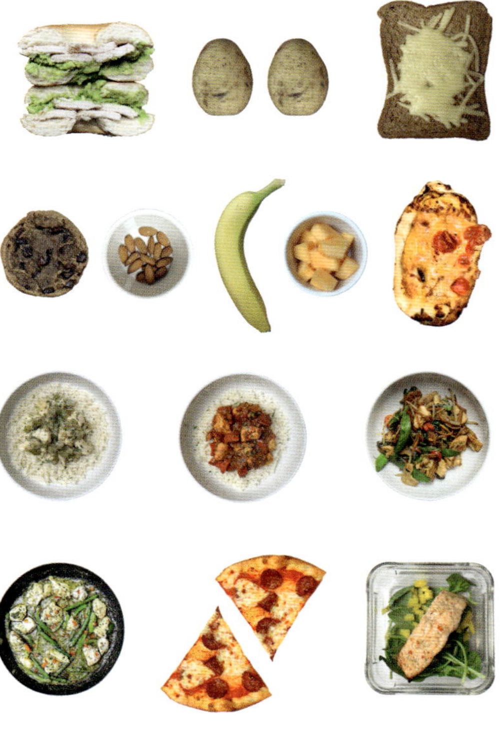

**Kaloriendefizit**
weniger Kalorien und mehr Bewegung

GEWICHTSZUNAHME

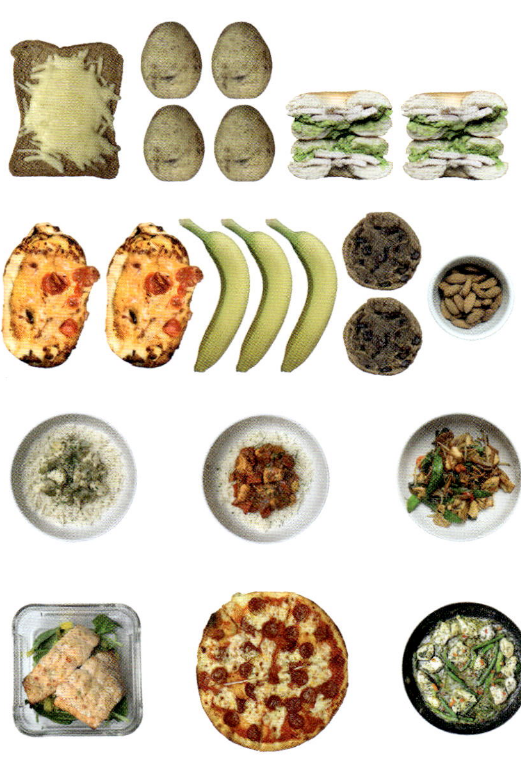

**Kalorienüberschuss**
mehr Kalorien und wenig Bewegung

Diese Infografik zeigt, wie einfach es ist, Körperfett zu verlieren bzw. zuzulegen – auch wenn die milliardenschwere Diätindustrie es anders darstellen mag.

# WIE DU KALORIEN ZUFÜHRST/VERBRENNST

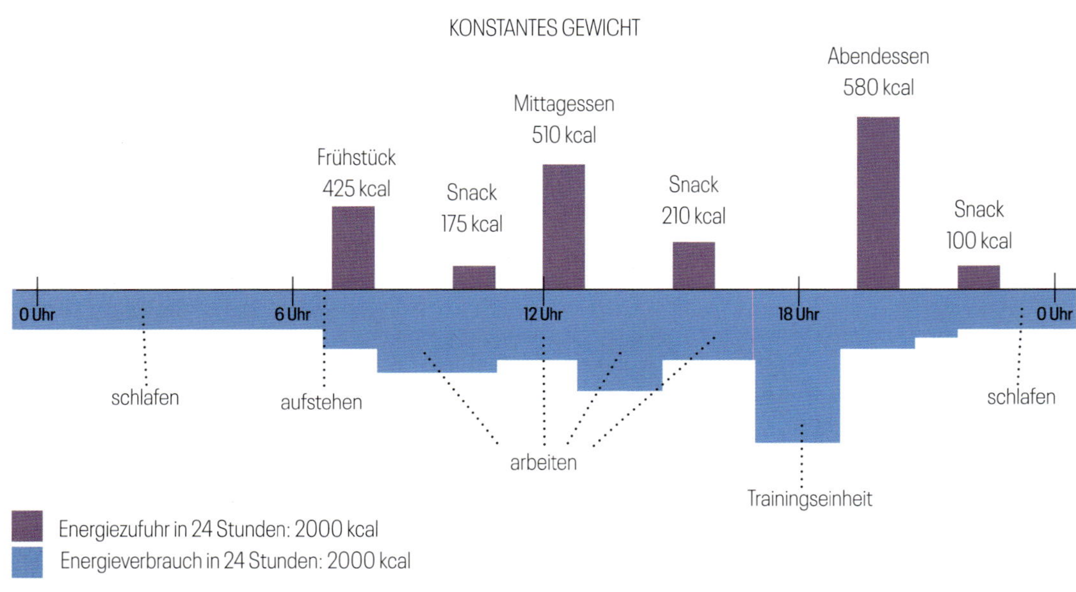


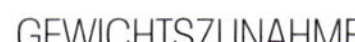


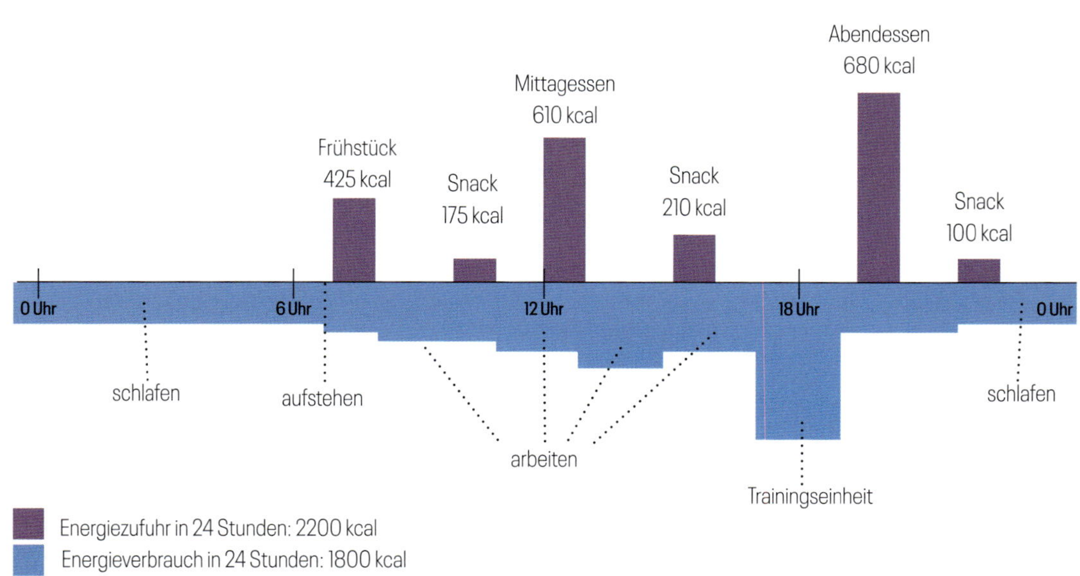

GEWICHTSVERLUST

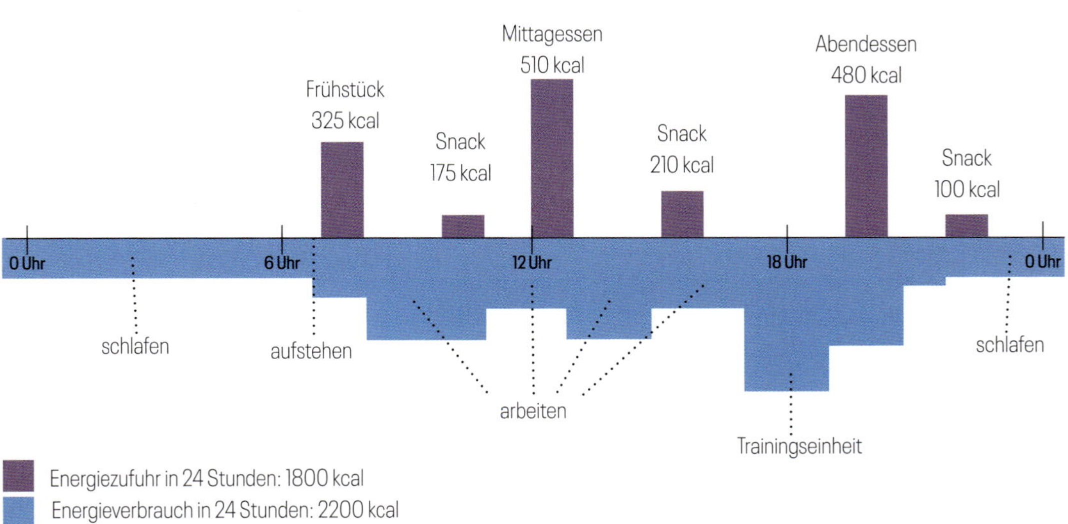


Diese Tageskalorienziele sind bloße Beispiele. Dein persönlicher Kalorienbedarf kann ganz anders sein. Mit den drei Grafiken möchte ich veranschaulichen, dass wir in Ruhezeiten am wenigsten Kalorien verbrennen; wir verbrennen ein paar mehr, wenn wir unserer Tagesbeschäftigung nachgehen; und am meisten in dem kurzen Zeitfenster, in dem wir uns aktiv bewegen. Durch (Zwischen-) Mahlzeiten führen wir unserem Körper immer wieder Kalorien zu. Wichtig ist, dass du deinen täglichen bzw. wöchentlichen Kalorienbedarf kennst und – wenn du abnehmen willst – ein Kaloriendefizit schaffst (siehe »Wie du dein Kaloriendefizit planst«, Seite 34).

# WARUM NIMMST DU NICHT AB?

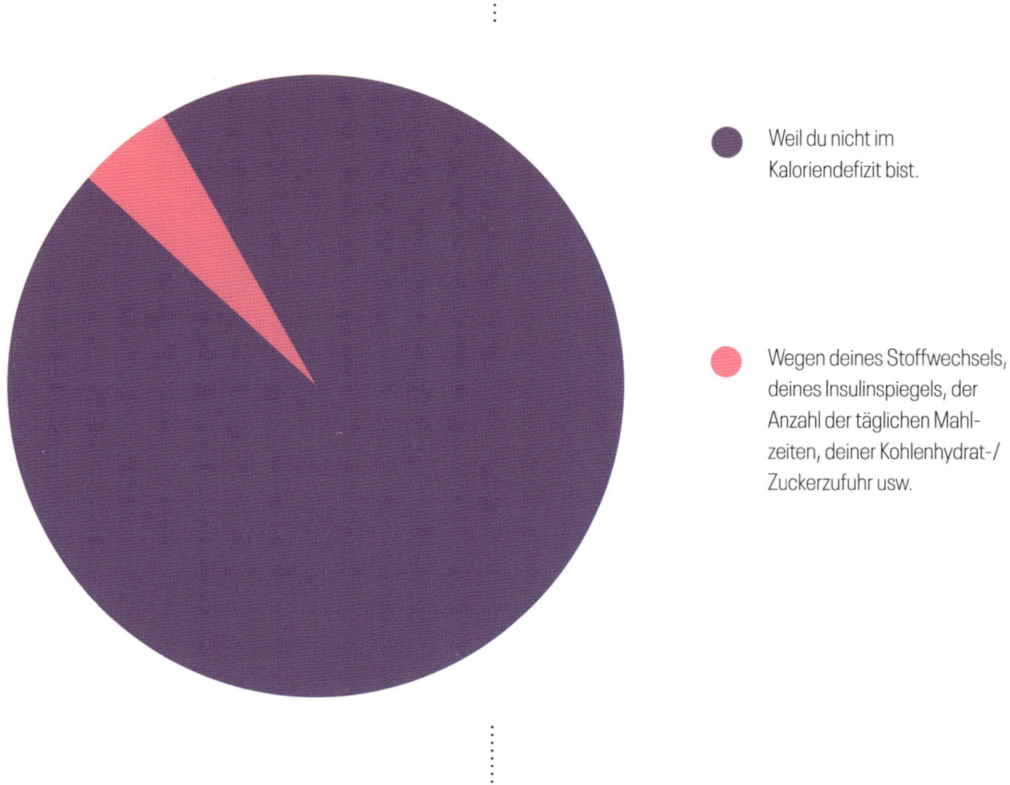


Die einfache Antwort auf diese Frage ist, weil du einfach nicht im Kaloriendefizit bist. Vielleicht hast du unterschätzt oder falsch errechnet, wie viele Kalorien du täglich zu dir nimmst, oder du erreichst mit deiner angestrebten täglichen Kalorienmenge kein Defizit. Vielleicht verbrauchst du aber auch täglich weniger Energie als gedacht für ein Energiedefizit. Es gibt immer einen logischen Grund – kleine Teufelchen, die den Fettabbau verhindern, gibt es nicht. Es lässt sich immer komplett wissenschaftlich erklären.

# MAKRONÄHRSTOFFE

# WAS SIND MAKRONÄHRSTOFFE?

PROTEIN
**4 Kalorien pro Gramm**

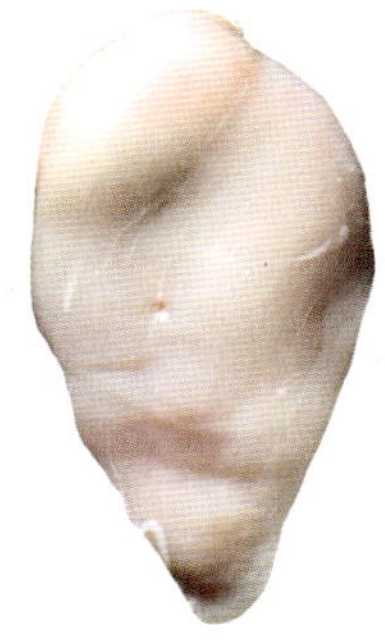

Fleisch, Geflügel, Fisch und Meeresfrüchte, Milchprodukte, Eier, Hülsenfrüchte

KOHLENHYDRATE
**4 Kalorien pro Gramm**

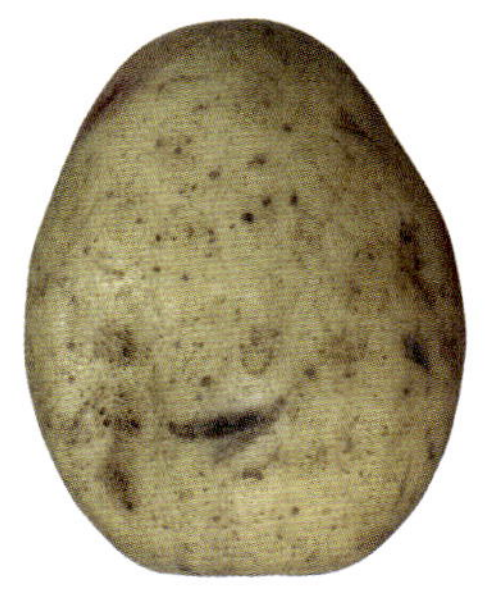

Obst und Gemüse, Hülsenfrüchte, Getreide, Zucker

* Alkohol enthält 7 Kalorien pro Gramm.

FETT
**9 Kalorien pro Gramm**

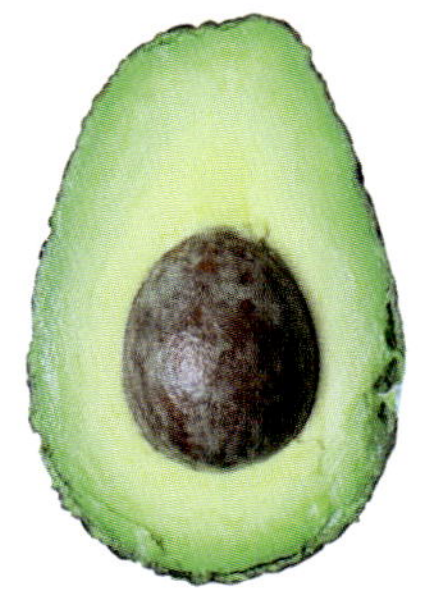

Avocado, Nüsse, Öle, Saaten, Milchprodukte, Eier

Alle Kalorien, die du aufnimmst, stammen zu unterschiedlichen Anteilen aus den Makronährstoffen Protein (Eiweiß), Kohlenhydrate, Nahrungsfett und – in geringerem Ausmaß – Alkohol.

Viele machen zu viel Aufhebens von Makronährstoffen (kurz: Makros). Denn im Wesentlichen sind sie lediglich unterschiedliche Energiequellen, die alle in einer ausgewogenen Ernährung vorkommen sollten.

Proteine, Kohlenhydrate und Fette sind Energielieferanten, und zwar mit:
4 Kalorien pro Gramm Protein,
4 Kalorien pro Gramm Kohlenhydrate,
9 Kalorien pro Gramm Fett,
7 Kalorien pro Gramm (oder ml) Alkohol.

Manche machen sich auch ganz verrückt und zählen Makros statt Kalorien, wenngleich sie dadurch auch nichts anderes machen, als Kalorien zählen.

# KALORIEN, MAKRO- UND MIKRONÄHRSTOFFE

KALORIEN

KALORIEN STAMMEN AUS MAKRONÄHRSTOFFEN.

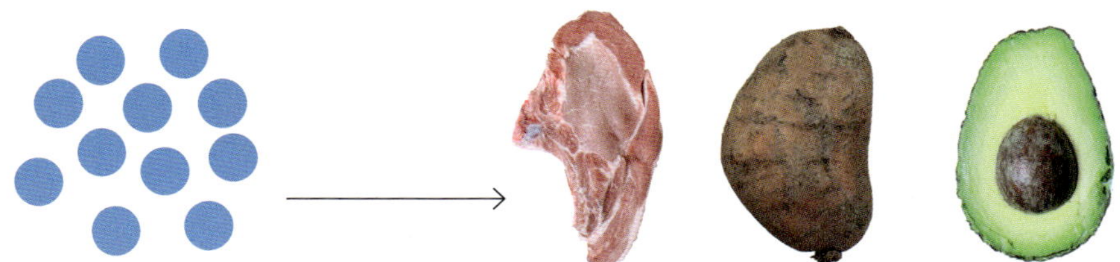

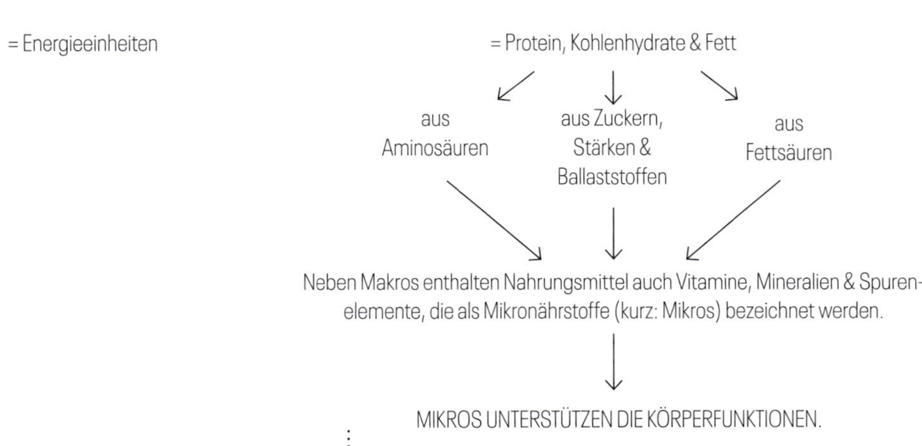


Kalorien sind Energieeinheiten, die in Nahrungsmitteln vorliegen. Mikros sind chemische Substanzen in unserem Essen, die für die Entwicklung und Aufrechterhaltung der Körperfunktionen benötigt werden … Und da sage noch einer, Chemikalien seien schlecht. Zu den Mikros zählen Vitamine, Mineralien und Spurenelemente. Kalorien werden zur Energiegewinnung in Form von Makros konsumiert und beeinflussen unmittelbar, wie viel Fett wir in uns haben. Mikros haben keine Kalorien und demnach keinen Einfluss auf unseren Körperfettanteil, sehr wohl aber auf unsere Körperfunktionen.

# KÖRPERFUNKTIONEN VS. KÖRPERFETT

REGULIERT
KÖRPERFUNKTIONEN

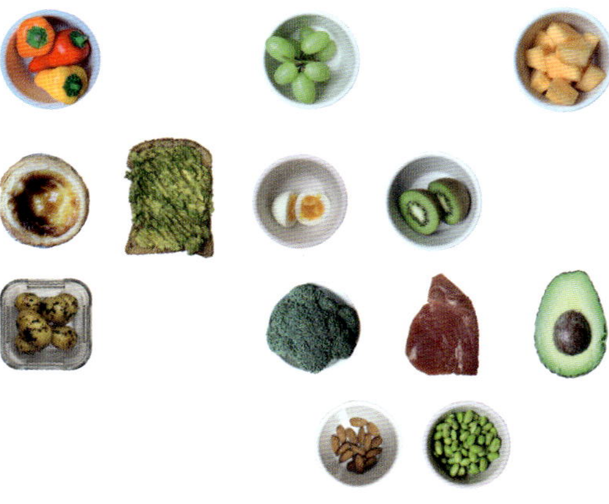

Nahrungsmittel mit Mikros

**abhängig von der Nahrungsquelle**

BESTIMMT
DAS KÖRPERFETT

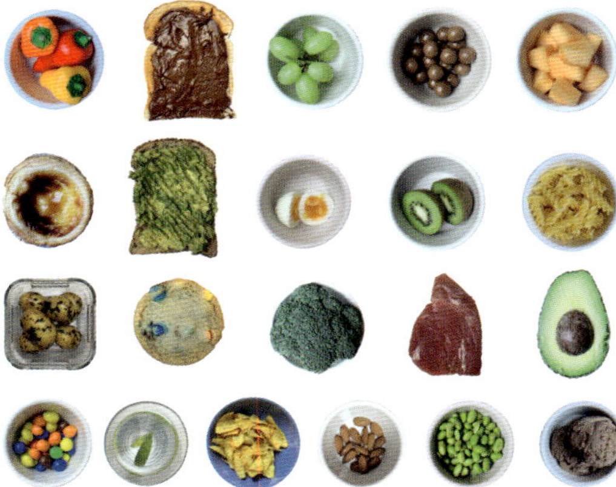

Kalorien aus allen Nahrungsmitteln

**unabhängig von der Nahrungsquelle**

Hier liegt offensichtlich eines der größten Missverständnisse beim Thema Ernährung vor, und es hilft auch nicht, dass »Ernährungsgurus« nicht selten Nahrungsmittel, die die Körperfunktionen unterstützen, mit Nahrungsmitteln, die beim Abnehmen helfen, verwechseln und dann von einer gesunden Ernährung sprechen.

Mikros brauchst du in jedem Fall, um deine Körperfunktionen aufrechtzuerhalten, zum Beispiel für ein schönes Hautbild, starke Knochen und ein gesundes Verdauungssystem. Aber Nahrungsmittel mit vielen Mikros helfen nicht unbedingt beim Abnehmen. Das wird nur durch ein Kaloriendefizit erreicht.

# PROTEIN

Proteine werden langsamer verdaut als andere Makros, deshalb hält eine proteinhaltige Kost uns besser und länger satt. Proteine sind außerdem wichtig für die Zell- und Organregeneration.

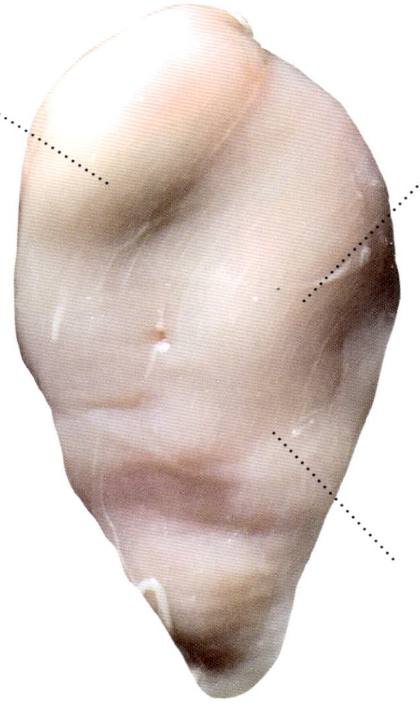

Der menschliche Körper verbrennt bei der Verdauung von Protein mehr Kalorien (aufgrund des thermischen Effekts der Nahrung, kurz: TEF, siehe Seite 182) als bei anderen Makros (Kohlenhydrate und Fett). Die Verdauung von Proteinen verbraucht 20–35 % der darin enthaltenen Kalorien. Die Verdauung von 300 Kalorien aus reinem Protein verbraucht also rund 60–105 Kalorien. Der Verzehr von proteinreicher Nahrung erhöht damit den Energieverbrauch und dein Kaloriendefizit.

Jahrelange Forschung hat gezeigt, dass eine proteinreiche Kost aus oben genannten Gründen beim Abnehmen hilft.

Unabhängig von deinem Geschlecht empfehle ich für den Erhalt von Muskelmasse und ein langanhaltendes Sättigungsgefühl, täglich 1–2 g Protein pro Kilo Körpergewicht zu konsumieren. Wer mehrmals in der Woche Sport treibt, kann einen erhöhten Bedarf von bis zu 2 g pro Kilo Körpergewicht haben.

Die empfohlene Proteinzufuhr für eine 75 kg schwere Frau liegt demnach bei 75–105 g pro Tag, für einen 105 kg schweren Mann bei 105–210 g pro Tag.

# KOHLENHYDRATE

Kohlenhydrate liefern Energie für körperliche Aktivitäten und unterstützen die Hirnfunktion.

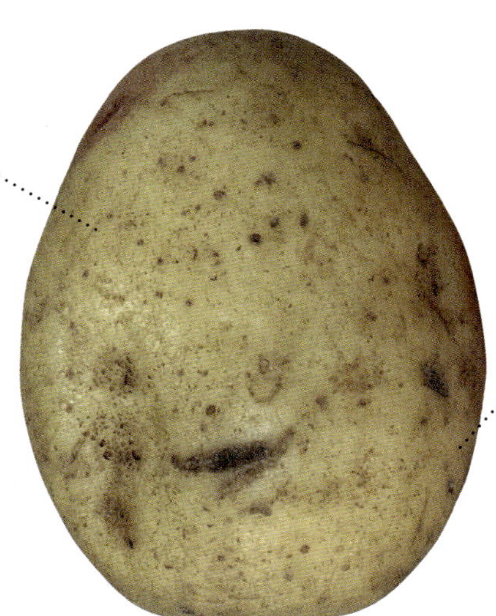

Für die Verdauung von Kohlenhydraten sind 5–15 % der darin enthaltenen Kalorien erforderlich. Das entspricht bei 300 Kalorien aus reinen Kohlenhydraten 15–45 Kalorien.

Idealerweise sollten Kohlenhydrate aus ballaststoffreichen Quellen stammen, da Ballaststoffe (Nahrungsfasern) länger sättigen und auch die Darmgesundheit unterstützen.

Obst und Gemüse oder Hülsenfrüchte liefern nicht nur hochwertige komplexe Kohlenhydrate, sondern auch Mikros, die die Körperfunktionen unterstützen. Einfache (leere) Kohlenhydrate, zum Beispiel aus Weißmehlprodukten und Süßigkeiten, machen nicht so satt und enthalten weniger Mikros und Ballaststoffe. Dennoch brauchst du nicht darauf zu verzichten.

Auch wenn einfache Kohlenhydrate in den letzten Jahren verteufelt wurden, ist beim Abnehmen vor allem wichtig, dass du den Gesamtkaloriengehalt von kohlenhydratreichen Nahrungsmitteln kennst, und nicht nur auf den Kohlenhydrat- bzw. Zuckeranteil achtest.

# FETT

Gesunde Fettquellen wie Avocados, Nüsse und Saaten oder Fettfisch enthalten viele wertvolle Nährstoffe. Andere Fette wie Butter, Kokosöl und tierische Fette enthalten weniger Nährstoffe, sind dafür aber besonders lecker.

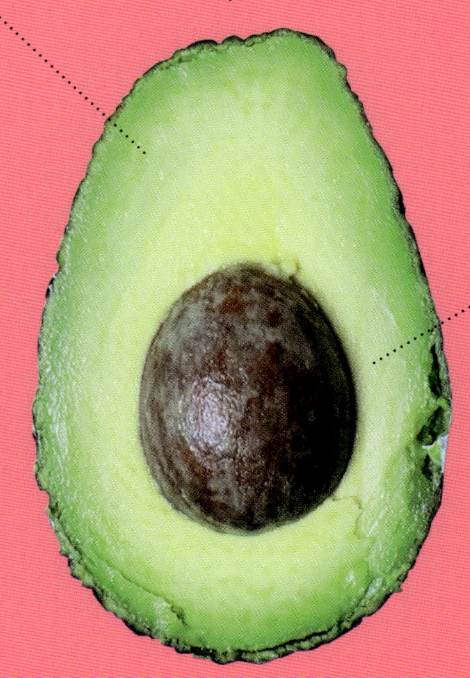

Wie bei Kohlenhydraten werden für die Verdauung von Fett 5–15 % Kalorien verbrannt, das heißt, von 300 Kalorien aus reinem Fett werden 15–45 Kalorien für die Verdauung benötigt.

Von allen Makros hat Fett den höchsten Brennwert (Energiedichte). Dadurch ist Fett aber nichts Schlechtes. Wenn du abnehmen willst, sollte dir allerdings klar sein, dass alle Fette, auch gesunde, mit vielen Kalorien zu Buche schlagen.

# MAKRONÄHRSTOFFE IN LEBENSMITTELN

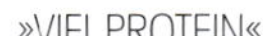

»VIEL PROTEIN«

Rib-Eye-Steak (200 g)

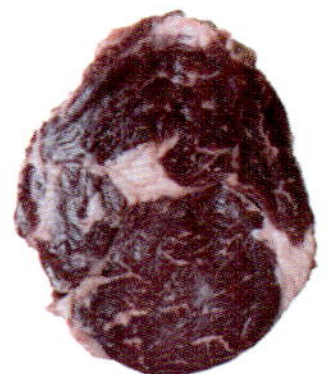

**508 kcal**

| 148 kcal aus Protein | 0 kcal aus Kohlenhydraten | 360 kcal aus Fett |
|---|---|---|
| 29% PROTEIN | 0% KOHLEN-HYDRATE | **71% FETT** |

eigentlich die meisten Kalorien aus Fett

»VIELE KOHLENHYDRATE«

Salamipizza (30 cm)

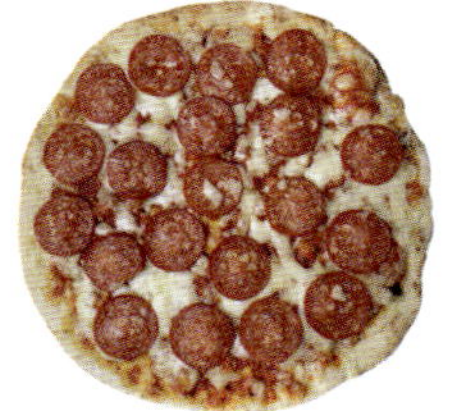

**905 kcal**

| 151 kcal aus Protein | 376 kcal aus Kohlenhydraten | 378 kcal aus Fett |
|---|---|---|
| 16% PROTEIN | **42% KOHLEN-HYDRATE** | **42% FETT** |

nicht nur aus Kohlenhydraten

»VIEL FETT«

100 g Mandeln

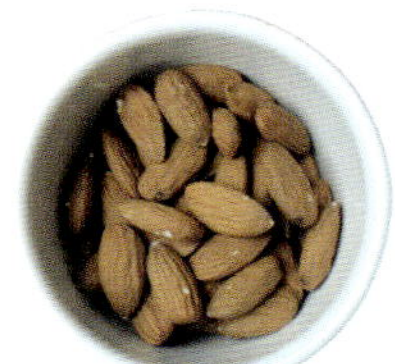

**574 kcal**

| 84 kcal aus Protein | 40 kcal aus Kohlenhydraten | 450 kcal aus Fett |
|---|---|---|
| 15% PROTEIN | 7% KOHLEN-HYDRATE | **78% FETT** |

o. k., das stimmt

Wir vergessen häufig, dass einzelne Lebensmittel, die als »reich« an einem bestimmten Makronährstoff gelten, auch noch andere Makros enthalten. (Die meisten unserer Lebensmittel liefern alle drei.) Fürs Abnehmen ist es deshalb entscheidend, besonders auf den Gesamtkaloriengehalt eines Lebensmittels zu achten und nicht auf einzelne Makros. Ein Rib-Eye-Steak gilt als »proteinreich«. Aber von den 508 kcal eines 200-g-Steaks stammen nur 148 kcal aus Protein, die restlichen 360 kcal aus Fett. Das Steak ist im Vergleich mit Pizza und Mandeln mit einem Anteil von 29 % zwar proteinreich, enthält aber auch ordentlich Fett (71 %).

# ALKOHOL

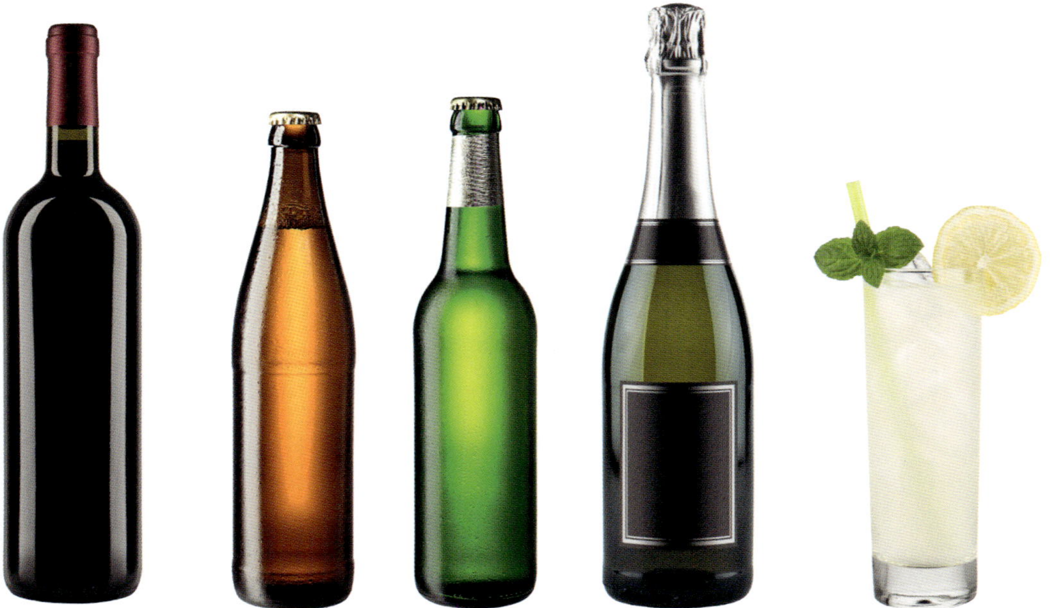

Technisch gesehen ist reiner Alkohol ein Makronährstoff mit einem relativ hohen Brennwert (7 Kalorien/g), aber einem geringen Nährwert. Alkoholische Getränke bestehen zudem nicht aus reinem Alkohol (daran würde man sterben). Hinzu kommen noch weitere Zutaten und Zusatzstoffe, die ebenfalls Kalorien enthalten. Du kannst gerne Alkohol trinken, solltest dir dabei aber auch immer den Kaloriengehalt vor Augen führen.

# BALLASTSTOFFE

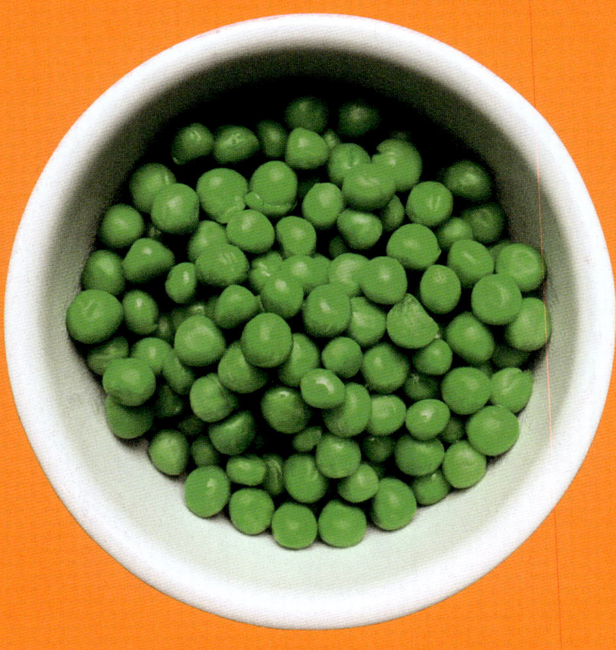

Ballaststoffe sind Pflanzenfasern und zählen technisch zu den Kohlenhydraten. Da sie von unseren Verdauungsenzymen nicht aufgespalten werden können, passieren sie unverdaut den Darm und gelten deshalb nicht als Makros, da sie keine Energie liefern. Ballaststoffreiche Kost ist sehr gesund, weil sie stark sättigt, sodass wir uns nicht überessen. Ein weiterer Vorteil ist, dass Ballaststoffe gut für eine gesunde Verdauung sind, sie binden Wasser und sorgen somit für eine gesunde Darmfunktion.

# EINE AUSGEWOGENE PORTION

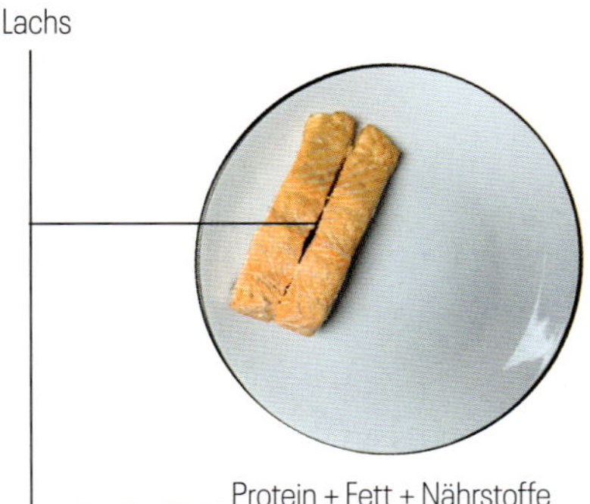


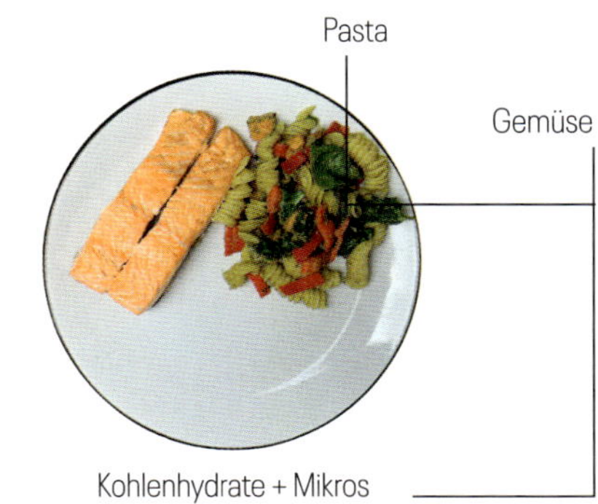


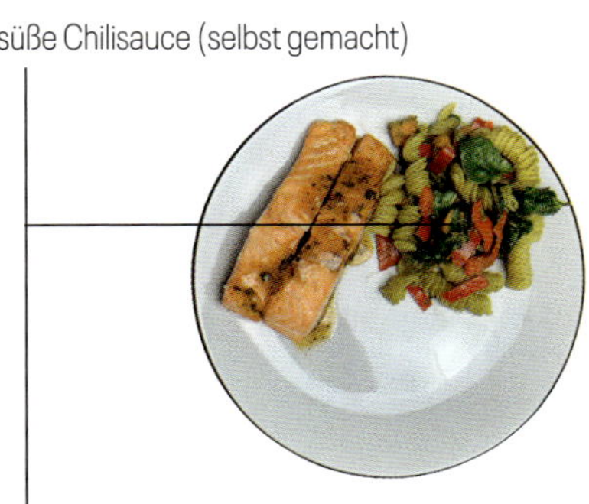


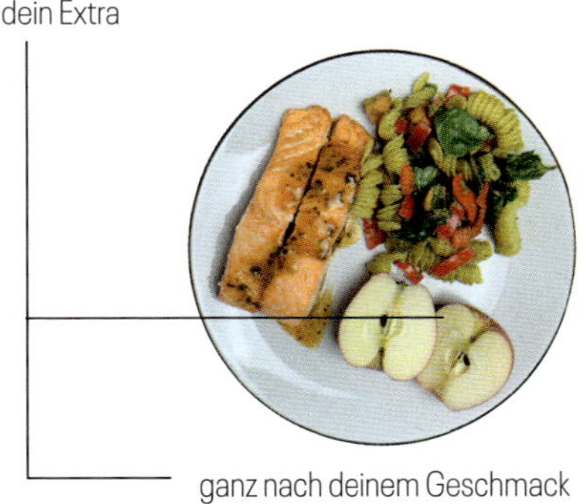


Dieses einfache Beispiel für eine ausgewogene Mahlzeit zeigt eine Portion mit Proteinen, Kohlenhydraten, Fetten, Mikronährstoffen, viel Aroma und deinem eigenen Extra.

Achte darauf, dass deine Hauptmahlzeiten meist ausgewogen sind, das heißt, dass sie alle drei Makros und viele wertvolle Mikros enthalten. Die regelmäßige Zufuhr von all diesen Nährstoffgruppen sorgt für eine gesunde Ernährung, die nicht nur die Körperfunktionen, sondern auch deine Abnehmziele unterstützt. Bei der Zusammenstellung einer ausgewogenen Mahlzeit solltest du zunächst darauf achten, ob sie deinem Kalorien- und Proteinziel entspricht und dann den Rest ergänzen.

# WIE DU DEIN KALORIENDEFIZIT PLANST

# WIE DU DEIN KALORIENDEFIZIT PLANST

»Kaloriendefizit« hört sich simpel an. Schließlich braucht man einfach nur weniger Kalorien aufzunehmen, als man verbrennt, und schon nimmt man ab. Aber genau daran scheitern viele. Das heißt nicht, dass das Prinzip Kaloriendefizit nicht funktioniert (das tut es immer), sondern dass die Herangehensweise nicht klappt. Die wichtigste Frage, die du dir vorab stellen musst, lautet: »Kann ich so über Monate und Jahre leben und meine gute Laune beibehalten?« Wenn die Antwort Nein ist, solltest du unbedingt eine alternative Methode finden. In diesem Kapitel zeige ich dir, wie du durch schrittweise, kleine Veränderungen dauerhaft ein Kaloriendefizit schaffen kannst, sodass du durch minimalen Aufwand Großes bewirken kannst.

Da man nur durch ein Kaloriendefizit abnehmen kann, ist es sinnvoll, erst einmal die Kalorienzufuhr zu erfassen, um das Prinzip Kaloriendefizit aufs Essverhalten anzuwenden.

Im Internet findest du viele kostenlose Kalorienrechner, die dir, wenn du sie mit deinen Daten gefüttert hast, dein tägliches Kalorienziel zum Abnehmen errechnen. Die bekanntesten Formeln, die auch von Profis genutzt werden, sind unter anderem die Mifflin-St.-Joer-, die Harris-Benedict- und die TDEE-Methode. Bei letzterer werden die täglich zugeführten Kalorien addiert, danach wird eine geringere Zahl ermittelt, damit du weniger Kalorien aufnimmst, als du verbrennst. Teste auch mal meinen Rechner (www.fitnesschef.uk), mit dem du schnell deinen täglichen bzw. wöchentlichen Kalorien- und Proteinbedarf zum Abnehmen berechnen kannst.

# WARUM KALORIENZÄHLEN WIE GELDSPAREN IST

WENN DAS EINE FUNKTIONIERT …

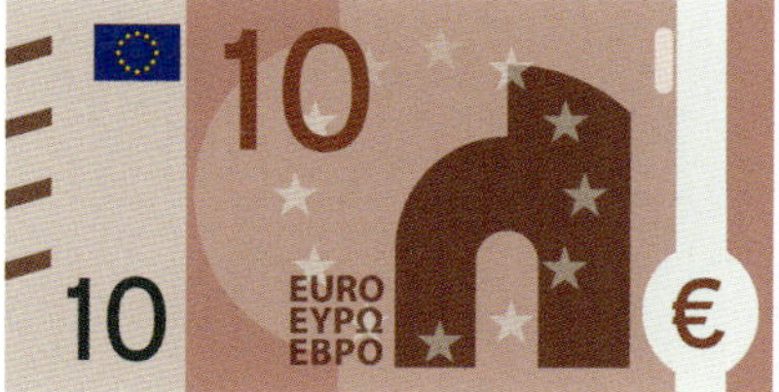


Wenn du nicht genug Geld hast, kannst du auch nicht in den Urlaub fahren.

WARUM NICHT AUCH DAS ANDERE?

**Du**
»Knabbereien zählen nicht.«
**Wahrheit**
400 kcal

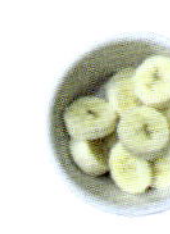

**Du**
»Obst ist supergesund.«
**Wahrheit**
100 kcal

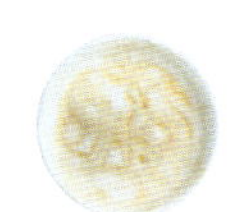

**Du**
»LOL, hat quasi keine Kalorien!«
**Wahrheit**
250 kcal

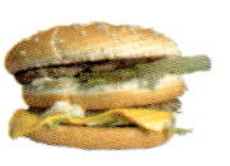

**Du**
»Sch…, hat bestimmt 5000 kcal!«
**Wahrheit**
508 kcal

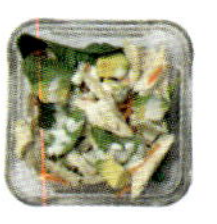

**Du**
»Muss nach dem Burger was Gesundes essen.«
**Wahrheit**
900 kcal

**Du**
»Ist quasi kein Essen.«
**Wahrheit**
50 kcal

Wenn du nicht weißt, wie viele Kalorien du zu dir nimmst, weißt du auch nicht, ob du abnimmst.

Geld zu sparen, um in den Urlaub zu fahren, ist nicht viel anders als Kalorien zählen, um abzunehmen. Diese Theorie in die Praxis umzusetzen und Kalorien zu zählen, hat nichts mit Besessenheit zu tun, es ist einfach nur schlau!

# WARUM CRASHDIÄTEN KEINE GUTE IDEE SIND

7.30 Uhr Frühstück

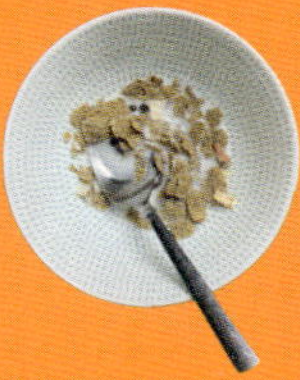

»Eine kleine Schale Ballast-Flakes mit Obst und fettarmer Milch, weil ich gestern gesündigt habe.«

**160 kcal**

12.00 Uhr Mittagessen

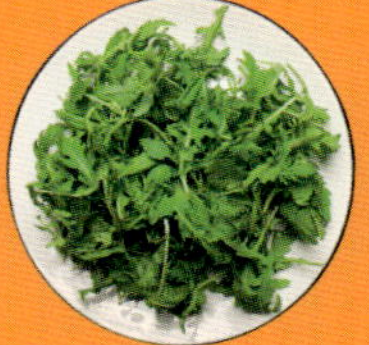

»Die Ofenkartoffel sieht lecker aus, aber ich halte mich besser an den tristen Salat.«

**160 kcal**

19.00 Uhr Abendessen

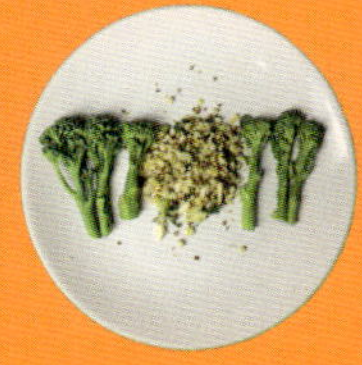

»Ich sterbe vor Hunger! Aber ein paar Körner und Brokkoli müssen reichen.«

**145 kcal**

19.10–22.20 Uhr

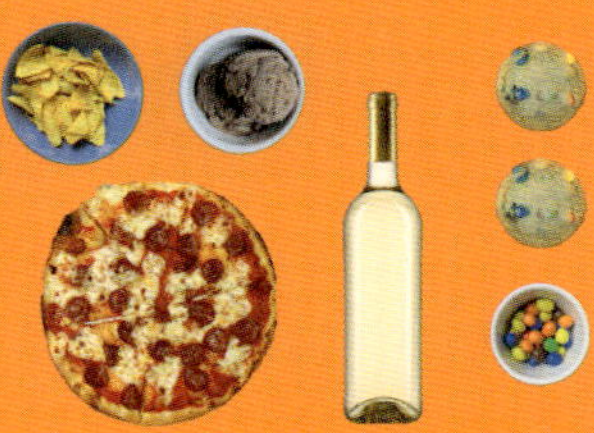

»An die letzten 2½ Stunden kann ich mich nicht erinnern.«

**4820 kcal**

Wir Menschen sind ja vernunftbegabte Wesen und wissen, dass wir zum Abnehmen ein Kaloriendefizit brauchen. Daraus schließen wir: Um möglichst schnell abzunehmen, sollten wir so wenig wie möglich essen. Aber unser Hirn sagt uns auch, dass das nicht immer Spaß macht. Und so kommt es fast zwangsläufig zu Fressattacken.

Die Ironie dabei ist, dass unser verzweifelter Wunsch nach schnellem Erfolg die Wahrscheinlichkeit zu scheitern erhöht. Um intelligent an die Sache ranzugehen, solltest du dir im Klaren sein, dass dein Erfolg in erster Linie von deinem Durchhaltevermögen abhängt. Nur so kannst du andere Essgewohnheiten annehmen und bewusst genießen und, statt Gewichts-Achterbahn zu fahren (Jo-Jo-Effekt), kontinuierliche Erfolge vorweisen, auch wenn es etwas langsamer geht.

# WIE DU EIN NACHHALTIGES KALORIENDEFIZIT SCHAFFST

Kalorienbedarf, um das aktuelle (Über-)Gewicht zu halten

**3500 kcal**

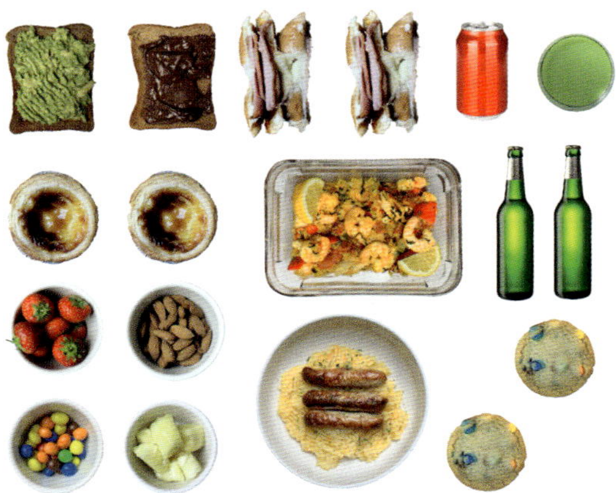

für das neue Kalorienziel 15 % von 3500 kcal abziehen

**2975 kcal**

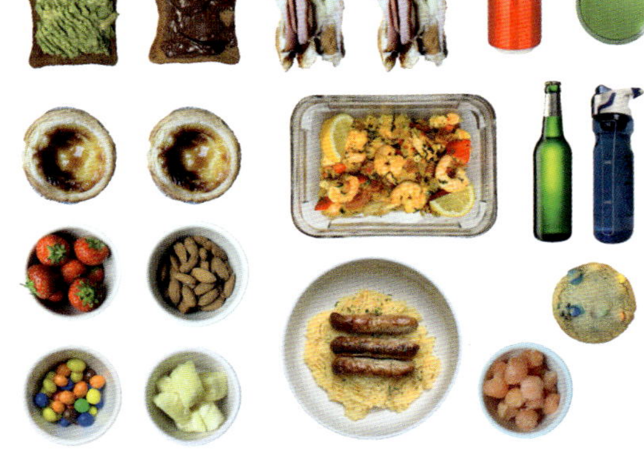

einige Monate später

zum Gewichthalten 2530 kcal, für das neue Kalorienziel 15 % abziehen

**2150 kcal**

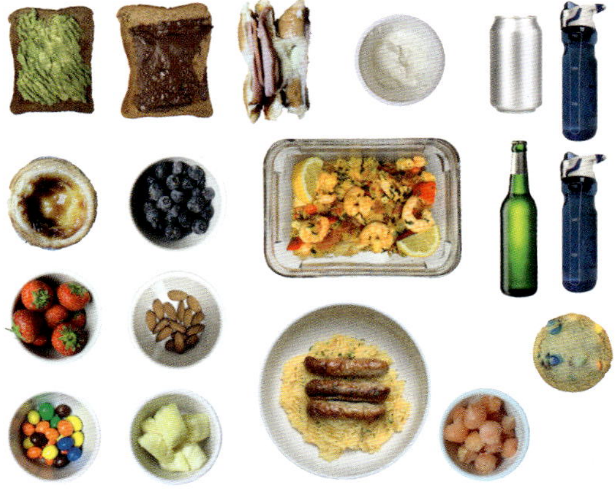

zum Gewichthalten 2150 kcal, für das neue Kalorienziel 15 % abziehen

**1830 kcal**

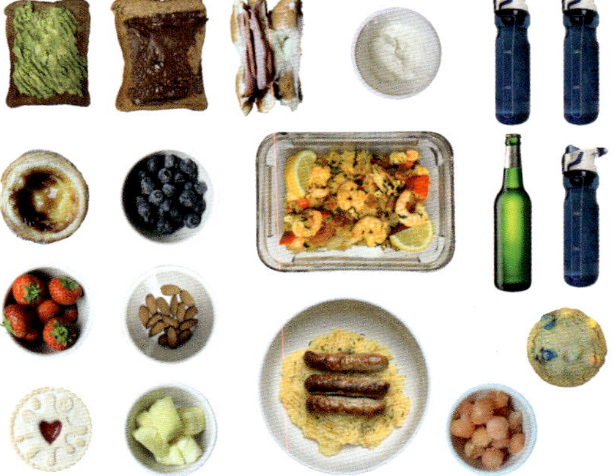

einige Monate später

zum Gewichthalten 2975 kcal, für das neue Kalorienziel 15 % abziehen

**2530 kcal**

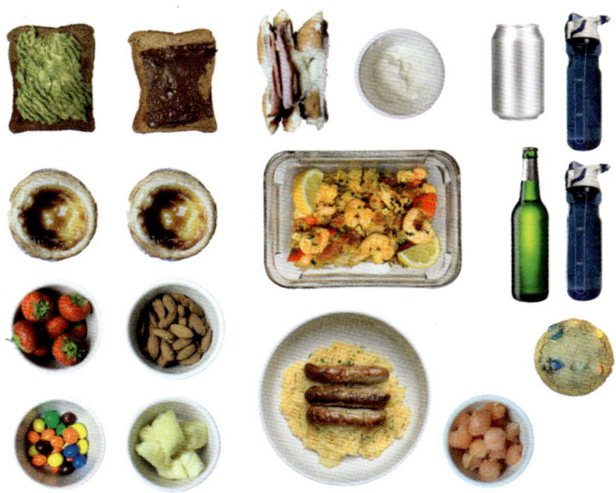

einige Monate später

**1830 kcal**

WENN DU JETZT HAPPY BIST, ACHTE WEITER AUF DEINE KALORIENAUFNAHME IM VERHÄLTNIS ZUM -BEDARF.

Du musst nicht nur wissen, wie hoch dein Kalorienbedarf zum Abnehmen ist, sondern auch in der Lage sein, dieses Kalorienziel EINZUHALTEN und dranzubleiben. Ratsam ist ein Kaloriendefizit von 15–20 Prozent der jeweils aktuellen Kalorienmenge. Ein größeres Defizit ist schwierig durchzuhalten, ein kleineres macht das Abnehmen frustrierend langsam.

Kalorienrechner (so auch meiner) ermitteln mit einem Klick ein Kaloriendefizit. Zunächst wird aus Alter, Geschlecht, Ausgangsgewicht, Größe und Aktivitätslevel der aktuelle Kalorienbedarf errechnet. Von dieser Zahl wird dann ein Prozentsatz abgezogen, um ein Kaloriendefizit zu erhalten.

Wenn du beispielsweise 3500 Kalorien täglich aufnimmst, ohne zuzunehmen, liegt dein neues Kalorienziel 15 Prozent darunter, also bei 2975 Kalorien. Dabei solltest du auch im Kopf behalten, dass du, wenn du über Wochen und Monate abnimmst, deinen Kalorienbedarf immer wieder anpassen, sprich neu berechnen musst, um weiter abzunehmen. Je weniger du wiegst, desto schwieriger ist es, in gleichbleibendem Tempo weiter abzunehmen.

Viele Kalorienrechner ermitteln auch automatisch den Anteil der Makronährstoffe, so auch meiner. Der Proteinbedarf (siehe Seite 27) ist eine ganz individuelle Sache. Die eine fühlt sich schon mit 1 g Protein pro Kilo Körpergewicht satt, während der andere bis zu 2 g Protein pro Kilo Körpergewicht braucht. Der Anteil der restlichen Kalorien aus Kohlenhydraten und Fett kann individuell festgelegt werden. Jüngste Metastudien deuten darauf hin, dass kohlenhydrat- oder fettarme Ernährungsformen keinen Einfluss auf den Gewichtsverlust haben, solange Kalorien und Proteine ausgeglichen sind.

Deine Kalorien kannst du bequem in einer der vielen Kalorien-Tracking-Apps nachhalten. Ein Nachteil der meisten Apps ist allerdings, dass du bei der Registrierung ein schnelles Abnehmen anklicken kannst. Ignoriere einfach, was dann vorgegeben wird, und nutze die App nur, um dein Kalorienziel zu verfolgen, das du mit meinem Rechner unter www.fitnesschef.uk ermittelt hast.

# WARUM EIN WÖCHENTLICHES KALORIENZIEL BESSER SEIN KANN ALS EIN TÄGLICHES

Viele, die abnehmen wollen, ermitteln ihr tägliches Kalorienziel. Daran ist nichts falsch. Wenn du allerdings an einem Tag mal erheblich über dein Kalorienziel hinausschießt und es am nächsten Tag wieder brav einhältst, kann das trotzdem problematisch sein, weil es darauf ankommt, wie viele Kalorien du über Tage, Wochen und Monate aufnimmst.

Angenommen dein Kalorienziel zum Abnehmen liegt bei 2000 Kalorien täglich. Das ist ein Wochenziel von insgesamt 14000 Kalorien. Ein Wochenziel verschafft dir mehr Freiheiten, am sozialen Leben teilzunehmen, weil du weißt, dass du deine Kalorien an den anderen Tagen der Woche entsprechend anpassen kannst, um das Abnehmziel immer noch einhalten zu können.

**Tagesziel: 2000 kcal (14000 kcal pro Woche)**

MONTAG 2000 kcal

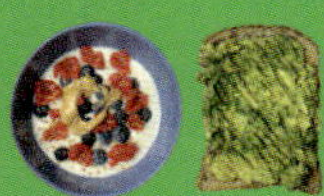
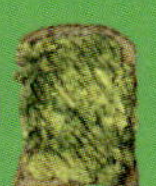
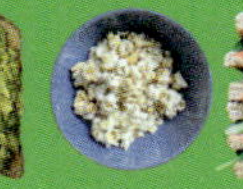
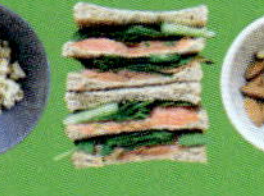
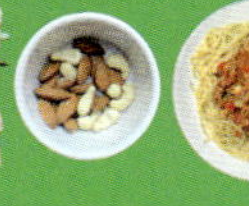
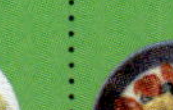

DIENSTAG 2000 kcal

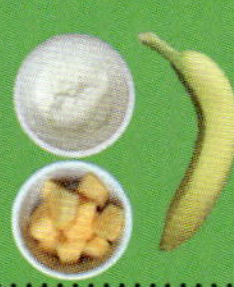
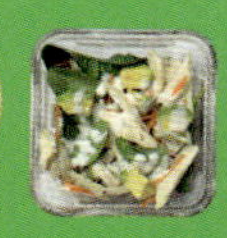
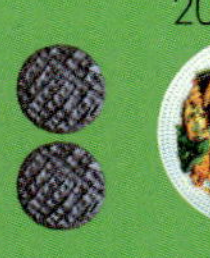
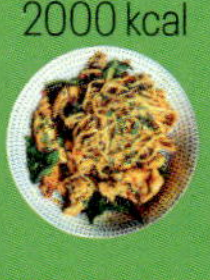

MITTWOCH 2000 kcal

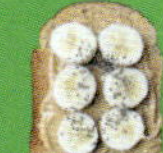
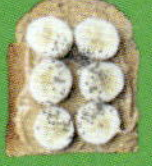
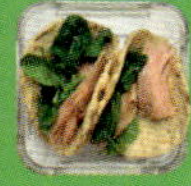
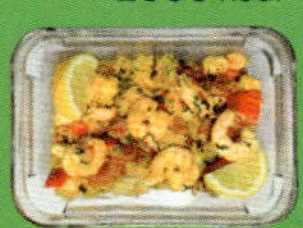

DONNERSTAG **3500 kcal**

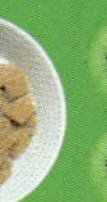
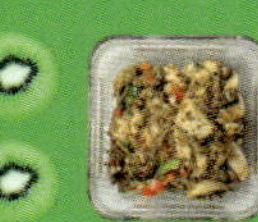
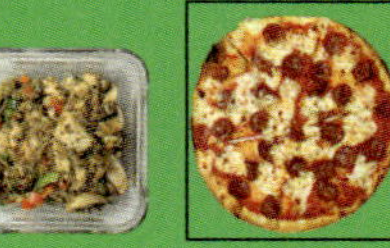
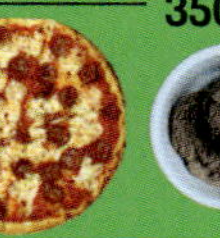
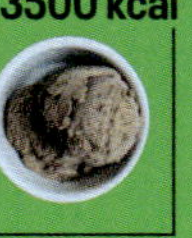

FREITAG 2000 kcal

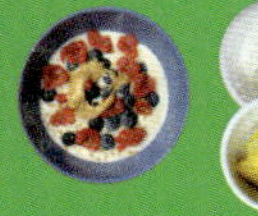
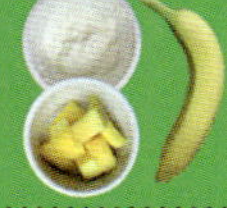
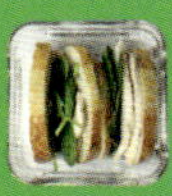
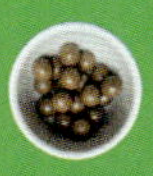
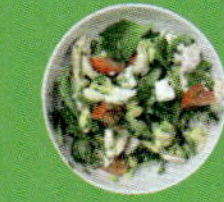
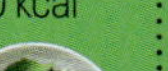

SAMSTAG 2000 kcal

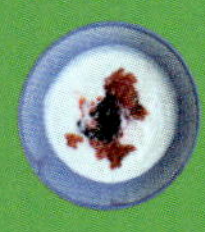
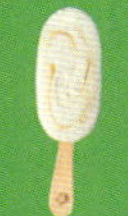
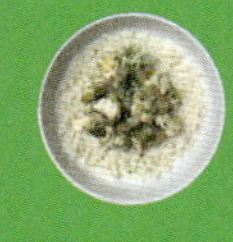
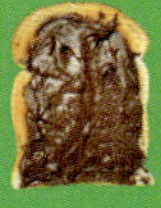
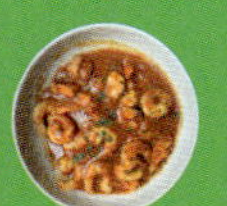

SONNTAG 2000 kcal

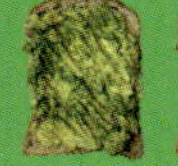
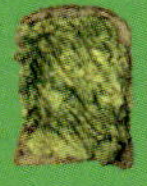
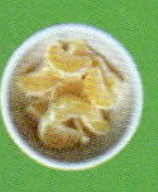
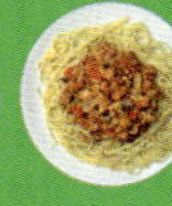
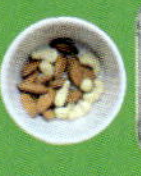
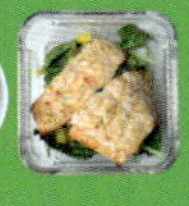

**Gesamtkalorien: 15500 kcal**

Am Mittwoch wurde das Ziel überschritten, an den anderen Tagen eingehalten. Aber das Gesamtkaloriendefizit (14000 kcal) wurde nicht erreicht.

**Wochenziel: 14000 kcal**

2000 kcal

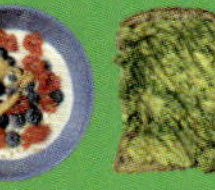
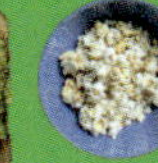
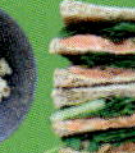
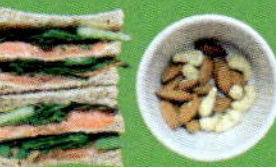
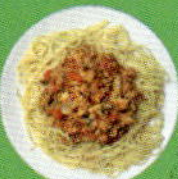

2000 kcal

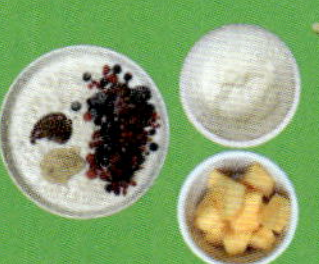
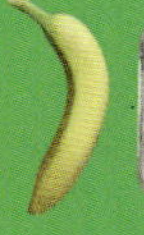
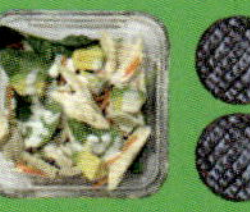
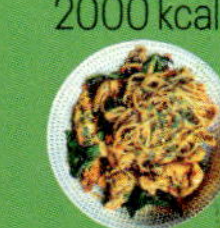

2000 kcal

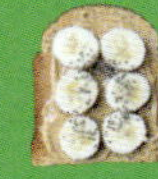
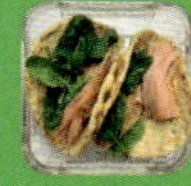
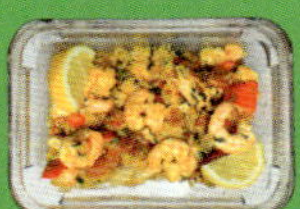

**3500 kcal**

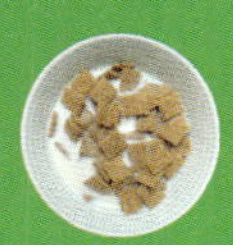
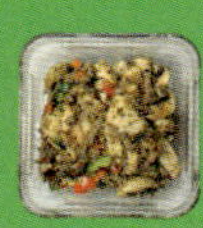
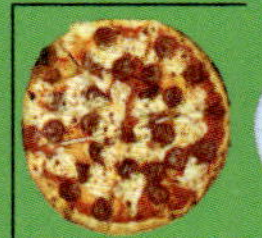
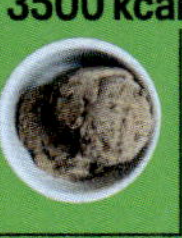

1500 kcal

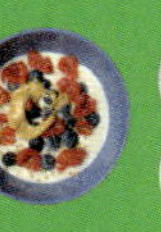
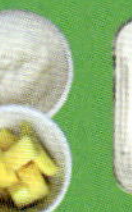
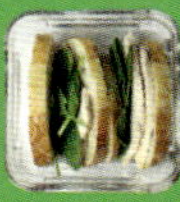
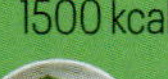
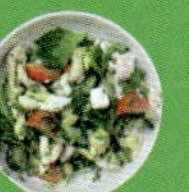

1500 kcal

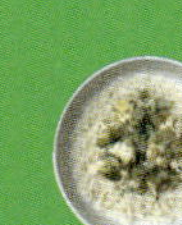
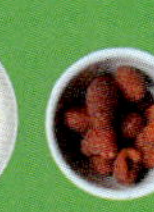
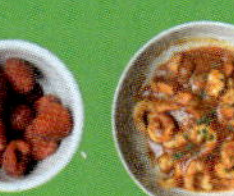

1500 kcal

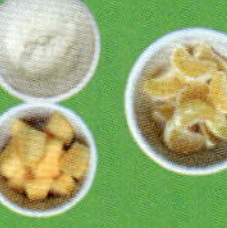
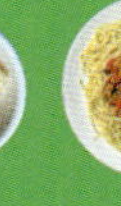
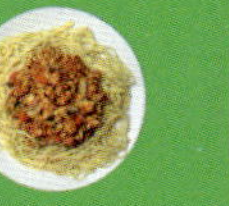
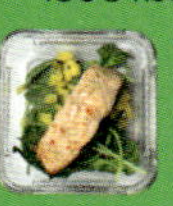

**Wochenziel: 14000 kcal**

Am Mittwoch wurde das Ziel überschritten. Aber an den Folgetagen wurden entsprechende Anpassungen gemacht, um das Gesamtkalorienziel trotzdem zu erreichen. Bingo! Mehr Flexibilität = besseres Durchhaltevermögen.

# DAS PROBLEM MIT ERNÄHRUNGSPLÄNEN

Diätpläne, die von Ernährungsberater*innen zusammengestellt sind, scheinen auf den ersten Blick ein Jackpot zu sein, schließlich werden Rezepte auf deinen Geschmack, Aversionen, Allergien und deinen Energiebedarf zugeschnitten. Aber genau darin liegt auch das Problem.

Die Infografik rechts illustriert, was passiert, wenn du von einem solchen Plan abweichst – was sehr wahrscheinlich ist, wenn du ein soziales Leben haben willst –, denn die kleinen Sünden sind in diesen Plänen nicht berücksichtigt. Du hast ständig im Kopf, dass dein Erfolg von deinem Diätplan abhängt. Wenn du ihn also mal nicht einhalten kannst, hast du schnell das Gefühl, gescheitert zu sein. Das liegt daran, dass du keine Ahnung von Portionsgrößen hast oder wie du deine Ernährung in diesen Fällen flexibel anpassen kannst – weil du ja einen festen Diätplan hast.

Was ist, wenn du am Dienstag keinen Appetit auf Hühnchen mit Reis, wie im Diätplan angegeben, hast? Was passiert nach deiner Diät? Es macht mehr Spaß und es ist flexibler und effektiver, wenn du deine eigenen Entscheidungen triffst und mit deinem Wissen einen eigenen Plan aufstellst.

**Festgelegter Ernährungsplan**

MONTAG

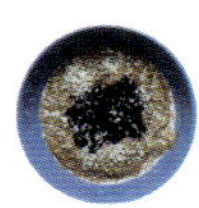
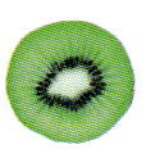
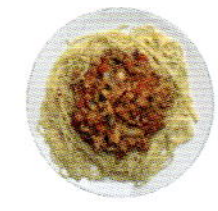
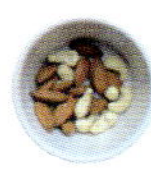
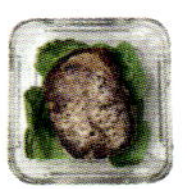
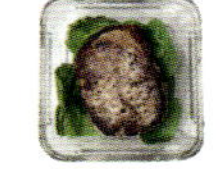

DIENSTAG

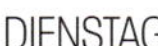
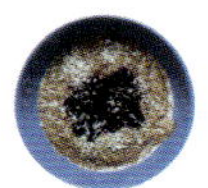
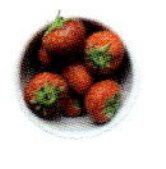
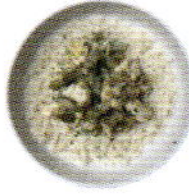
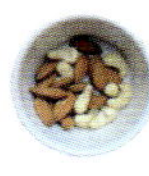
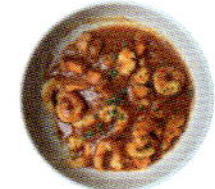

MITTWOCH

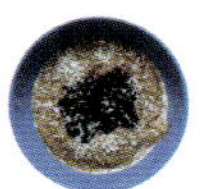
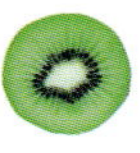
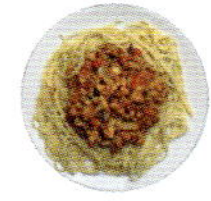
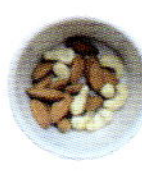
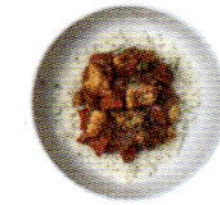

DONNERSTAG

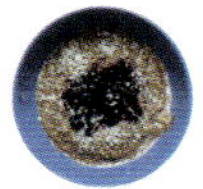
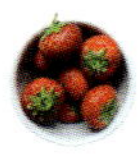
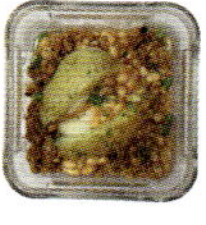
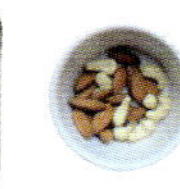
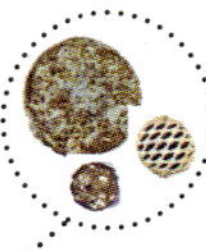

FREITAG

Lauras Geburtstagsparty (außerplanmäßige 1200 kcal): »Ich bin schwach geworden, kann es also direkt ganz sein lassen.«

SAMSTAG

**WAS MACH ICH JETZT?**

»Ich hab's vermasselt, kann also direkt aufgeben.«

SONNTAG

**keine Ahnung von Energiebilanz und Flexibilität**

**Flexibel dabeibleiben**

MONTAG

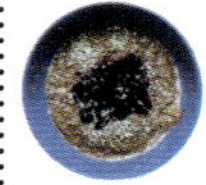
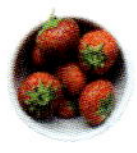
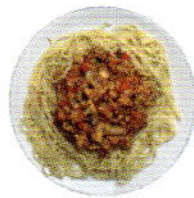
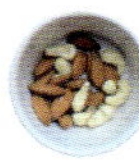
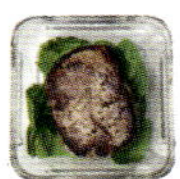

DIENSTAG

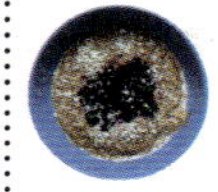
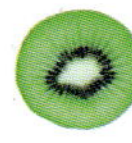
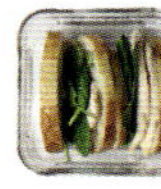
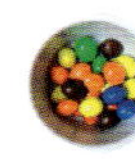
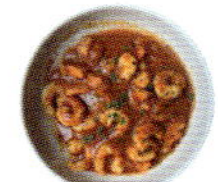

MITTWOCH

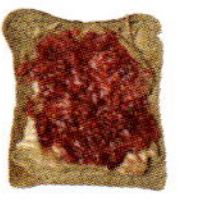
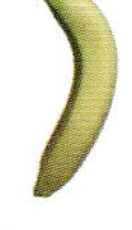
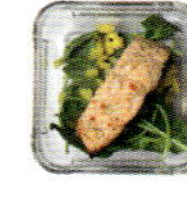
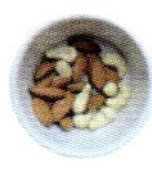
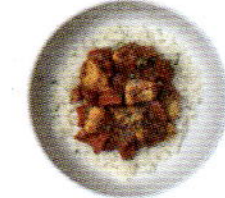

DONNERSTAG

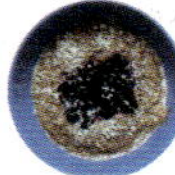
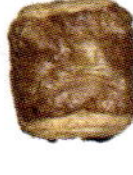
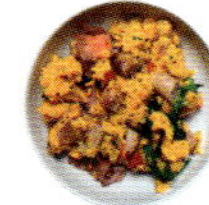
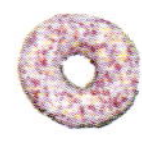
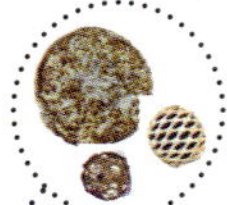

FREITAG

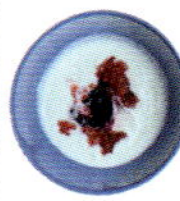
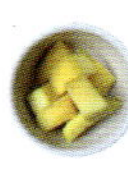
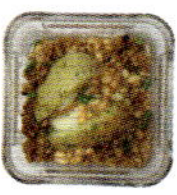
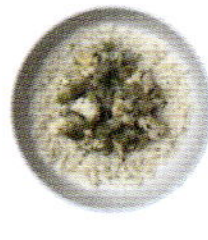

Lauras Geburtstagsparty (+ 1200 kcal): »In den nächsten Tagen muss ich einfach meine Kalorien entsprechend anpassen, um dranzubleiben.«

SAMSTAG

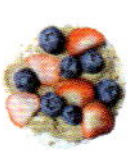
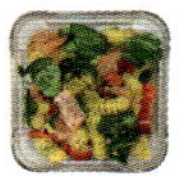
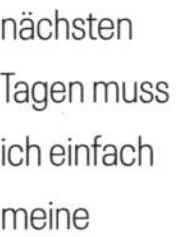
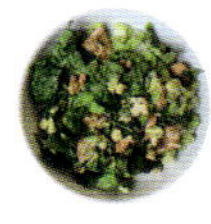

SONNTAG

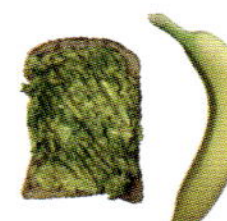
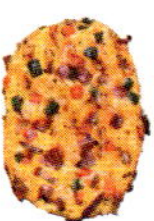
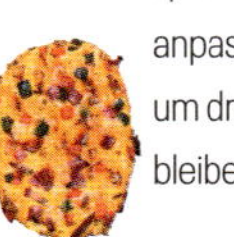
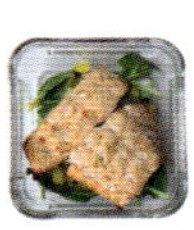

**Nachmittagssnacks in den nächsten drei Tagen weggelassen und 600 Kalorien eingespart, um dranzubleiben**

# DIE WOCHENENDFALLE

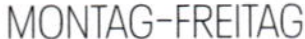

MONTAG–FREITAG

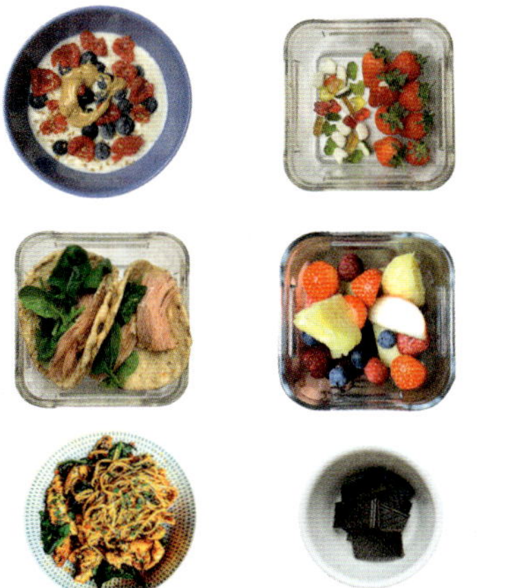

**1800 kcal**
pro Tag

SAMSTAG–SONNTAG

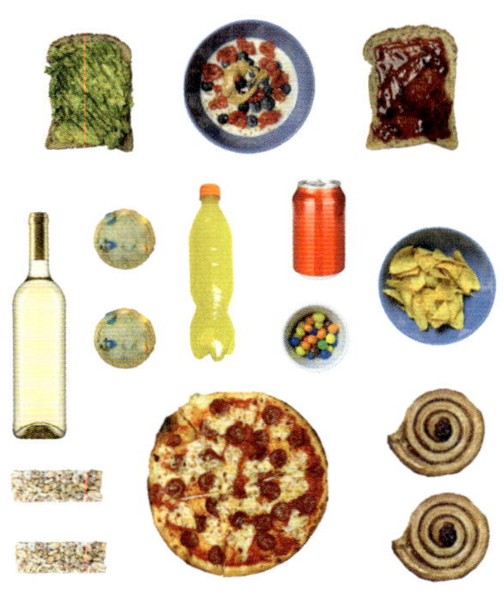

**4560 kcal**
pro Tag

Persönliches Kalorienziel pro Woche: 12600 Kalorien, verglichen mit der tatsächlichen Kalorienzufuhr pro Woche: 18120 Kalorien. Das Kaloriendefizit darf sich nicht nur auf Arbeitstage beschränken.

Wenn du glaubst, es reicht, an »den meisten Tagen« ein Kaloriendefizit zu schaffen, bist du auf dem Holzweg. Sagen wir mal, dein Kalorienziel pro Tag liegt bei 1800 Kalorien (12600 Kalorien pro Woche). Wenn du von montags bis freitags artig die 1800 Kalorien einhältst, aber am Wochenende nachlässig wirst, schlägt das natürlich mit Extrakalorien zu Buche. In diesem Beispiel werden am Samstag und Sonntag 4560 kcal aufgenommen, was 18120 Kalorien ergibt. Das bedeutet, dass das Wochenlimit von 12600 Kalorien um 5520 Kalorien überschritten wurde! Wenn du mal die Zügel schleifen lassen willst, mach es. Aber nur, wenn du dafür sorgst, dass du trotzdem innerhalb deines Wochenlimits bleibst. Andernfalls nimmst du nicht ab.

# WARUM KALORIEN ABSCHÄTZEN SCHWIERIG IST

VERMUTLICH ABGEWOGEN

90 g Avocado auf Toast

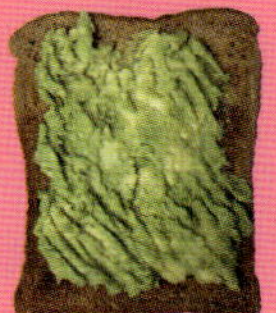

**265 kcal**

30 g Erdnussmus auf Toast

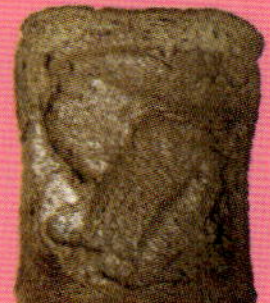

**275 kcal**

30 g Käse auf Toast

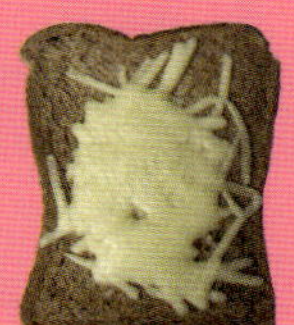

**220 kcal**

30 g Nuss-Nougat-Creme auf Toast

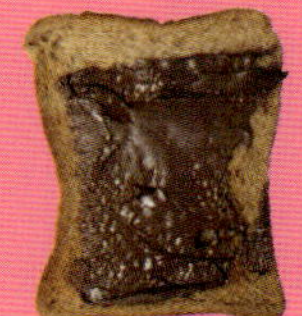

**252 kcal**

VERMUTLICH NICHT ABGEWOGEN

180 g Avocado auf Toast

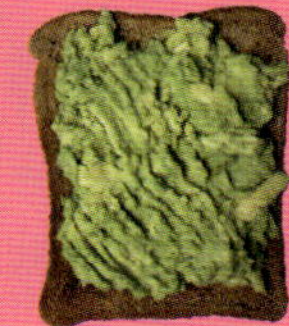

**435 kcal**
(sieht gleich aus)

75 g Erdnussmus auf Toast

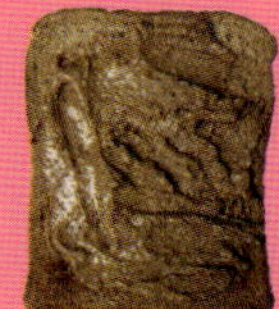

**545 kcal**
(sieht gleich aus)

75 g Käse auf Toast

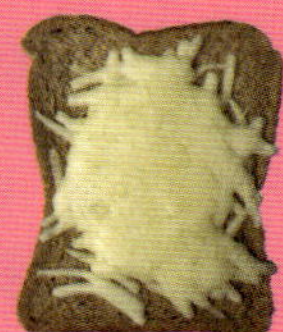

**408 kcal**
(sieht gleich aus)

75 g Nuss-Nougat-Creme auf Toast

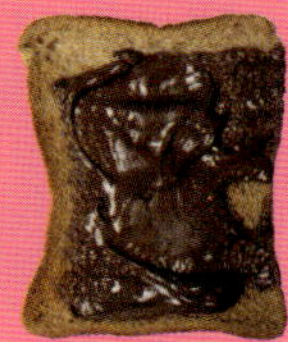

**500 kcal**
(sieht gleich aus)

Portionsgrößen und demnach auch Kalorien abzuschätzen, ist nur für Menschen geeignet, die geschult und erfahren sind und die Energiedichte (Brennwert) von Lebensmitteln kennen. Auch wenn die Portionen quasi gleich aussehen, können die Kalorienmengen erheblich abweichen. Um die genaue Kalorienmenge zu ermitteln, die du dir einverleibst, ist es immer ratsam, erst die Nährwertangaben auf der Packung zu lesen und die Zutaten dann auf einer Waage abzuwiegen.

# EINE ZUTAT, UNTERSCHIEDLICHE KALORIEN

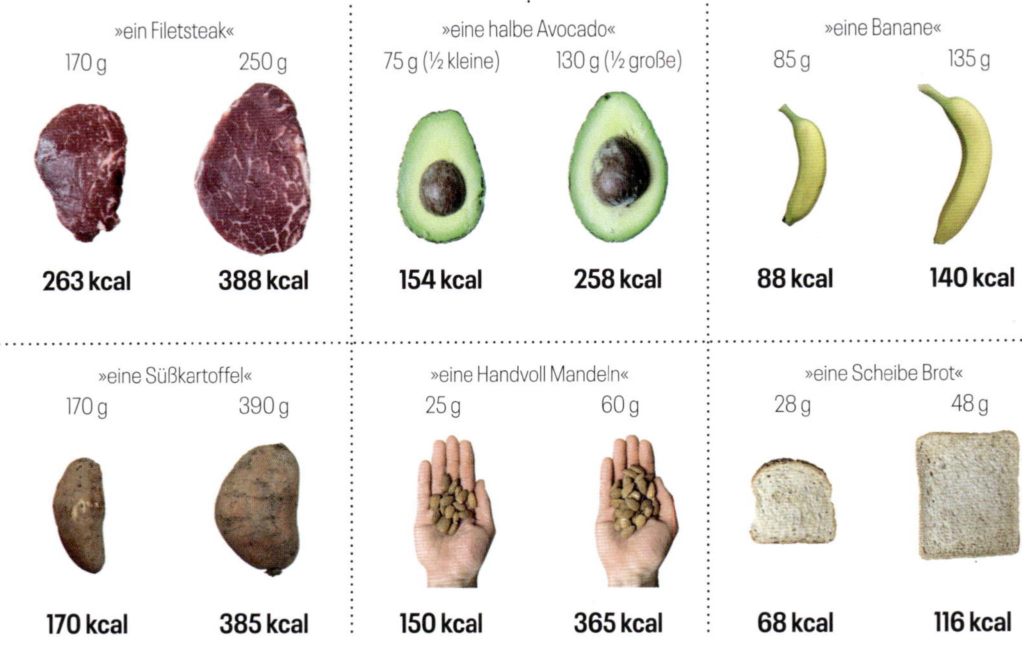


Zutaten variieren in der Größe. Wenn du ab-/zunehmen willst, empfiehlt es sich, Zutaten abzuwiegen.

Diese Beispiele verdeutlichen, dass Mengenangaben wie eine Handvoll, Hälften, Scheiben je nach Größe bzw. Dicke der Zutat sehr unterschiedliche Kalorienmengen enthalten können.

Wenn du deine Kalorienzufuhr mittels einer Kalorienzähl-App kontrollierst, hältst du eine halbe Avocado für eine allgemeine Mengenangabe für alle Avocados. Aber Portionen von ganzen Produkten können erheblich in ihrer Größe variieren und deshalb auch in ihrem Kaloriengehalt. Wenn du die oben abgebildeten Produkte ohne Abwiegen an einem Tag essen würdest, würdest du auf 893 Kalorien oder – wenn du nicht auf den Größenunterschied achtest – auf 1652 kommen.

# »KEINE AHNUNG, WAS ICH ESSEN DARF, UM ABZUNEHMEN«

was du im Moment isst

was du essen darfst, um abzunehmen

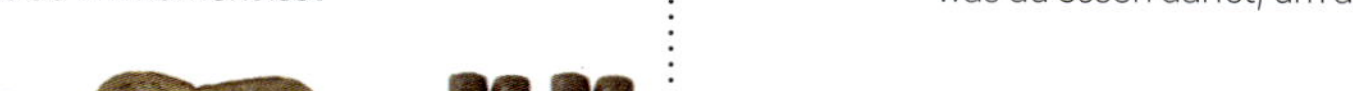

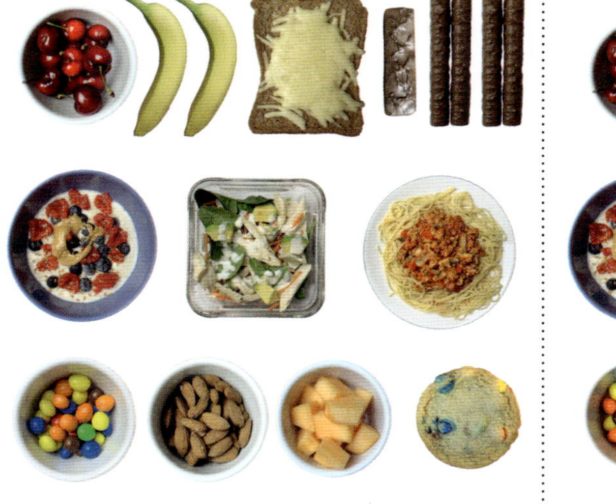

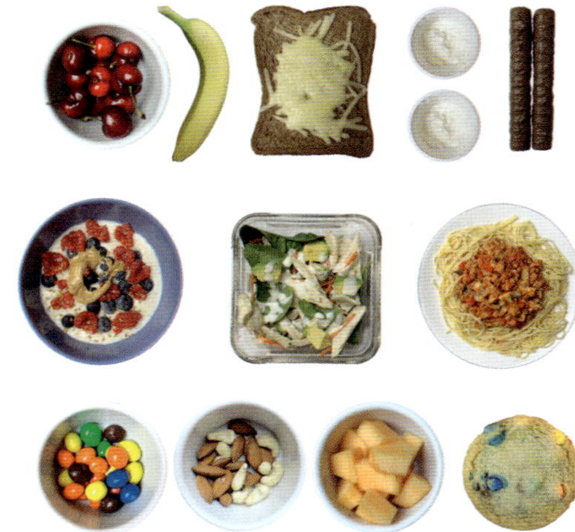

**Essen, das du gerne magst**

**dasselbe Essen**
aber mit weniger Kalorien und mehr Protein

Es gibt keine Nahrungsmittel, die Fett verbrennen.

Theoretisch könntest du auch abnehmen, wenn du nur Schokoriegel isst, solange du ein Kaloriendefizit schaffst. Aber Schokoriegel enthalten nicht viele Makros und quasi keine Mikros, was nicht gut für den Stoffwechsel ist. Außerdem enthalten sie nicht viel Protein oder Ballaststoffe, sodass du schnell wieder Hunger bekommst.

Wenn du dich nährstoffreich ernährst, musst du weniger davon essen. Wenn du regelmäßig zu viel isst, weil du dich noch nicht satt fühlst, ist es hilfreich, den Protein- und Ballaststoffanteil an deinem Kalorienziel zu erhöhen, um abzunehmen.

# DIESE NAHRUNGSMITTEL SIND NÄHRSTOFFREICH, ABER …

(PRO 100 G)

Gurke
16 kcal
Paprika
23 kcal
Spinat
29 kcal
Brokkoli
40 kcal
Rosenkohl
42 kcal
Karotten
42 kcal
Halbfettmilch
49 kcal
Joghurt (0 % Fett)
54 kcal
Hähnchenbrust
105 kcal
schwarze Bohnen
110 kcal
Putenhack
112 kcal
Thunfisch
124 kcal
Quinoa
141 kcal
Räucherlachs
208 kcal
Honig
230 kcal
Rosinen
293 kcal
Hummus
306 kcal
getr. Gojibeeren
310 kcal
getrocknete Mango
328 kcal
1 mittlere Avocado
350 kcal
dunkle Schokolade
580 kcal
Pistazien
585 kcal
Cashewkerne
585 kcal
Erdnussmus
595 kcal

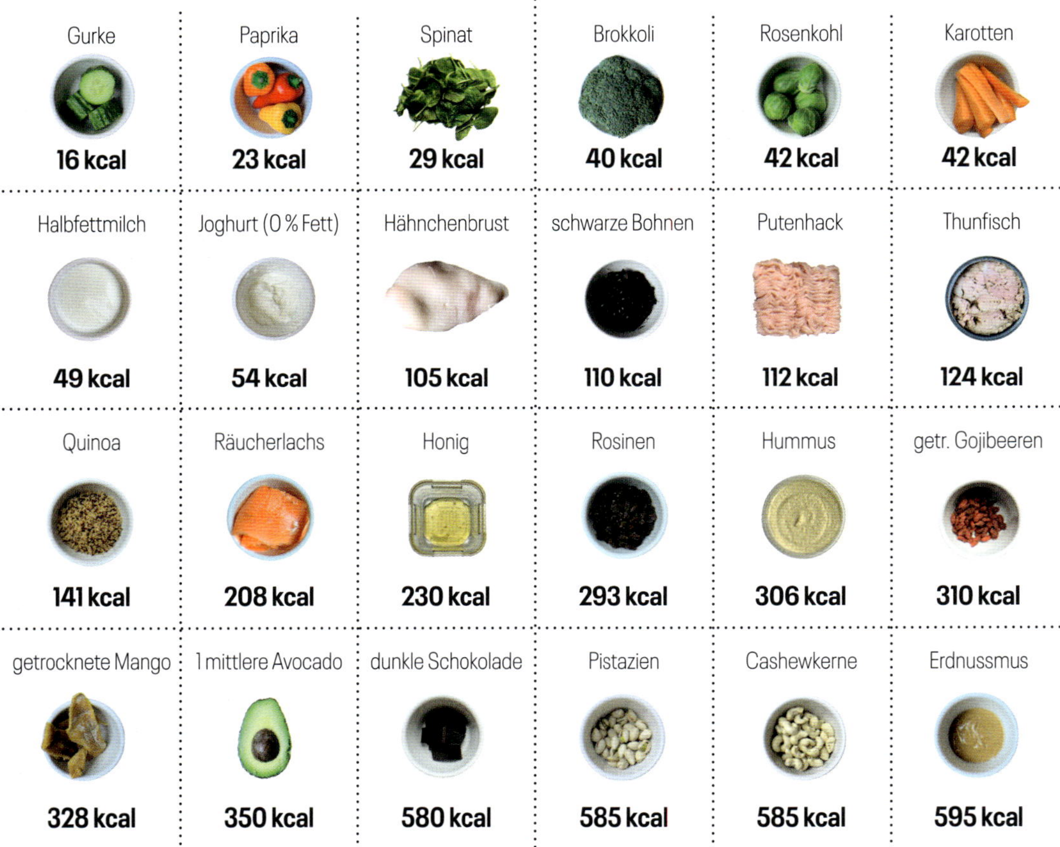

Du isst viele natürliche, unverarbeitete Lebensmittel und wunderst dich, warum du nicht abnimmst? Vitamin- und mineralienreiche Nahrungsmittel haben tendenziell weniger Kalorien als verarbeitete Produkte, und sie sind reich an Protein und/oder Ballaststoffen. Aber um Gewissheit zu haben, musst du einen Blick auf die Nährwertangaben auf der Packung werfen. Denn wie du oben siehst, können nährstoffreiche Produkte auch ordentlich Kalorien haben, weil sie Fett und reichlich Zucker enthalten. Deshalb solltest du auf die Mengen achten, die du davon isst, und sie entsprechend deinem Kalorienziel anpassen.

# STRENGER VS. FLEXIBLER ERNÄHRUNGSPLAN

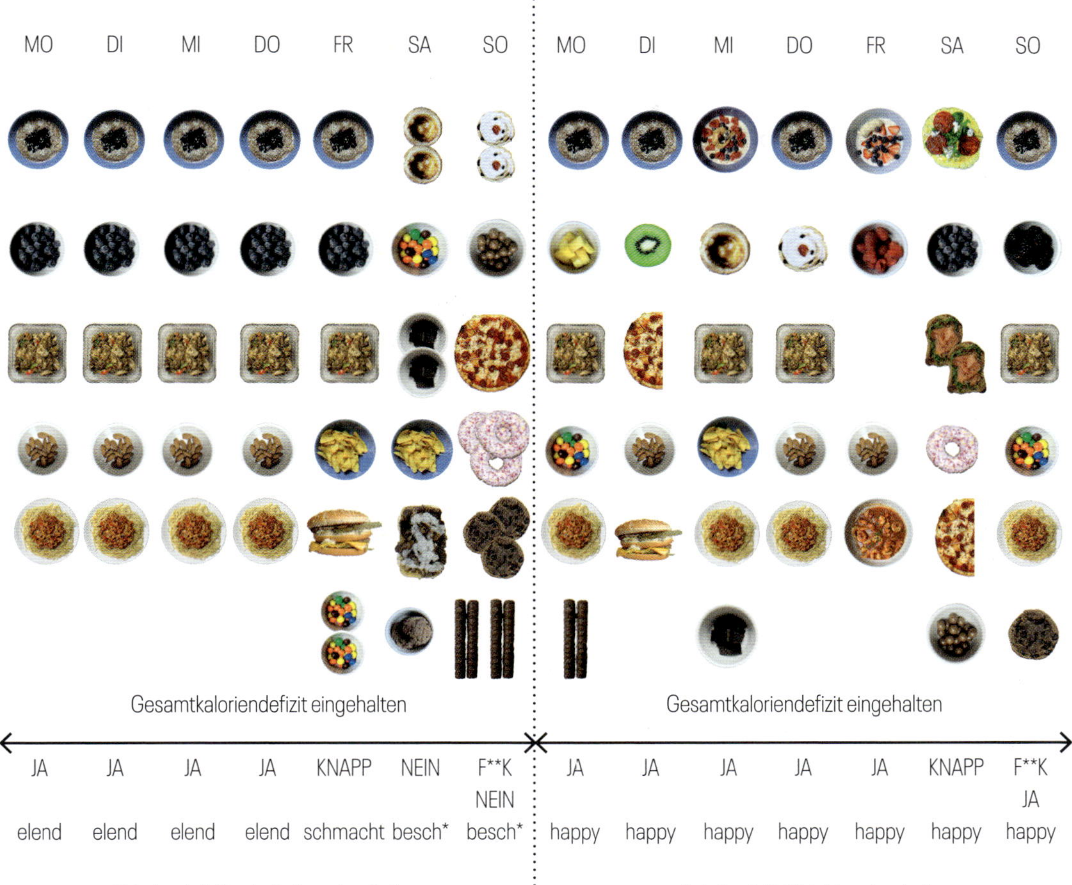


Wenn du dich dabei ertappst, dass du dich an Lebensmitteln vergreifst, die du besonders gern isst, liegt das wahrscheinlich daran, dass sie dir durch einen strengen Diätplan vorenthalten werden, ganz nach dem Motto »Die Liebe wächst mit der Entfernung«. Wenn du dir diese Lebensmittel regelmäßig in kleinen Portionen erlaubst, wird ein langweiliger, spaßfreier Diätplan zu einem genussvollen, realistischen Ernährungsplan. Die Wahrscheinlichkeit ist höher, dass du dein Kaloriendefizit auch langfristig einhalten kannst.

# DIE ABNEHMKURVE

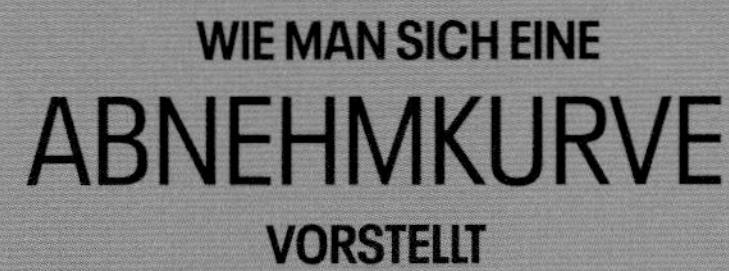

schnelle Ergebnisse

WIE EINE

**ABNEHMKURVE**

TATSÄCHLICH VERLÄUFT

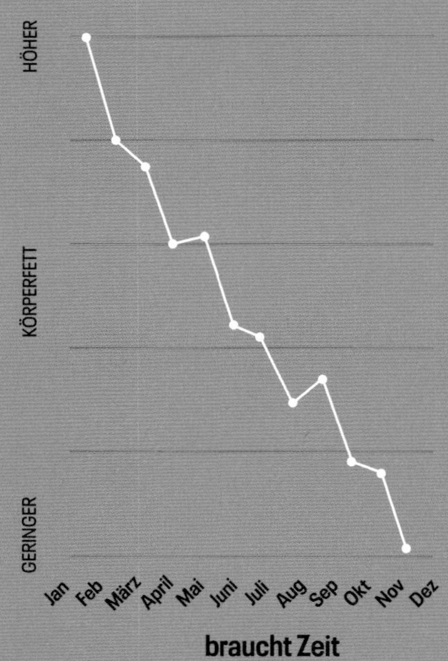


braucht Zeit

Wie bei vielen Dingen im Leben braucht auch Abnehmen seine Zeit. Die Kilos, die du abnehmen willst, sind ja nicht über Nacht auf deinen Rippen gelandet. Um sie wieder loszuwerden, brauchst du Geduld. Beim Abnehmen setzen wir uns oft unrealistische Zeitrahmen. Auch darin spiegelt sich wohl unser modernes Leben wider, in dem alles schnell, schnell gehen muss. Aber unser Körper funktioniert nun mal nach seinen eigenen Regeln.

Manchmal kannst du dein Kaloriendefizit zum Abnehmen nicht einhalten, aber das ist nicht tragisch. Es kommt darauf an, wie du darauf reagierst. Wenn du wirklich willst, kannst du weitermachen und Fortschritte erzielen.

# WARUM DU NICHT AUF EWIG KALORIEN ZÄHLEN MUSST

Da die Energiebilanz dein Körpergewicht bestimmt (und du willst daran etwas ändern),

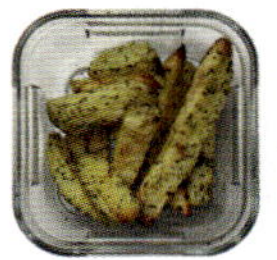
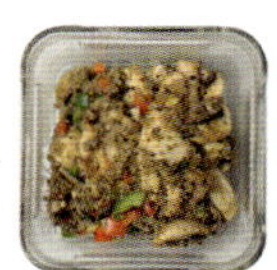
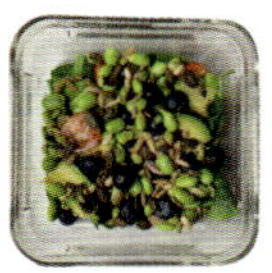

sodass du die Portionsgrößen und den Sättigungsgrad pro Kalorie der Lebensmittel einschätzen kannst.

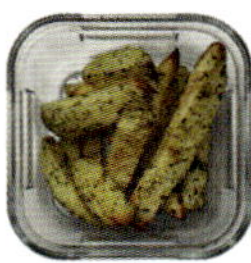
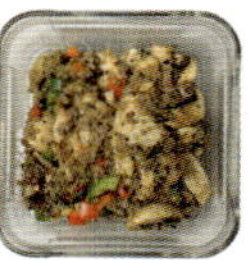
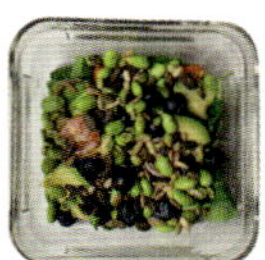

ist es eine gute Idee, auf die Kalorien zu achten, die du aufnimmst,

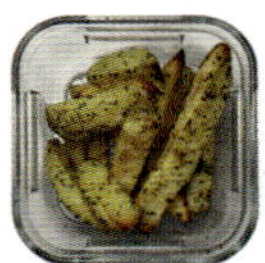
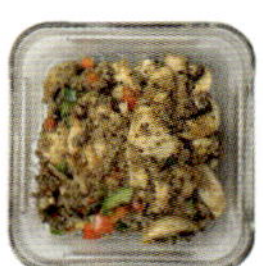
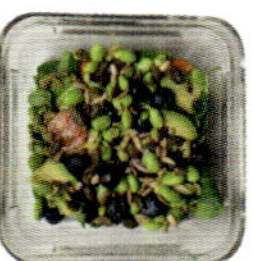

Dieses Wissen hilft dir, Kalorien und was du nach dem Abnehmen essen darfst zu verstehen.

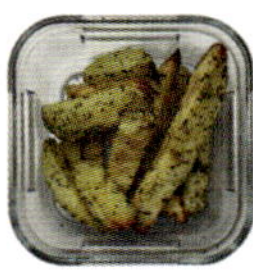
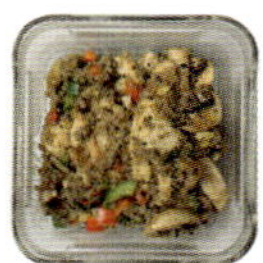
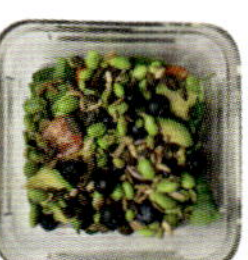

Kalorien zählen soll nicht dazu führen, dass du obsessiv darauf achtest, was du isst. Vielmehr sollst du mit einem Prinzip vertraut werden, das dir beim Abnehmen hilft. Kalorien zählen ist eine vorübergehende Aufgabe und keine lebenslange Strafe. Wenn du mit der Zeit mehr Erfahrung hast, bist du in der Lage, Portionsgrößen richtig einzuschätzen, ohne jede einzelne Kalorie nachzuhalten.

Den Brennwert (Kalorienzahl) deiner Speisen und Getränke zu kennen setzt deiner Qual ein Ende, wenn du glaubst, alles richtig gemacht zu haben, aber trotzdem nicht abnimmst.

Auch wenn du dein Wohlfühlgewicht erreicht hast, ist es wichtig, die Kalorienzufuhr weiter im Auge zu behalten. Aber du brauchst nicht länger ein Kaloriendefizit zu verfolgen.

# DIE OBERSTEN GEBOTE ZUM ABNEHMEN

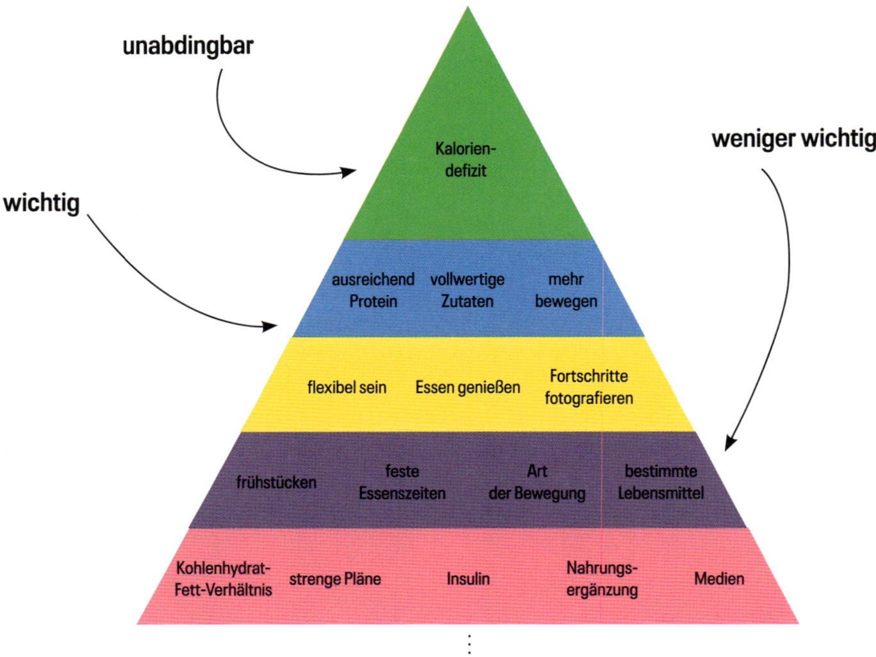


Was du bislang gelernt hast:

Um abzunehmen, MUSST du ein Kaloriendefizit schaffen. Außerdem ist es ratsam, ausreichend Proteine zu essen, weil sie einen höheren thermischen Effekt haben und besonders sättigend sind. Auch Ballaststoffe machen lange satt. Reichlich Bewegung ist ebenfalls wichtig.

Du brauchst dir keine Gedanken darüber zu machen, wie viele Kohlenhydrate und wie viel Fett du isst, solange sie zusammen mit den Kalorien aus Protein dein Gesamtkalorienziel nicht überschreiten.

Andere Faktoren, die helfen können, dein Kaloriendefizit besser einzuhalten, sind eine flexible Essensgestaltung, dein Essen zu genießen, ein besseres Verständnis von Portionsgrößen und deine Abnehmerfolge immer wieder mit Fotos zu dokumentieren, anstatt ständig auf die Waage zu steigen.

Die unterste Zeile der Pyramide kannst du getrost den Scharlatanen, Pseudowissenschaftlern und Hochstaplern überlassen. Hauptsache, du lässt die Finger davon.

# INTUITIVES ESSEN

10.30 Uhr, Snack:
»Darauf habe ich gerade Lust.«

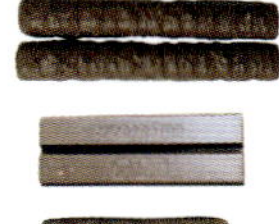

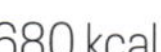

680 kcal

15.00 Uhr, Snack:
»Meine Intuition sagt mir, dass ich vier davon brauche.«

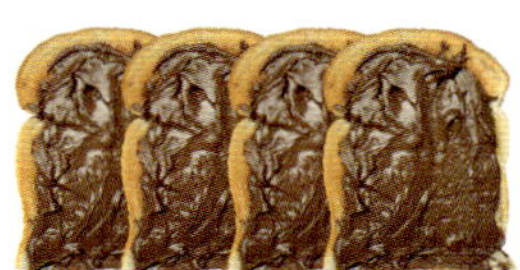

812 kcal

19.00 Uhr, nach dem Essen:
»Mein Körper sagt mir, dass er es braucht.«

332 kcal

19.15 Uhr, nach den Chips:
»Wenn es bei Insta-Bloggern geht, dann auch bei mir.«

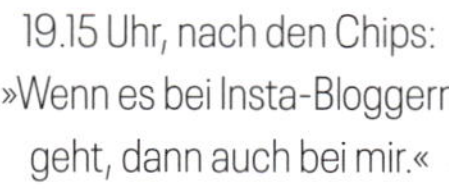

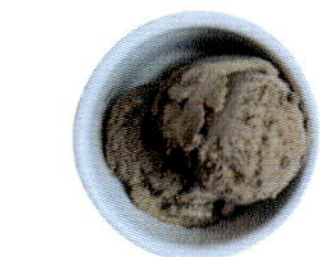

523 kcal

**2350 kcal**

# LOGISCHES ESSEN

10.30 Uhr, Snack:
»Ich liebe Schokolade, und diese Portion passt in meinen Plan.«

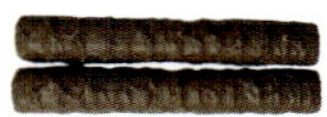

245 kcal

15.00 Uhr, Snack:
»Ich mag Nuss-Nougat-Toasts, und diese Portion passt in meinen Plan.«

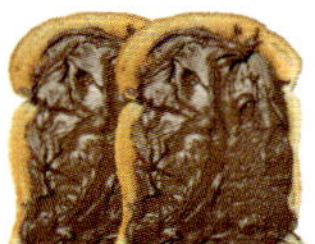

406 kcal

19.00 Uhr, nach dem Essen:
»Ich brauche ein paar Nährstoffe, und die Beeren passen in meinen Plan.«

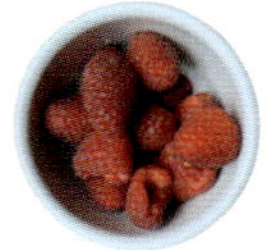

30 kcal

19.15 Uhr, nach den Chips:
»Ich mag Eis, und diese Portion passt in meinen Plan.«

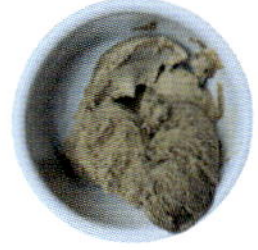

262 kcal

**943 kcal**

Intuitives Essen ist völlig normal. Aber wenn du wirklich abnehmen willst, ist es vermutlich besser, sich bewusst zu machen, wodurch diese Veränderung zustande kommt: durch die Menge der aufgenommenen Kalorien.

Bei intuitivem Essen ist es ratsam, vor oder beim Essen auf Hunger- und Sättigungssignale des Körpers zu achten. Das Problem dabei ist jedoch, dass man der Kalorienzahl oft keine Beachtung schenkt, während man den Hunger bekämpft. Wenn du abnehmen willst, ist diese Methode eher ungeeignet. Wenn du weißt, wie viele Kalorien du zu dir nimmst, kannst du auch berechnen, ob du ein Kaloriendefizit schaffst oder nicht. Außerdem bleibt dir dieses nützliche Wissen ein Leben lang erhalten.

# DIÄTEN, DIE NICHTS BEWEGEN

# 12 BEGRIFFE, DIE NICHTS BEDEUTEN

Detox
(das erledigen die inneren Organe)
gesund
alkalisch
entschlacken
(das erledigen die inneren Organe)
Nahrung ist Medizin
mit gutem Gewissen
geeignetes Essen
spezielle Formel
heilend
eingeschränkt
gut
schlecht

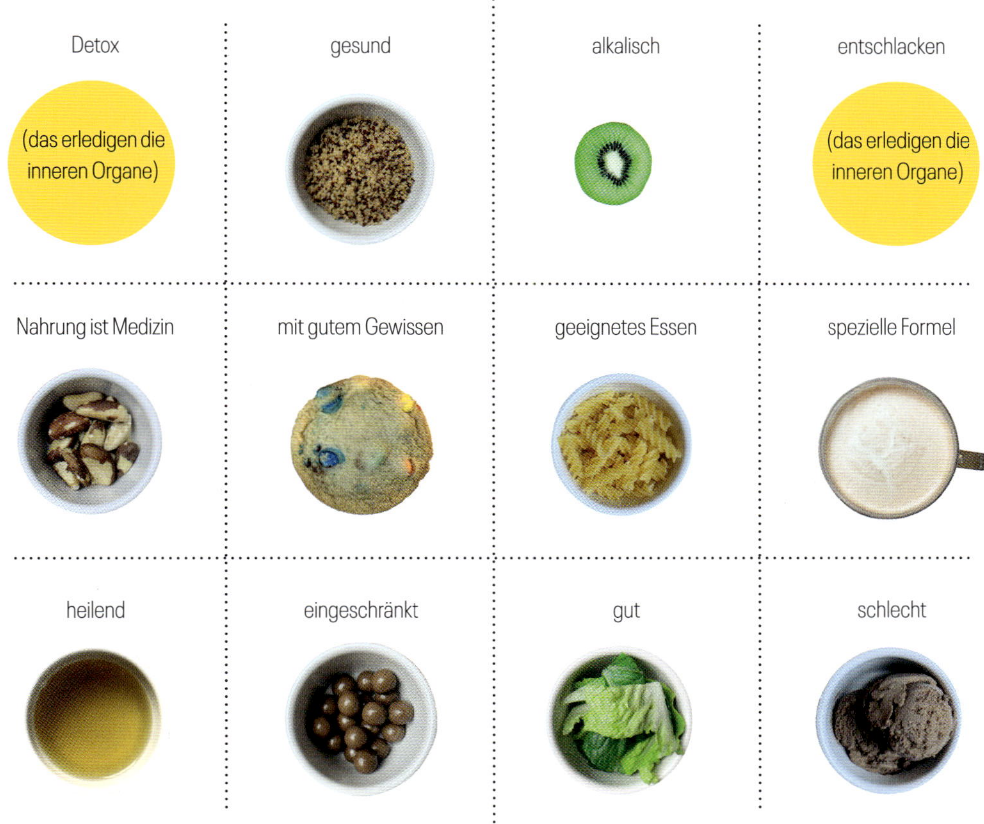

Du weißt, dass du ein Kaloriendefizit schaffen MUSST, um abzuspecken. Aber viele Diäten, Diätstrategien und Abnehmclubs erwähnen diese wichtige Info nicht, sodass sich die Kunden ausschließlich auf die angepriesene Methode verlassen, für die sie ihre Ernährungsgewohnheiten oft radikal umstellen müssen. Die oben aufgeführten Schlagwörter, die in unserer Diätkultur fast inflationär gebraucht werden, sollen dich ködern, damit du dein Geld für diese Versprechungen ausgibst. Im wissenschaftlichen Sinn sind sie jedoch alle sehr diffus und in Bezug auf Ernährung recht zweideutig. Du hast aber etwas Besseres verdient.

# ERSATZMAHLZEITEN

## ERSATZ

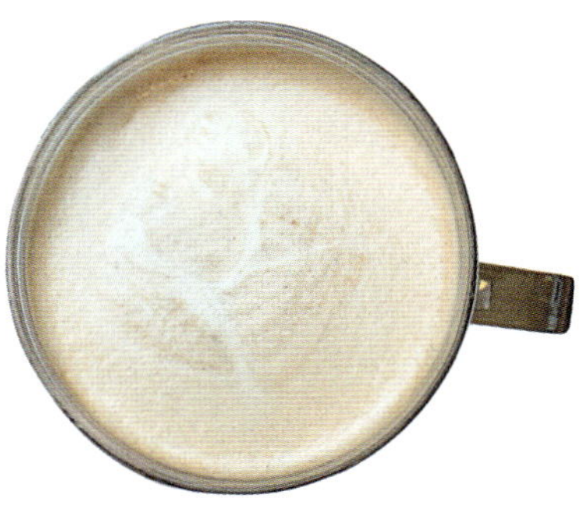

Shakes als Mahlzeitenersatz von
einem x-beliebigen Anbieter

**ELEND**

Du trinkst Mist.
Du hast die eigentliche Ursache
deines Problems nicht verstanden.
Du gibst immer wieder viel Geld aus.

## GLÜCK

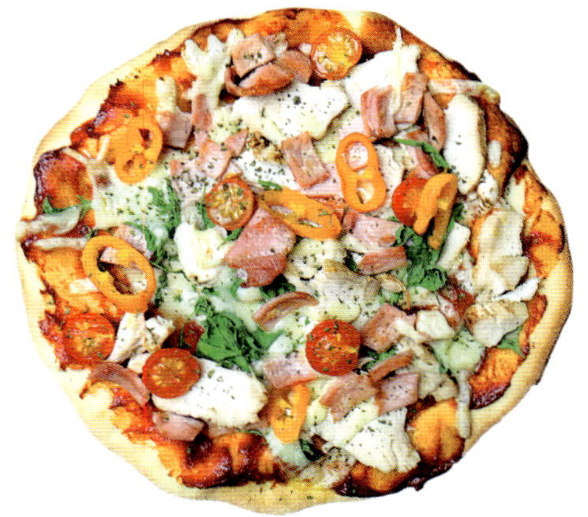

Sch... auf Ersatzmahlzeiten
Hühnchen-Bacon-Pizza

Du isst richtiges Essen.
Entwickle ein Verständnis für
Energiebilanz und Nährstoffaufnahme.
Schau nie zurück.

Ersatzmahlzeiten sind nicht wirksam. Du brauchst Kalorien, damit dein Organismus funktioniert; warum nimmst du sie also nicht durch Essen auf? Ersatznahrung liefert zwar Kalorien, aber auch die gefährliche Botschaft, dass man durch Essen dick wird. Und das stimmt einfach nicht, solange du auf deine Kalorienzufuhr achtest.

# SAFT-DETOX

7 TAGE AUF
## SAFTKUR
ZUM ABNEHMEN

7 TAGE
## ESSEN
ZUM ABNEHMEN

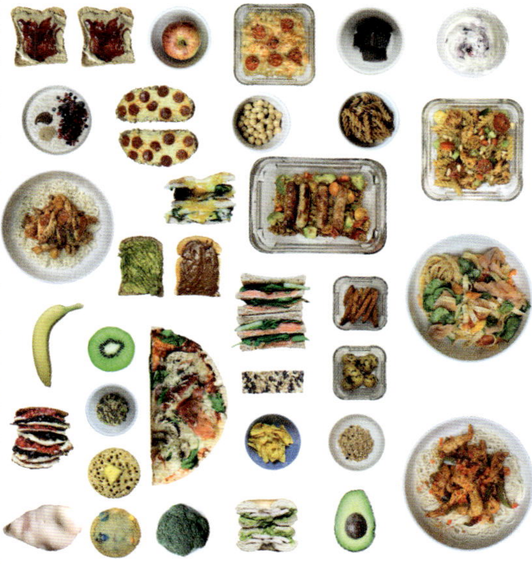

Angesagte – und teure – Saftkuren dauern in der Regel etwa sieben Tage und führen aufgrund der geringen Kalorienzufuhr, wenig überraschend, zu Gewichtsverlust.

Manche behaupten, dass die Gewichtsabnahme durch eine Saftkur »angekurbelt« wird. Aber das Gewicht, das du in sieben Tagen verloren hast, ist vermutlich schnell wieder drauf, weil du ja während der Saftkur nicht gelernt hast, wie man das neue Gewicht durch vernünftiges Essen halten kann.

Wenn du langfristig abnehmen willst, lass die Finger von Saftkuren und nimm ganz pragmatisch ein paar kalorische Anpassungen an deinen Essgewohnheiten vor.

# ABNEHMCLUBS

## ABNEHMCLUBS

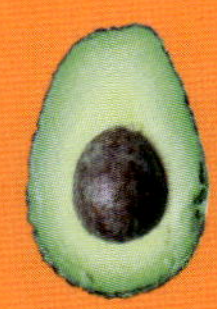
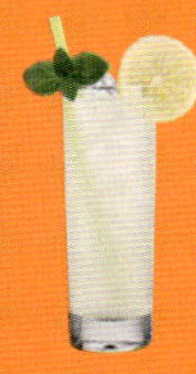
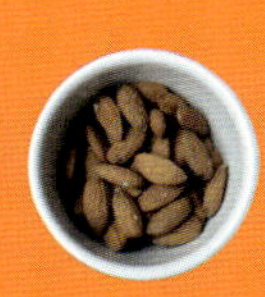
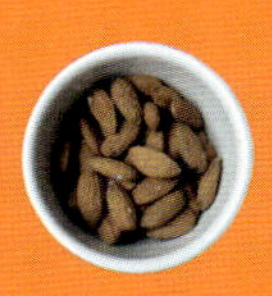

EINGESCHRÄNKT

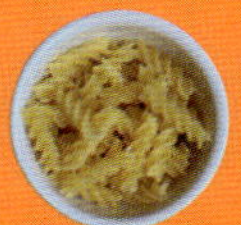
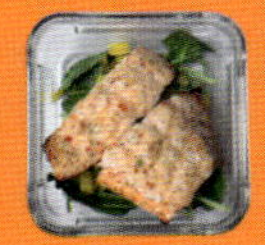
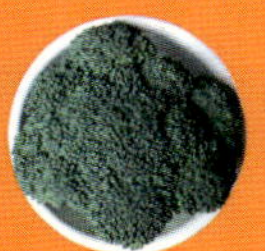

»ISS SO VIEL, WIE DU MAGST.«

| plus 500 g | minus 500 g | plus 1 kg |
|---|---|---|
| 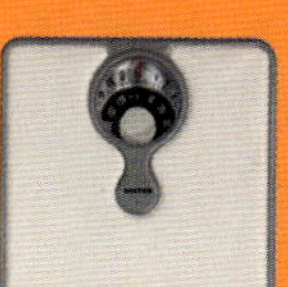 | 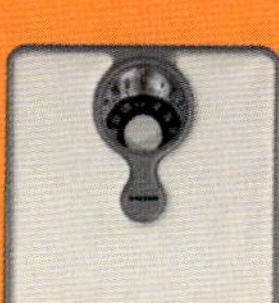 | 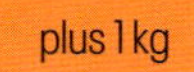 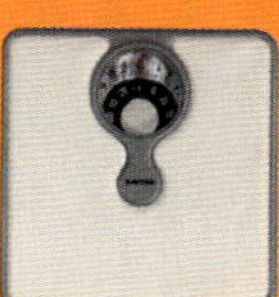 |
| »Ich schaff's nicht.« | »Es funktioniert!« | »Ich schaff's wieder nicht.« |

Waagen messen keinen Fettabbau.

**kompliziert**

unnötig komplizierter Ernährungs- und Abnehmansatz

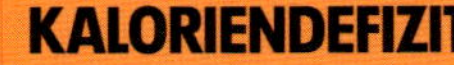

## KALORIENDEFIZIT

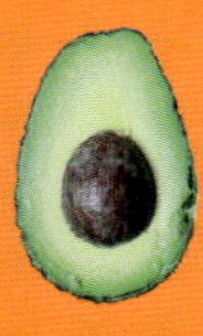
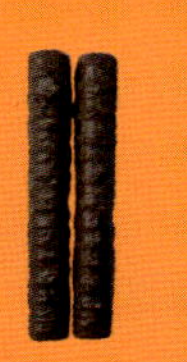
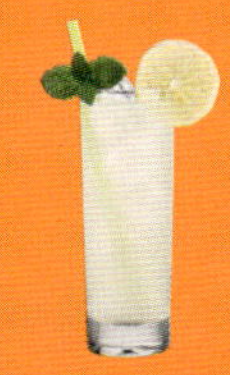
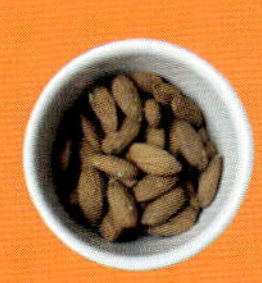

SPEISEN UND GETRÄNKE

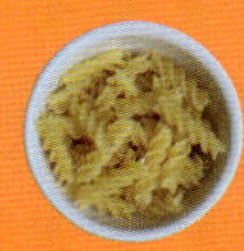
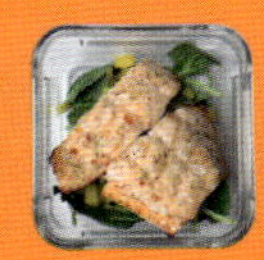
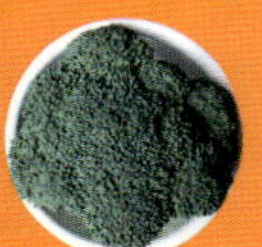

KALORIEN NACHHALTEN

| mehr Bewegung | Kalorien nachhalten | Fotos machen |
|---|---|---|
|  | 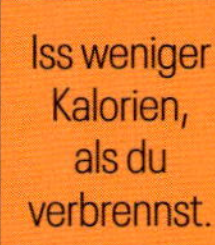  |  |
| Spaß | informiert | Fortschritte sehen |

**informiert**

vernünftiger, objektiver Umgang mit Essen und Fettabbau

Abnehmclubs mögen zwar viele Mitglieder haben, und doch gibt es diverse Gründe, weshalb ihre Ansätze nicht für dich geeignet sein könnten:

**1. Erfolg oder Misserfolg**
Der Erfolg/Misserfolg wird durch wöchentliches Wiegen ermittelt. Aufgrund der täglichen Gewichtsschwankungen ist das aber eine ungenaue Methode, um Fortschritte beim wöchentlichen Fettabbau zu messen.

**2. Gute und schlechte Nahrungsmittel**
Was man isst, hat keinen direkten Einfluss auf den Fettabbau, aber die Menge hat einen Einfluss. Dennoch werden in Abnehmclubs Nahrungsmittel nach einem komplizierten Punktesystem kategorisiert. Das kann sich negativ auf deine Beziehung zum Essen auswirken und Schuldgefühle auslösen, wenn du sie trotzdem isst.

**3. Freie Lebensmittel**
Der unbegrenzte Verzehr bestimmter Nahrungsmittel (von denen einige eine hohe Kaloriendichte haben) kann schnell zu einem Kalorienüberschuss führen, selbst wenn man sich streng an die »Free Food«-Regeln hält.

**4. Nichteinhalten der Energiebilanz (Kaloriendefizit)**
Das Vorenthalten der wichtigsten Information zum Abnehmen ist strategischer Art, damit der Eindruck entsteht, dass nur die Methode des Abnehmclubs funktioniert.

Manche nehmen mit den Methoden von Abnehmclubs gut ab. Wissenschaftlich betrachtet lässt sich das auf das physiologische Prinzip der negativen Energiebilanz über einen bestimmten Zeitraum zurückführen und nicht auf die Einhaltung von Free Foods, Punktesystemen usw.

Wenn du verstanden hast, dass Abnehmen nur mit einer negativen Energiebilanz funktioniert, kannst du ganz entspannt bleiben und Abnehmclubs für den Rest deines Lebens durch eine informierte, bewusste Ernährung ersetzen.

# DIÄTPILLEN & -TEES

## GELD AUSGEBEN

FÜR EINEN STÄNDIG LEEREN MAGEN

KOSTEN FÜR
28 TAGE APPETITZÜGLER
WIE VON
SOCIAL-MEDIA-PROMIS
BEWORBEN

**€ 140,00**

bezahlt für nicht belegte Versprechungen.

## GELD AUSGEBEN

**FÜR RICHTIGES ESSEN**

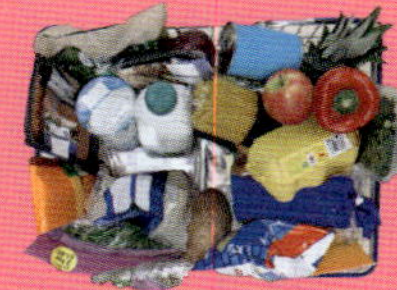
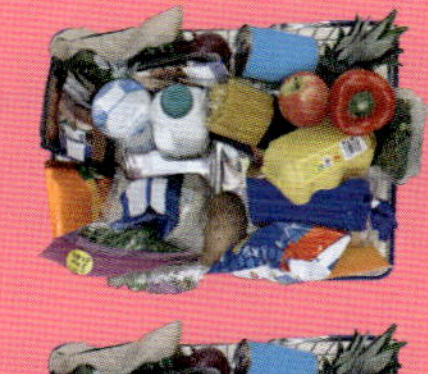
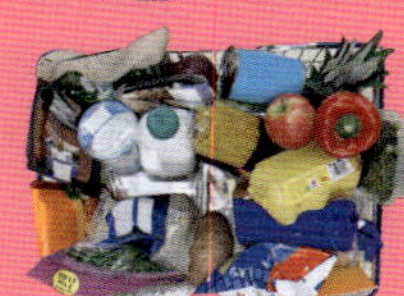
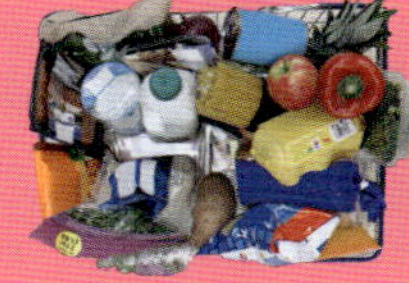

KOSTEN FÜR 28 TAGE ESSEN

**€ 140,00**

bezahlt für Essen im Rahmen eines informierten, nachhaltigen Lebensstils.

Diätpillen, -tees und andere Diätprodukte führen auf direktem Weg zu Essstörungen und unnötiger Angst vor Essen. Viele glauben den nicht belegten Aussagen von Social-Media-Sternchen und geben auch noch viel Geld für diese Produkte aus. Bitte gib dein Geld lieber für richtiges Essen aus, das du dir im Rahmen deines Kalorienziels schmecken lässt.

# INTERNET VS. REALE WELT

## DAS INTERNET

»Grüntee kurbelt den Stoffwechsel an.«

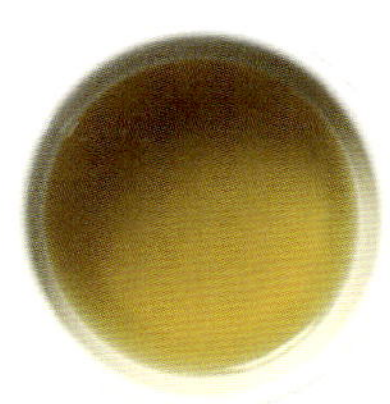

»Grüntee lässt Cellulite verschwinden.«

»Grüntee verbrennt Körperfett.«

»Grüntee entgiftet den Körper.«

»Verarbeitete Kohlenhydrate machen dick.«

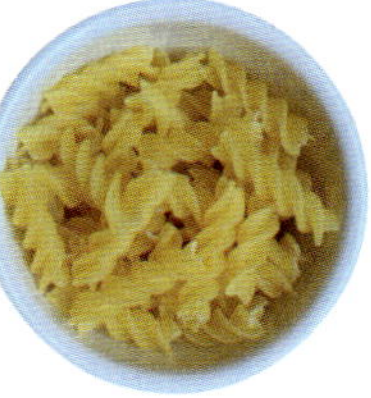

»Kohlenhydrate treiben das Insulin hoch.«

»Verarbeitete Kohlenhydrate haben einen hohen GI. Das ist schlecht.«

»Kohlenhydrate machen zuckerkrank.«

»Finger weg von gesättigten Fetten.«

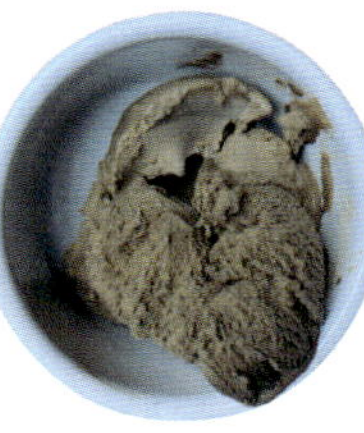

»Zucker ist Gift.«

»Verbot für Junkfood-Werbung und irreführende Infos.«

»Du solltest ein schlechtes Gewissen haben, wenn du Eis isst.«

## DIE WIRKLICHKEIT

Nicht mehr als jedes andere Getränk.

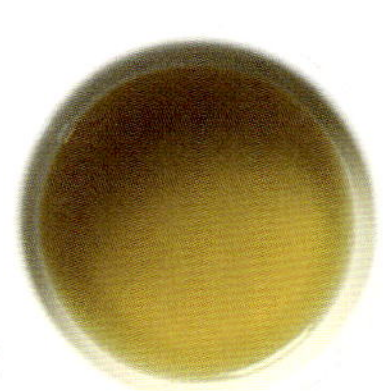

Nein. Und was ist an Cellulite so schlimm?

Fett wird durch ein Kaloriendefizit abgebaut.

Nein. Dafür hast du deine inneren Organe.

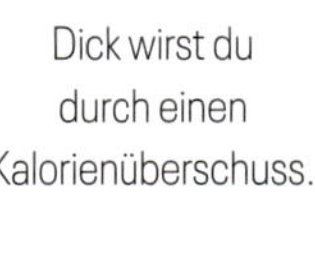

Dick wirst du durch einen Kalorienüberschuss.

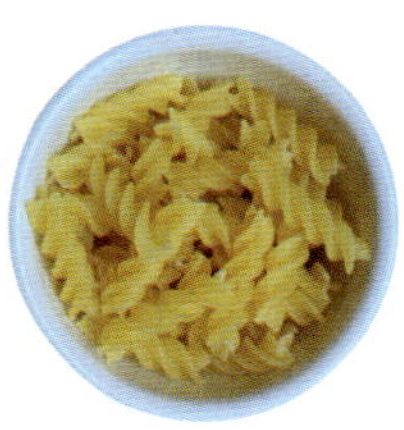

Das tun Proteine auch. Und sie helfen beim Abnehmen.

Der glykämische Index (GI) ist eine nette Anekdote.

Milliarden Menschen belegen das Gegenteil.

Eis hat einen niedrigen GI. Nach dieser Logik sollten wir davon essen.

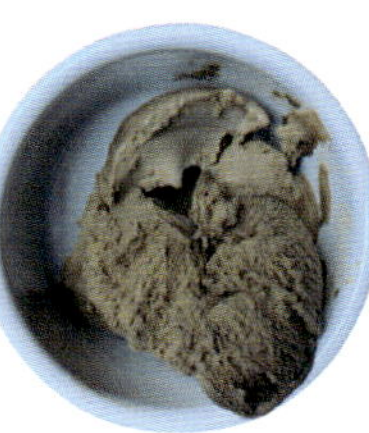

Dann wären ja alle Früchte Gift …

Die Menschen sind intelligent genug, um Fakten zu verstehen.

Keine Speise sollte dir ein schlechtes Gewissen machen, nie.

Entgegen aller vermeintlich gut dokumentierten, weit verbreiteten und glaubhaft gemachten Behauptungen gibt es kein einziges Elixier, das deine Gesundheit im Alleingang verändern könnte. Und trotz teurer Anzeigen, die ganz oben in den Internet-Suchmaschinen erscheinen, gibt es keine Wunder.

Du solltest aufmerksam und wachsam sein, um nicht belegte, einseitige, irreführende Informationen zu erkennen und sie als bedeutungslos abzutun.

# DAS PROBLEM MIT DER DIÄTINDUSTRIE

Wenn du einen Platten hast, lässt du dir in einer anständigen Werkstatt gegen Bezahlung einen neuen Reifen aufziehen. Jetzt stell dir Fettleibigkeit als platten Reifen vor, für dessen Austausch dir die meisten Diätunternehmen eine Rechnung ausstellen – allerdings für einen neuen platten Reifen. Wie jedes Wirtschaftsunternehmen wollen auch die Anbieter von Diätmitteln und -strategien Geld verdienen.

Diese Unternehmen werben mit der falschen Vorstellung (und Hoffnung), dass es auf schnelles Abnehmen und Nahrungsergänzungsmittel ankommt. Sachliche Informationen und ein nachhaltiger, kontinuierlicher Ansatz werden außer Acht gelassen.

Eine schnelle Internetrecherche zeigt eine Flut von gut vermarkteten Lösungen zur schnellen Gewichtsabnahme, Nahrungsergänzungsmitteln und Diätplänen, und viele, die abnehmen wollen, entscheiden sich hoffnungs- und erwartungsvoll für diese Lösungen. Doch der Zusammenhang zwischen den Umsätzen, die diese Produkte erzielen, und der weltweiten Fettleibigkeitsrate zeigt deutlich, dass sie das Problem nicht lösen.

Allerdings sind Modediäten nicht für den Anstieg der weltweiten Fettleibigkeitsrate verantwortlich. Der Grund ist vielmehr, dass wir zu viele Kalorien zu uns nehmen und uns nicht ausreichend bewegen.

Wir treffen unsere eigenen Entscheidungen, und wenn wir Erfolg haben wollen, sollten wir uns auf evidenzbasierte Informationen verlassen. Veränderung erfordert Wissen, Information und vor allem Konsequenz. Du brauchst keine neue Diät. Du musst lediglich deine bisherige Ernährung analysieren (und dann anpassen). Das kostet dich exakt 0 Euro und verändert dein Leben für immer.

# VERMARKTET

KAFFEE ZUM ABNEHMEN

Kaffee, bei dem du dir in die Hosen machst.

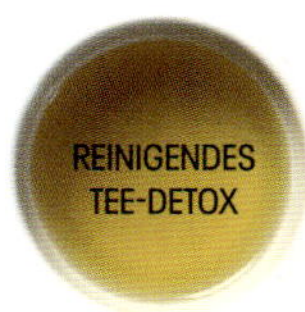


Tee, bei dem du dir in die Hosen machst.

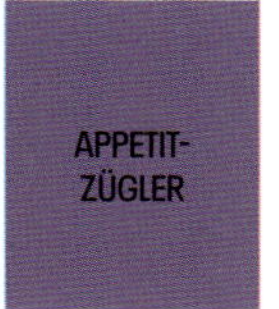


Appetit zügelnde Shots aus was?

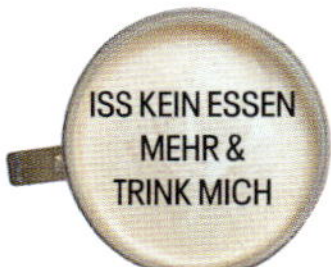


Ersatzmahlzeiten enthalten trotzdem Kalorien.

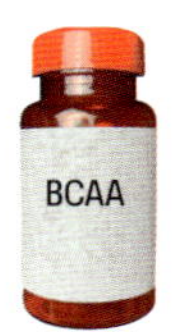


BCAA, wie von Models oder Influencern genutzt.

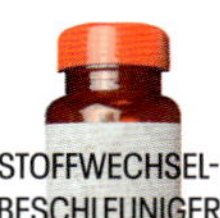


Pillen, die 7 Milliarden Jahre menschliche Evolution widerlegen.

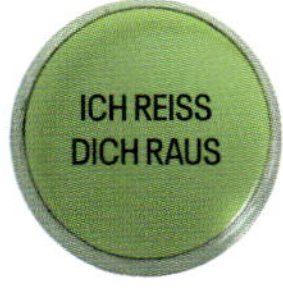


Saft-Detox, weil deine Organe gerade im Urlaub sind.

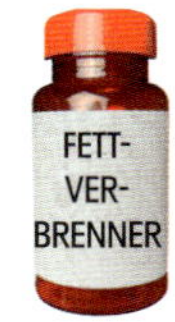


Magische Pillen, die nicht viel mehr als Koffein enthalten.

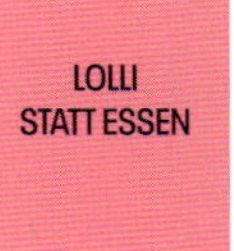


Appetit unterdrückende Lollis, die genauso viele Kalorien haben wie normale Lollis.

**€ 1185,50**

für Zeug, das quasi keine positive gesundheitliche Wirkung hat.

# IGNORIERT

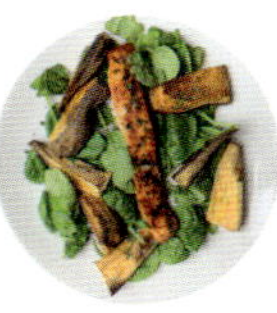

richtiges Essen

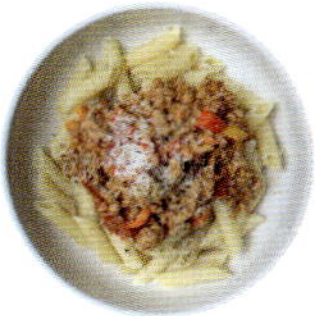

Wissen

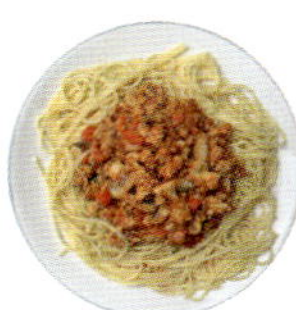

Empathie

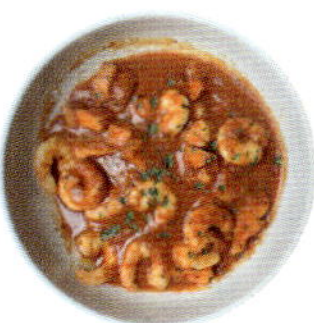

Energiebilanz

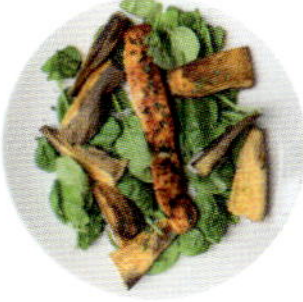

Evidenz

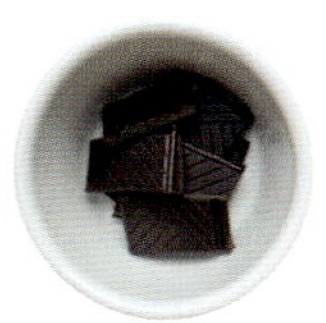

Mäßigung

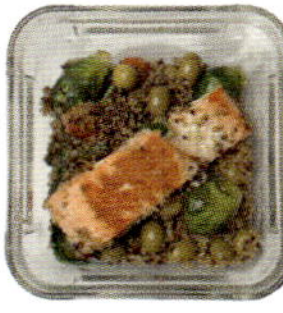

Genuss

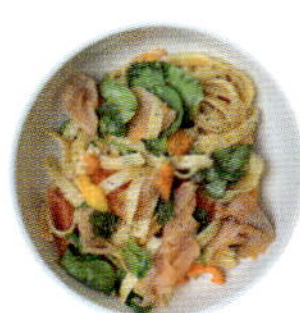

Nährstoffe

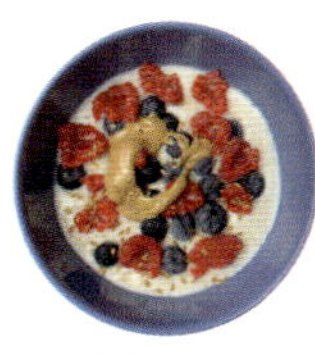

Ehrlichkeit

**€ 32,00**

für echtes Essen mit Energie und Nährstoffen, damit du fit bleibst.

# ABNEHMMYTHEN

# ERNÄHRUNGSMYTHEN AUS DEN LETZTEN 30 JAHREN

»Kohlenhydrate machen dick.«

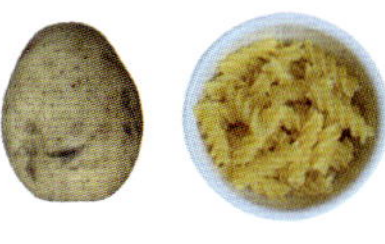
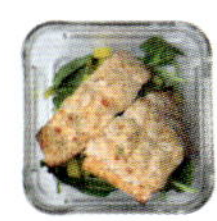

**Beweise: ?**

»Mit Low Carb nimmt man am besten ab.«

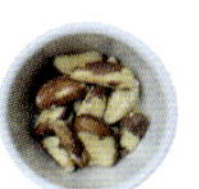
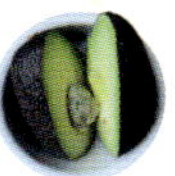

**Beweise: ?**

»Zucker macht dick.«

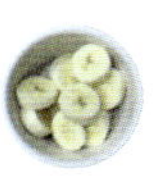
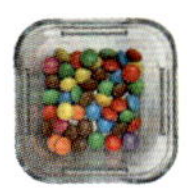
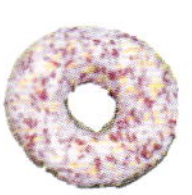
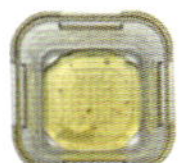
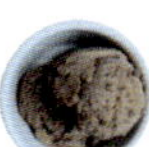
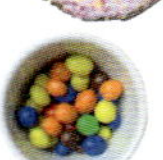

**Beweise: ?**

»Keto ist der beste Weg zum Abnehmen.«

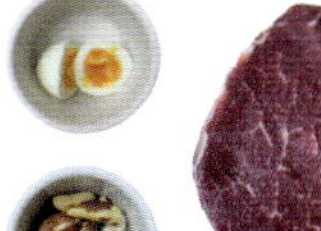
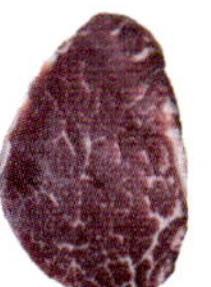
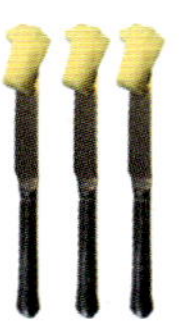

**Beweise: ?**

»Mit Intervallfasten nimmt man am besten ab.«

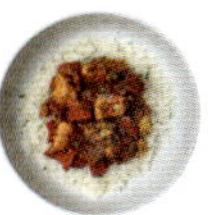
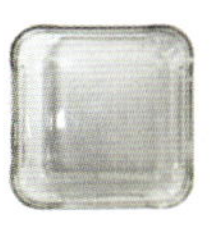
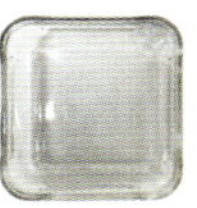

**Beweise: ?**

»Es gibt einen Hungerstoffwechsel, der dick macht.«

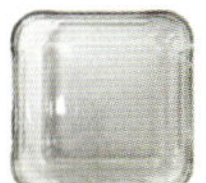
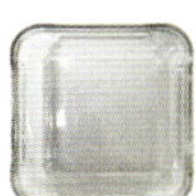
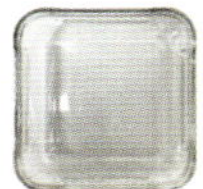

**Beweise: ?**

»Clean Eating hilft beim Abnehmen.«

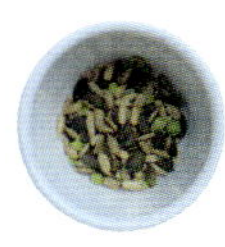
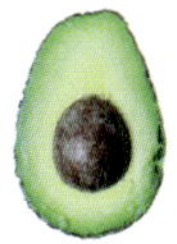
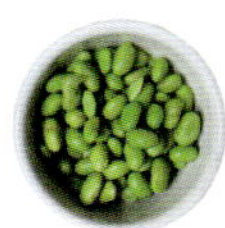

**Beweise: ?**

»Fastfood macht dick und krank.«

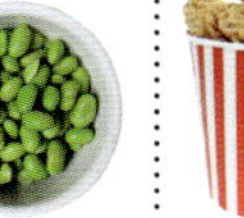

**Beweise: ?**

»Fett macht dick.«

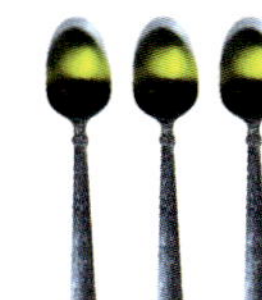
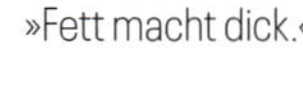
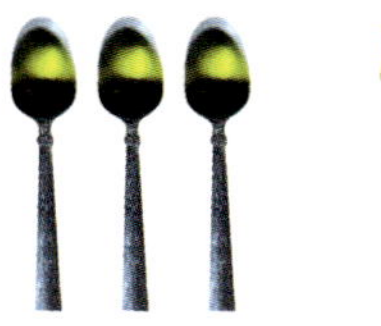
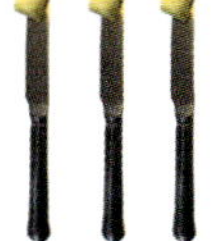

**Beweise: ?**

Diese Behauptungen halten sich hartnäckig, weil wir daran glauben möchten. Wir sollten diesen Verheißungen widerstehen und nur dem Glauben schenken, was aktuell durch wissenschaftliche Forschung belegt ist.

Die Präsentation sämtlicher Ernährungsratschläge für eine optimale Gesundheit würde 842 PowerPoint-Folien umfassen und wäre ein echtes Martyrium. Wir hören und lesen viel Widersprüchliches, und heraus kommt eine gefährliche Abnehmkultur voller absurder Diäten, Irrtümer und absonderlicher Behauptungen.

- Millionen Menschen verbannen bestimmte Lebensmittel aus ihrer Ernährung, weil sie gehört haben, dass sie (vermeintlich) dick machen, auch wenn es dafür keine wissenschaftlichen Belege gibt.

- In Dokus werden wilde Behauptungen über Nahrungsmittel und einseitige Informationen verbreitet, anstatt Fakten vermittelt.

- Menschen, die für vertrauenswürdige Experten gehalten werden, behaupten, Zucker sei die einzige Ursache für Fettleibigkeit, und bezeichnen ihn als Gift, was eine unbegründete Meinung ist.

- Studien an Ratten werden als Beweis für die Auswirkungen auf den menschlichen Körper angeführt. Aber wir sind nun mal keine Ratten.

- Es werden keine Zusammenhänge mehr geliefert – zumindest nicht für Menschen, die vernünftige Richtlinien für ein einfaches Ernährungsziel suchen. Stattdessen herrscht Verwirrung, Angstmacherei und Informationschaos, was dazu führt, dass man sein Ziel aus den Augen verliert.

DU hast es in der Hand, dir selbst Wissen anzueignen und Motive und Zusammenhänge zu hinterfragen.

DU kannst entscheiden, ob du die Informationen annehmen oder sie auf die milliardenschwere Müllhalde werfen willst, auf der der Großteil der Diätindustrie liegen sollte.

# MYTHOS 1: KOHLENHYDRATE MACHEN DICK.

Weil Obst und Gemüse im Wesentlichen aus Kohlenhydraten besteht …

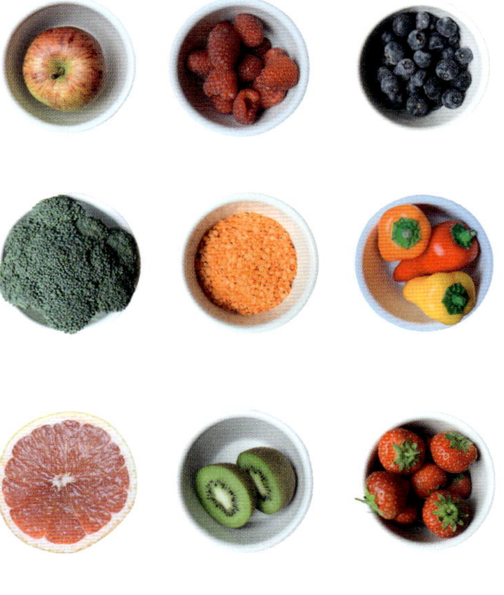

… sind sie **kalorienarm.**

Weil diese Kohlenhydratquellen auch noch andere Makronährstoffe wie Fett enthalten …

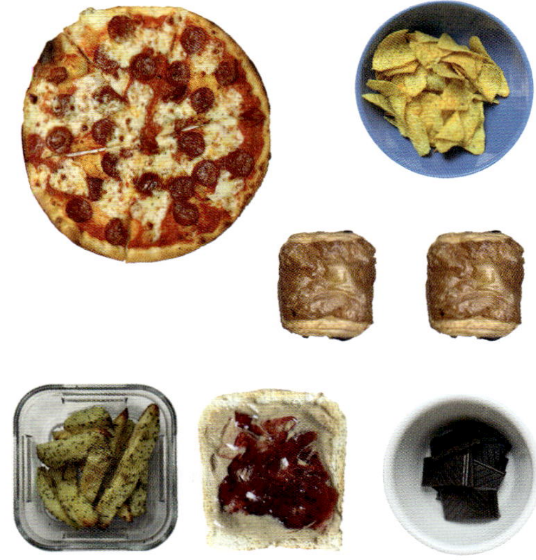

… sind sie **kalorienreich.**

Bevor man bestimmte Nahrungsmittel verbannt, sollte man sie erst einmal richtig einordnen. Ausschlaggebend für einen Gewichtsverlust ist ihre Gesamtkalorienbilanz, nicht die Kohlenhydratmenge. In den letzten 30 Jahren galten Kohlenhydrate nicht zuletzt deshalb als böse, weil angenommen wurde, dass sie mehr Einfluss auf das Körpergewicht haben als die anderen Makros. Die Beispiele in der rechten Spalte dieser Infografik zeigen Speisen, die Kalorien aus Kohlenhydraten, Protein und vor allem Fett enthalten. Obst und Gemüse bestehen hauptsächlich aus Kohlenhydraten. Und macht Brokkoli etwa dick?

# MYTHOS 2:
# MIT LOW CARB NIMMT MAN AM BESTEN AB.

wenig Kohlenhydrate

wenig Fett

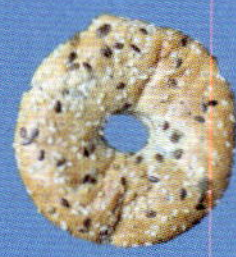
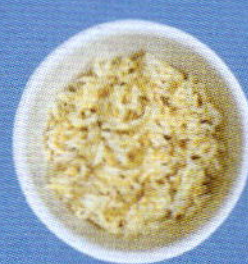
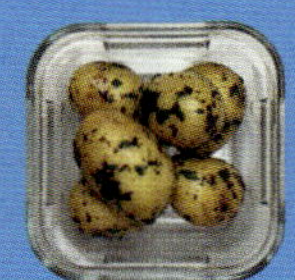

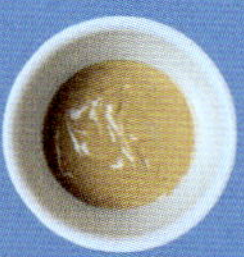
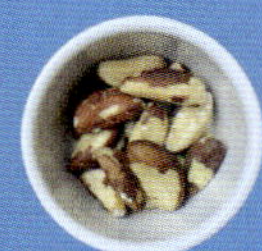
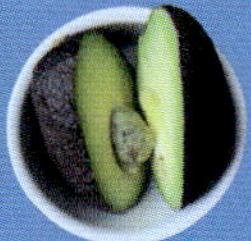

**Die Kalorienmenge ist dieselbe. Beim Abnehmen/Gewichthalten/-zulegen kommt es darauf an, wie viele Kalorien insgesamt zugeführt bzw. verbrannt werden und nicht auf Kohlenhydrate oder Fett.**

Eine Meta-Analyse* aus dem Jahr 2018 von Hall & Guo hat ergeben, dass die Abnehmraten bei Low-Carb- oder Low-Fat-Diäten quasi gleich sind, wenn ansonsten Gesamtkalorienmenge und Proteinanteil gleich sind. Low-Fat-Diäten zeigten einen etwas größeren Abnehmerfolg, aber der Unterschied war zu gering, um wirklich aussagekräftig zu sein.

*Meta-Analysen und systematische Übersichten sind zuverlässige Datenerhebungsmethoden, die unvoreingenommene Schlüsse zulassen, weil sie alle relevanten wissenschaftlichen Studien in Betracht ziehen, während eine einzelne Studie möglicherweise verzerrte Bedingungen aufweist oder nur eine Seite der Medaille betrachtet.

# MYTHOS 3: ZUCKER MACHT DICK.

100 g Zucker

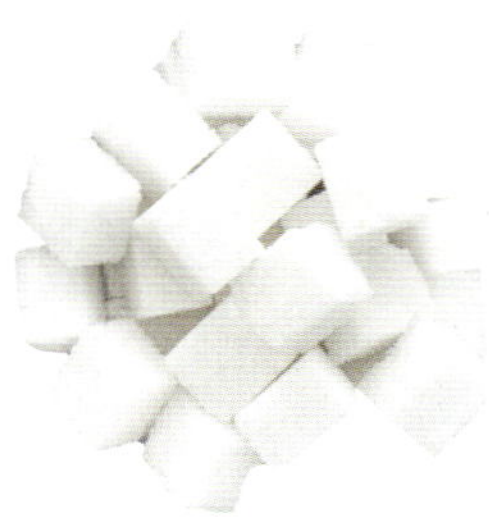

**400 kcal**

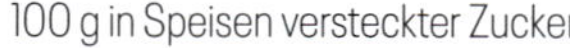

100 g in Speisen versteckter Zucker

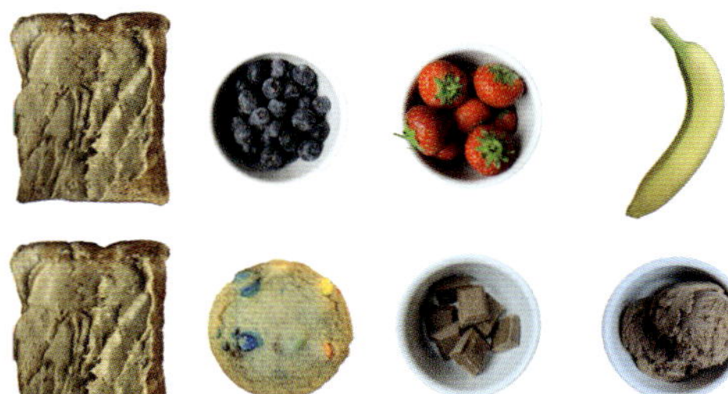

**1308 kcal**

Auch wenn du etwas anderes hörst, Zucker ist nicht böse. Wir suchen immer nur nach bequemen Schuldigen für unsere Probleme.

Zucker ist ein einfaches Kohlenhydrat, das in vielen natürlichen Nahrungsmitteln wie auch Obst vorliegt, und in verarbeiteten Speisen wie Kuchen. Reiner Zucker ist ein sehr schneller Energielieferant im Vergleich zu komplexen Kohlenhydraten wie Getreide. Das liegt daran, dass komplexe Kohlenhydrate Faserstoffe (Ballaststoffe) enthalten und reiner Zucker eben nicht. Ballaststoffe sorgen außerdem für ein längeres Sättigungsgefühl und sind gut für die Verdauung.

100 g reiner raffinierter Zucker enthält 400 g Kalorien. Der Süßkram in der rechten Spalte kommt ebenfalls auf 100 g Zucker, hat aber einen Gesamtkaloriengehalt von 1308 Kalorien. Die zusätzlichen 908 Kalorien stammen aus anderen Makros, was für dein Körpergewicht relevanter ist.

Ein hoher Konsum von zuckerreichen und gleichzeitig protein- und ballaststoffarmen Speisen kann zu Übergewicht beitragen, aber nur weil du vermutlich zu viel davon isst, weil dein Organismus sie schneller verdaut und dabei weniger Kalorien verbrennt (zur Erinnerung: die Verdauung von Proteinen verbraucht mehr Kalorien).

# »ICH HABE RAFFINIERTEN ZUCKER WEGGELASSEN UND ABGENOMMEN.«

60 g Donut mit Zuckerguss

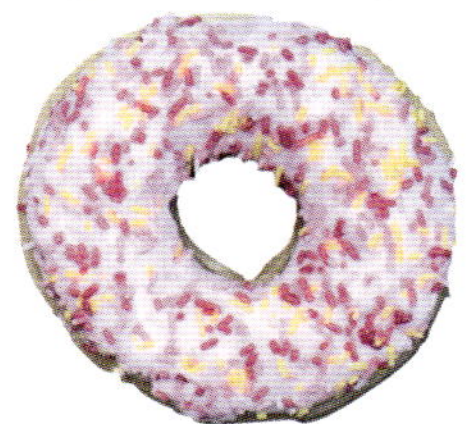

**248 kcal**

| Kalorien aus Zucker | Kalorien aus Kohlenhydraten, Protein & Fett |
|---|---|
| 32 kcal | **216 kcal** |
| 13 % der gesamten Kalorien | **87 % der gesamten Kalorien** |

500 ml Erdnussmus-Eis

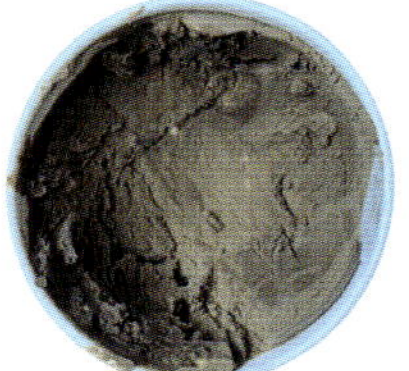

**1400 kcal**

| Kalorien aus Zucker | Kalorien aus Kohlenhydraten, Protein & Fett |
|---|---|
| 420 kcal | **980 kcal** |
| 30 % der gesamten Kalorien | **70 % der gesamten Kalorien** |

40 g Schokochip-Cookie

**188 kcal**

| Kalorien aus Zucker | Kalorien aus Kohlenhydraten, Protein & Fett |
|---|---|
| 64 kcal | **124 kcal** |
| 34 % der gesamten Kalorien | **66 % der gesamten Kalorien** |

Dass der Anstieg von Diabetes-Typ-2-Erkrankungen unmittelbar mit dem gestiegenen Zuckerkonsum zusammenhängt, ist nicht ganz richtig. Wir essen zwar mehr Zucker, aber Zucker ist nicht der direkte Grund für Diabetes Typ 2. Die Ursachen sind nämlich Übergewicht, zu viel Bauchfett und genetische Veranlagung.

Das Fett, das unsere inneren Organe umgibt (viszerales Fett), kann die Insulinproduktion der Bauchspeicheldrüse und die Regulierung des Blutzuckers nach einer Kalorienaufnahme beeinträchtigen. (Insulin ist ein Hormon, das die Einlagerung von Zucker in den Körperzellen reguliert und den Blutzucker senkt.) Irgendwann ist die Bauchspeicheldrüsenfunktion dauerhaft gestört, sodass nicht mehr ausreichend Insulin produziert wird und Diabetes Typ 2 diagnostiziert wird. In diesem Fall ist der Verzehr von zuckerreichen Speisen und Getränken und großen Mahlzeiten problematisch, da der Blutzucker nicht mehr richtig reguliert werden kann.

Dem kann abgeholfen werden, indem man für ein Kaloriendefizit sorgt und abnimmt.

# MYTHOS 4: KETO IST DER BESTE WEG ZUM ABNEHMEN.

## KETO

geeignet zum Abnehmen

Bulletproof-Kaffee

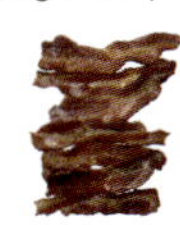

480 kcal

7 Scheiben magerer Speck

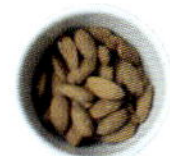

270 kcal

75 g Mandeln

455 kcal

50 g Weidemilchbutter

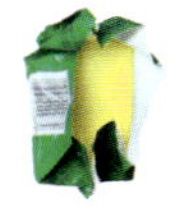

375 kcal

Keto-Carbonara

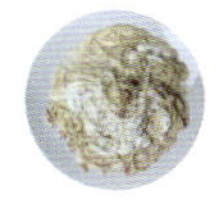

816 kcal

1 große Avocado

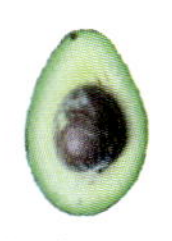

350 kcal

**2746 kcal**

Mit Keto verbrennt man angeblich mehr Fett als bei jeder anderen Reduktionsdiät. Aber das liegt hauptsächlich daran, dass mehr Fett konsumiert wird.

## KOHLENHYDRATE

tabu bei der Keto-Diät

heiße Schokolade

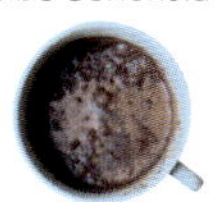

188 kcal

90 g Bagel

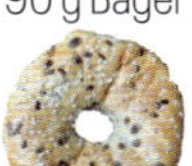

232 kcal

100 g Blaubeeren

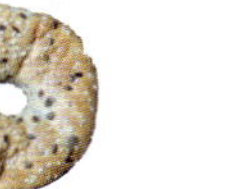

68 kcal

150 g gegarter Reis

239 kcal

Pasta Carbonara

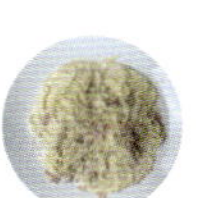

611 kcal

150 g Banane

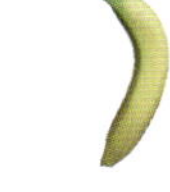

135 kcal

**1473 kcal**

Beim Abnehmen kommt es auf die Gesamtkalorienzahl an. Kohlenhydrate kannst du in absolut jedes Diätziel einbauen.

Die ketogene Ernährung wurde zunächst als klinische Maßnahme zur Unterbindung von epileptischen Anfällen bei Kindern entwickelt. Dabei wird eine Ketose herbeigeführt, ein Stoffwechselzustand, bei dem der Organismus Fett in Ketonverbindungen umwandelt und zur Energiegewinnung nutzt. Über die Jahre hat sich diese Ernährungsform zu einer Reduktionsdiät entwickelt, bei der man mehr Fett und möglichst wenig Kohlenhydrate zu sich nimmt. Die Ironie dabei ist, dass die Nahrungsmittel, die Keto-Jünger als elementar für ihre Diät halten, eigentlich viel kalorienreicher sind als jene, die als tabu gelten, weil sie zu viele Kohlenhydrate enthalten.

Das Credo ist, dass durch die Vermeidung von Kohlenhydraten und die erhöhte Aufnahme von Nahrungsfetten eine insgesamt höhere Fettverbrennung erreicht wird. Allerdings werden einfach nur die erhöhten Mengen von aufgenommenem Nahrungsfett verbrannt und nicht mehr Körperfett.

Viele Keto-Anhänger glauben, dass der Anteil des Körperfetts durch Insulin bestimmt wird. Das Hormon ist zwar an der Umwandlung von Energie in Körperfett beteiligt, aber bestimmt es nicht. Körperfett ist immer das Ergebnis aus dem Verhältnis von zugeführten und verbrannten Kalorien bzw. der Verteilung der aufgenommenen Makronährstoffe.

# MYTHOS 5: MIT INTERVALLFASTEN NIMMT MAN AM BESTEN AB.

**Intervallfasten**
zum Abnehmen

8 Stunden essen

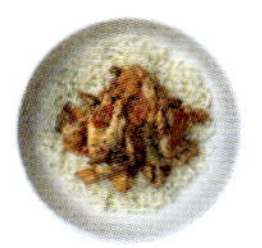
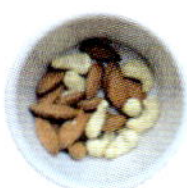
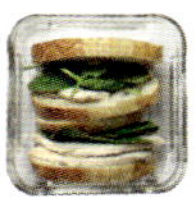
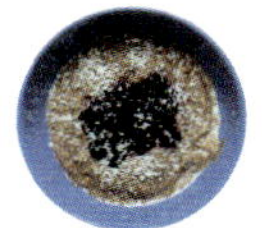
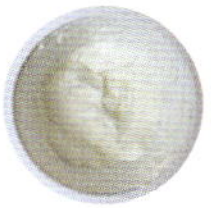
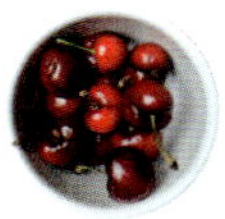
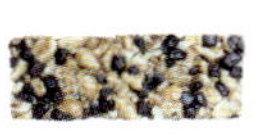
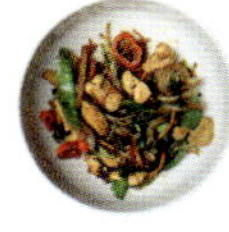

in der Regel zwischen 10 und 18 Uhr

**2000 Kalorien**
innerhalb von 8 Stunden

**Essen, wann du willst**
zum Abnehmen

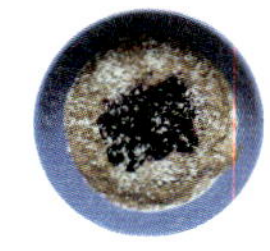

lecker Frühstück …

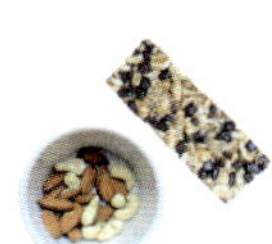

Frühstückspause …

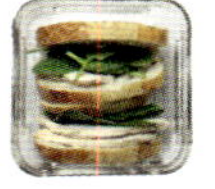

Mittagstisch …

Nachmittagssnack …

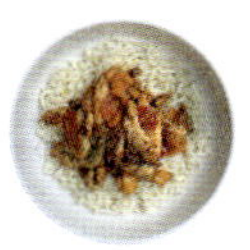

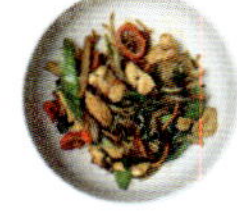

Abendessen mit Freuden …

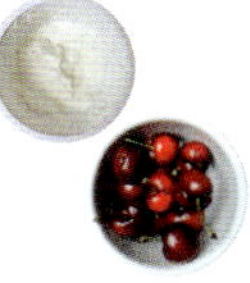

Betthupferl

**2000 Kalorien**
im Laufe eines ganzen Tages

Intervallfasten ist eine ziemlich angesagte Abnehmmethode. Bei diesem 16 : 8-Beispiel darf man 16 Stunden nichts essen (die meiste Zeit schläft man ja eh) und in den restlichen acht Stunden alles. Forschungsergebnisse deuten darauf hin, dass man mit Intervallfasten tatsächlich abnehmen kann, aber natürlich nur, wenn die Gesamtkalorienzufuhr reduziert wird. Mit Intervallfasten können manche ihr Kaloriendefizit besser einhalten, während es für andere zu schwierig ist. Vielleicht klappt es ja bei dir.

# MYTHOS 6: SCHLÄFT DER STOFFWECHSEL EIN?

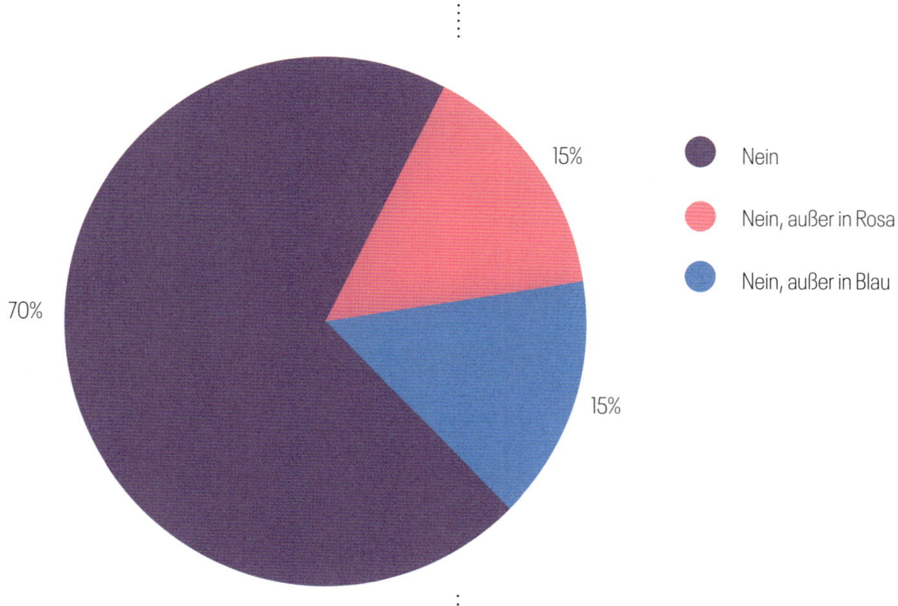


Entgegen manchen Behauptungen geht der Körper nicht in einen Hungerstoffwechsel über, um zu verhindern, dass Fett verbrannt wird. Wenn du zugenommen oder Probleme hast, weiter abzunehmen, liegt es einfach daran, dass du nicht mehr in einem Kaloriendefizit bist. Die Gründe dafür können sein:

1. Du unterschätzt, wie viele Kalorien du tatsächlich jeden Tag aufnimmst (zum Beispiel 1700 statt wie von dir vermutet 1200).
2. Du bewegst dich nicht mehr so viel, weil du weniger Energie hast, deshalb verbrennst du weniger Kalorien.
3. Dein Stoffwechsel hat sich angepasst. Nach einer bestimmten Zeit mit sehr großem Kaloriendefizit passt sich der Stoffwechsel an, sodass dein Energiegrundumsatz geringer ist als zuvor, sprich, du verbrennst im Ruhezustand nicht mehr so viele Kalorien.
4. Nachdem du durch ein Kaloriendefizit schon Gewicht verloren hast, hast du nicht weiter Kalorien reduziert bzw. deinen Energieverbrauch erhöht, um im Defizit zu bleiben.

# MYTHOS 7: CLEAN EATING HILFT BEIM ABNEHMEN.

Schritt 1:
Packe dein »schmutziges« Essen aus.

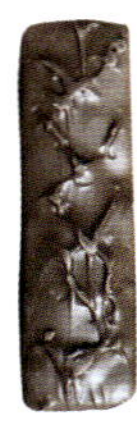
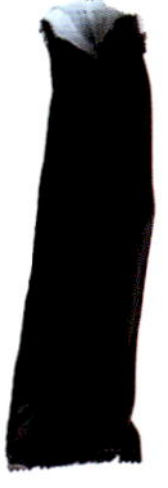

Schritt 2:
Wasche es, bis es »sauber« ist.

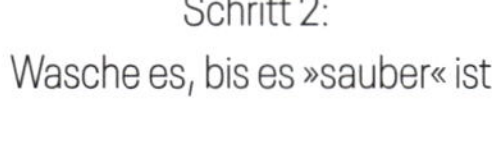
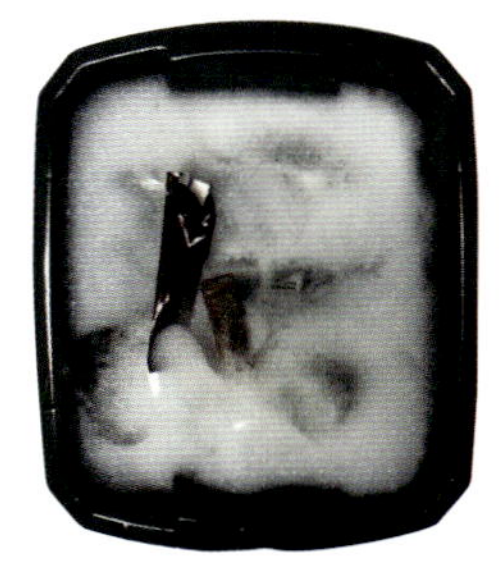

Schritt 3:
Lass es trocknen und iss es dann.

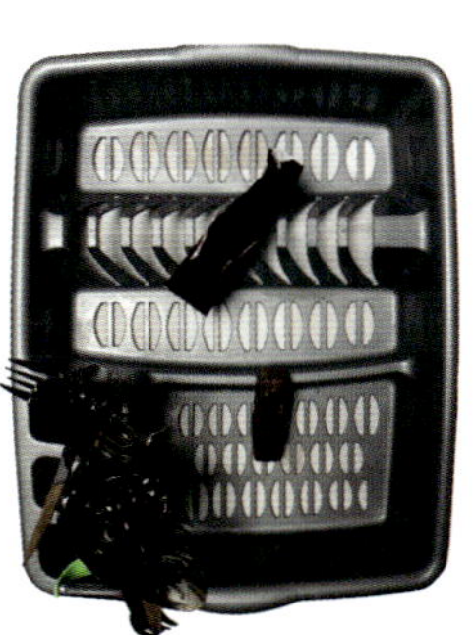

Ah, du hast wohl eher so was gemeint? Tja, auch das sind keine »cleanen« Nahrungsmittel. Wissenschaftlich betrachtet sind es nur Nahrungsmittel, die mehr Mikros enthalten als andere.

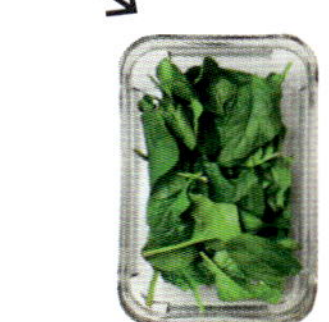
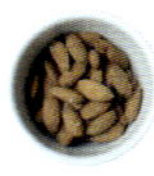

Der Begriff »Clean Eating« (sauberes Essen) hat in Bezug auf Gewichtsreduzierung keine wissenschaftliche Bedeutung und keine sinnvollen, messbaren Inhalte. Das Problematische an diesem Begriff ist: Wenn es cleanes Essen gibt, müsste es in Abgrenzung dazu auch schmutziges Essen geben – auch dahinter steckt nichts Sinnvolles oder Messbares, außer dass die entsprechenden Nahrungsmittel als schlecht abgestempelt werden.

Alle Nahrungsmittel enthalten Kalorien. Wenn die Clean-Eating-Fraktion nun bestimmte Nahrungsmittel (wie Raw Food oder alkalisierende Produkte) besonders anpreist und andere verdammt, verwechselt sie (Mikro-)Nährstoffaufnahme mit Energiebilanz – und nur auf letztere kommt es beim Abnehmen an.

## »SUPERFOOD«

50 g getrocknete Gojibeeren

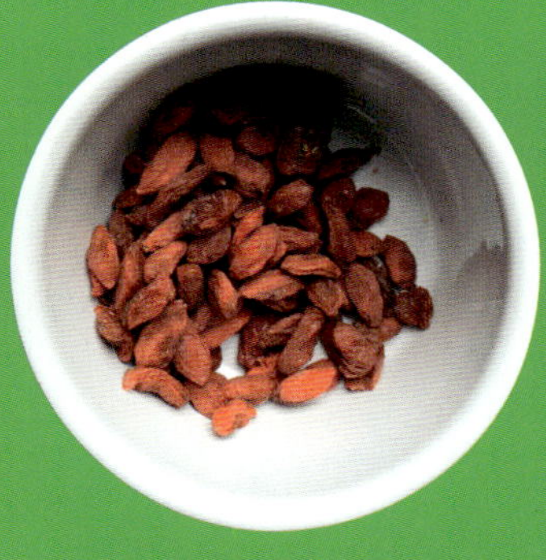

**155 kcal**
25 g Zucker
nicht so super ...

## EINFACHES FOOD

100 g Erdbeeren

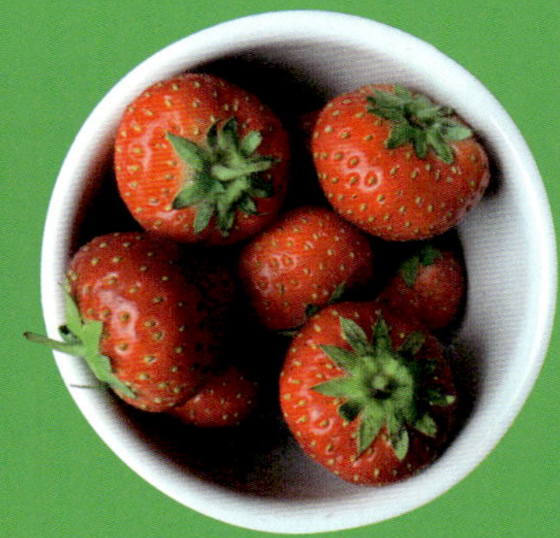

**30 kcal**
6 g Zucker

Es gibt keine Superfoods. Es gibt nur Zeug, das einfach besonders viele Nährstoffe enthält. Das Label »Superfood« kann zu der Annahme verleiten, man könne von einem Nahrungsmittel mehr essen. Aber wie man an diesem Beispiel sieht, sind einige sogenannte Superfoods im Vergleich zu anderen Nahrungsmitteln, die nicht als »Superfood« bezeichnet werden und dennoch viele gesunde Nährstoffe enthalten, sehr kalorienreich.

# MYTHOS 8: FASTFOOD MACHT DICK.

## »MACHT SCHLANK«

100 g Studentenfutter

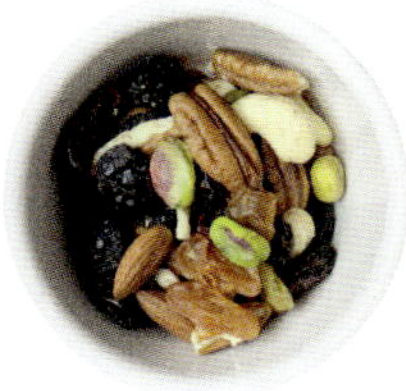

503 kcal
10 g Protein

500 ml Supersmoothie

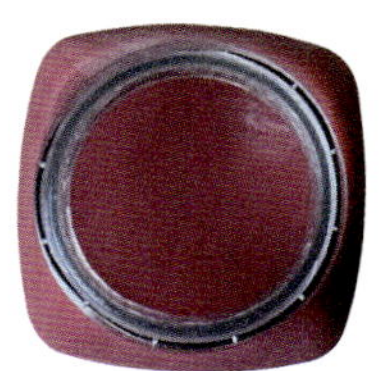

302 kcal
50 g Zucker
0 g Ballaststoffe

**805 kcal**

## »MACHT DICK«

9 Fastfood-Chicken-Nuggets

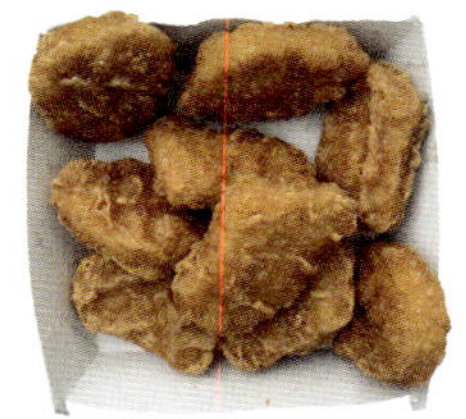

388 kcal
24 g Protein

500 ml Cola

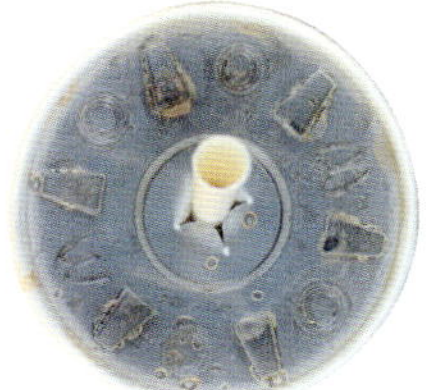

210 kcal
53 g Zucker
0 g Ballaststoffe

**598 kcal**

Das hier soll keine Wertung sein, sondern vielmehr die Fakten illustrieren: Eine große Handvoll Studentenfutter und ein Smoothie gelten als nährstoffreiche Snacks, die viele für »gut fürs Gewicht« halten. Eine Portion Chicken Nuggets und eine große Cola gelten dagegen als schlechte Wahl, die dick macht. Dabei hat die Fastfood-Option deutlich weniger Kalorien und mehr Protein. Du kannst Fastfood essen und abnehmen, solange du in deinem Kalorienziel bleibst und dir im Klaren darüber bist, dass man grundsätzlich besser auf Vollwertkost setzen sollte.

# MYTHOS 9: FETT MACHT FETT.

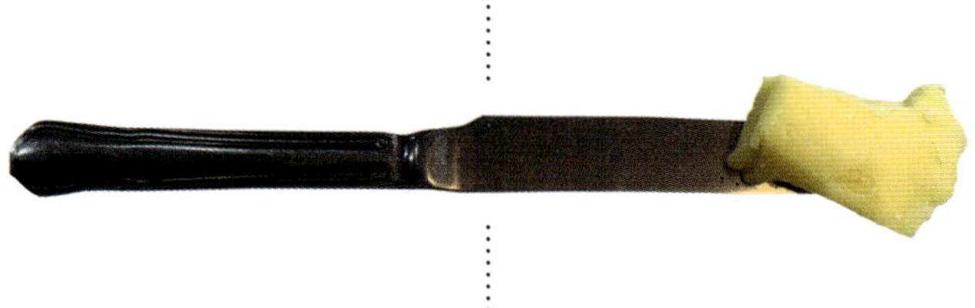

In den 1990er-Jahren galt Fett als böse und wurde als Ursache für Übergewicht verdammt. Das ist nicht verwunderlich, wenn man bedenkt, dass Fett pro Gramm mehr als doppelt so viele Kalorien enthält wie Protein oder Kohlenhydrate (siehe Seite 24). Aber weder für Nahrungsfett noch für Protein oder Kohlenhydrate gibt es Belege, dass ein Makronährstoff mehr Körperfett speichert als die anderen.

Klar kann der Verzehr großer Mengen Nahrungsfett zu Übergewicht führen, da schon in kleinen Portionen fettreicher Speisen relativ viele Kalorien stecken. Allerdings sollte dir auch klar sein, dass Nahrungsfett als Makro nicht die direkte Ursache für Übergewicht ist.

Bei vielen kalorienreduzierten Produkten, die dir im Supermarkt begegnen, wurde die Fettmenge reduziert, weil Fett nun mal eine hohe Kaloriendichte hat und nicht, weil es ungesund ist.

Es ist ratsam, beim Einkauf nicht nur auf die Kennzeichnung »fettreduziert« oder »fettarm« zu achten, sondern auch einen Blick auf die nüchternen Fakten, nämlich die Gesamtnährwertangaben zu werfen. »Kalorienarm« ist eine sinnvollere Bezeichnung.

Es gibt gesunde Fette, etwa einfach bzw. mehrfach ungesättigte Fettsäuren, wie sie in Fisch, Nüssen und Saaten oder Avocados vorliegen. Andere, wie gesättigte Fettsäuren, zum Beispiel in Butter, Kokosnussöl, Milchprodukten und tierischen Fetten, bieten keinen erhöhten gesundheitlichen Nutzen, haben aber dennoch Vorteile für den Nährstoffhaushalt, schmecken gut und sind in Maßen völlig bedenkenlos.

Der einzige Grund, weshalb du zunimmst, ist, dass du über einen längeren Zeitraum insgesamt mehr Kalorien zuführst, als du verbrennst, und nicht, weil du Fett isst.

# ESSEN: WAHRNEHMUNG VS. REALITÄT

# 1000 KALORIEN

20 g Saatenmix

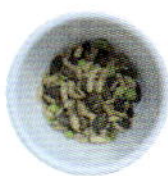

**112 kcal**

250 g Filetsteak

**388 kcal**

17 Paranüsse (75 g)

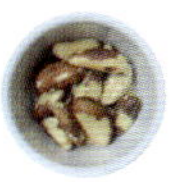

**500 kcal**

# 1000 KALORIEN

25 Erdbeeren, 143 Blaubeeren, 100 g Hähnchenbrust, 110 g Thunfischsteak, 3 Aprikosen, 100 g Kidneybohnen, 100 g Cantaloupe-Melone, 3 Snack-Paprikaschoten, 100 g Kirschen, 100 g Brokkoli, ½ Salatgurke, 20 g Saatenmix

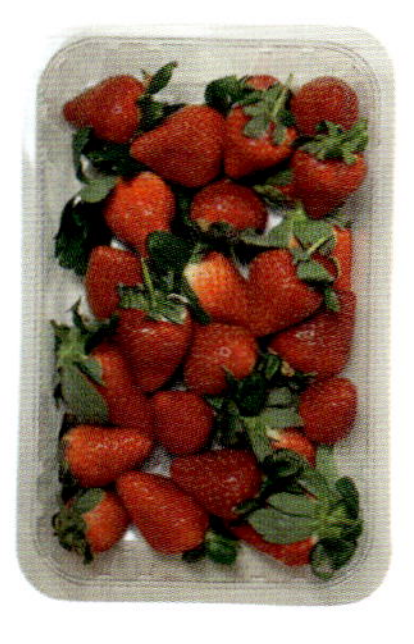

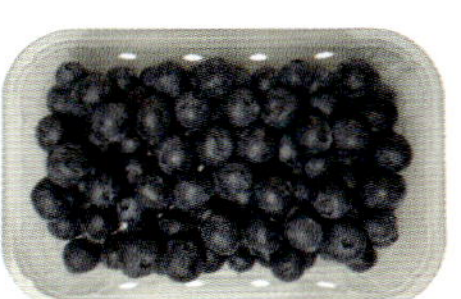

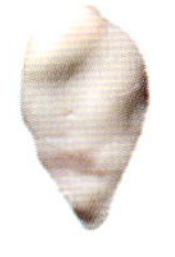

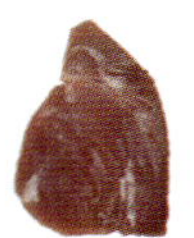

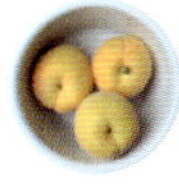

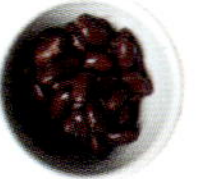

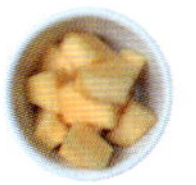

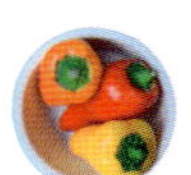

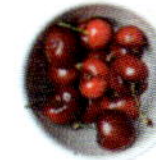

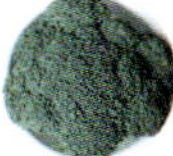

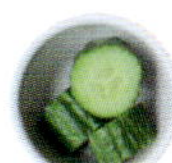

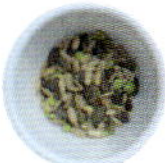

1000 Kalorien können ganz schön anders aussehen. Nur weil die Portionen der Nahrungsmittel klein sind, bedeutet es nicht, dass du dir nicht relativ viele Kalorien einverleibst. Nutze einen Kalorientracker, um die Kalorienzahl (nach Gramm deiner Nahrungsmittel) auszurechnen. Du wirst staunen, wie viel du von bestimmten Nahrungsmitteln essen kannst bzw. wie viele Kalorien in einigen deiner »gesunden« Lieblingssachen stecken, die eben nicht nur nährstoff-, sondern auch kalorienreich sind.

# ICH NEHME AB, OBWOHL ICH MEHR ESSE ALS JE ZUVOR.

20 ml Olivenöl, 20 ml Kokosöl, 30 g Erdnussmus & 3 Pralinen

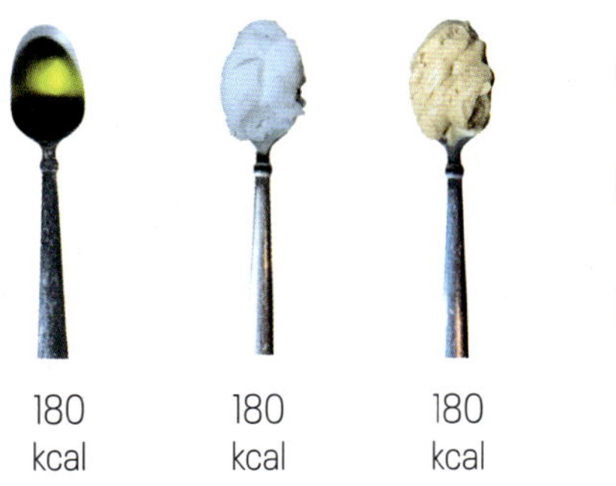

180 kcal | 180 kcal | 180 kcal | 227 kcal

**767 kcal**

kleine Menge – viele Kalorien

600 g Erdbeeren

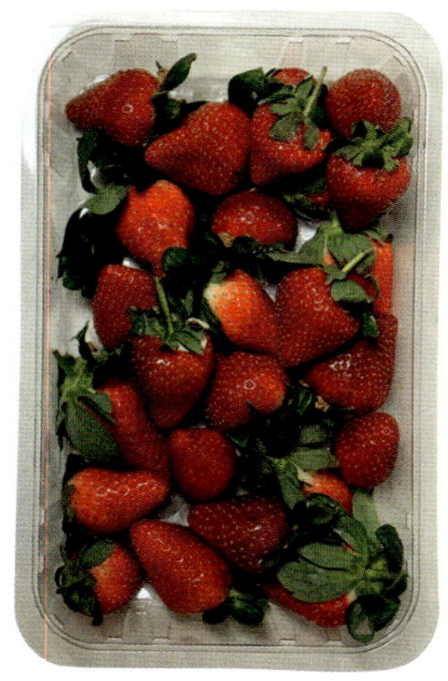

**180 kcal**

große Menge – wenige Kalorien

Wenn du größere Mengen von kalorienarmen Nahrungsmitteln isst, aber weniger Kalorien aufnimmst als vorher, kannst du abnehmen und trotzdem mehr essen.

Du kannst ganz einfach deine Kalorienzufuhr reduzieren und gleichzeitig mehr essen und Gewicht verlieren. Sei dir aber im Klaren darüber, dass das nicht etwa an einem angekurbelten Stoffwechsel liegt, sondern einfach daran, dass die ausgewählten Nahrungsmittel weniger Kalorien enthalten. Wenn du es gewohnt warst, große Mengen zu essen, ist es sinnvoll, weiterhin relativ große Mengen kalorienarmer Lebensmittel zu essen, damit du dich satt fühlst und dennoch dein Kaloriendefizit schaffst. Obst und Gemüse sind ideal dafür.

## »GESUND KOCHEN«

15 ml Oliven-/Kokosöl für 365 Mahlzeiten im Jahr

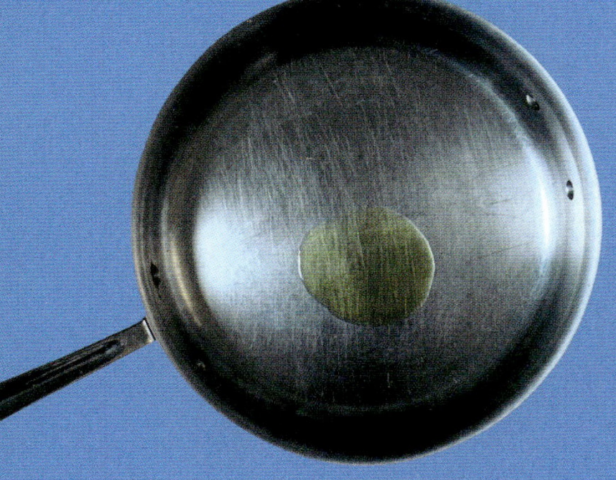

**49 275 kcal**
jährlich, bevor weitere Zutaten in die Pfanne kommen.

## AUCH KOCHEN

eine Pfanne mit Antihaftbeschichtung für 365 Mahlzeiten im Jahr

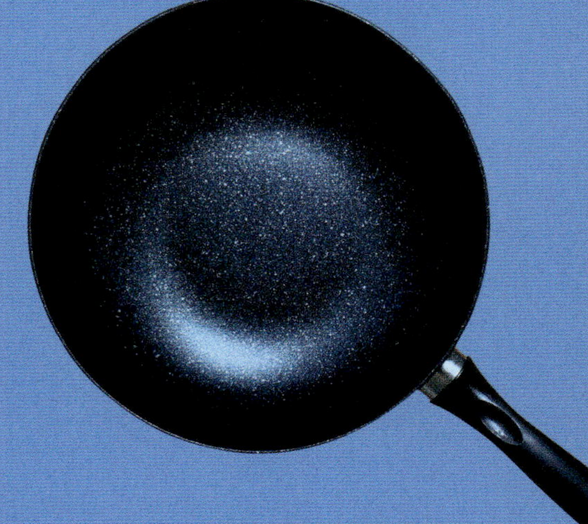

**0 kcal**
jährlich, bevor weitere Zutaten in die Pfanne kommen.

49 275 Kalorien entsprechen ungefähr 6,3 kg Körperfett. In der Summe können also auch kleine Veränderungen eine große Wirkung haben.

Täglich 15 ml Olivenöl zum Kochen versorgen dich mit gesunden einfach ungesättigten Fettsäuren und gleichzeitig mit 135 Kalorien. Das sind in einem Jahr zusätzliche 49 275 Kalorien, was etwa 6,3 kg Körpergewicht entspricht.

Wenn das Öl nur zum Anbraten verwendet wird, bietet eine antihaftbeschichtete Pfanne die Möglichkeit, dein Körpergewicht um 6,3 kg pro Kalenderjahr zu entlasten. Die entsprechenden Kalorien könnest du über andere Nahrungsmittel zu dir nehmen.

Diese Einsparung von 135 Kalorien täglich ist ein tolles Beispiel dafür, wie du mit minimalem Aufwand Kalorien sparen kannst. Kleine Änderungen können eine große Wirkung haben.

# »GESUND«

Wasser mit Kiwi-Erdbeer-Aroma

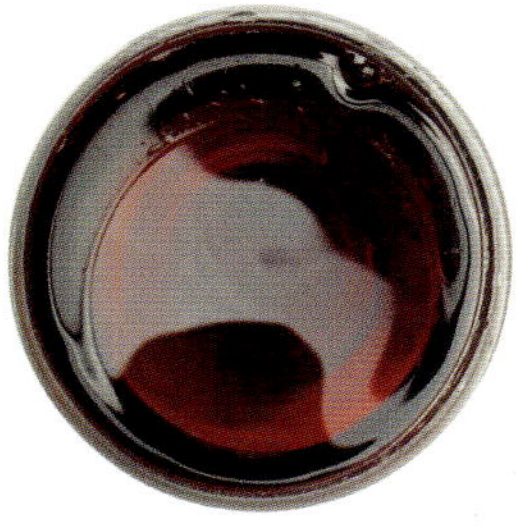

**120 kcal**
32 g Zucker | 0 g Ballaststoffe

enthält Vitamine

# VERGESSEN

beliebig viel Wasser, 1 frische Kiwi und 100 g echte Erdbeeren

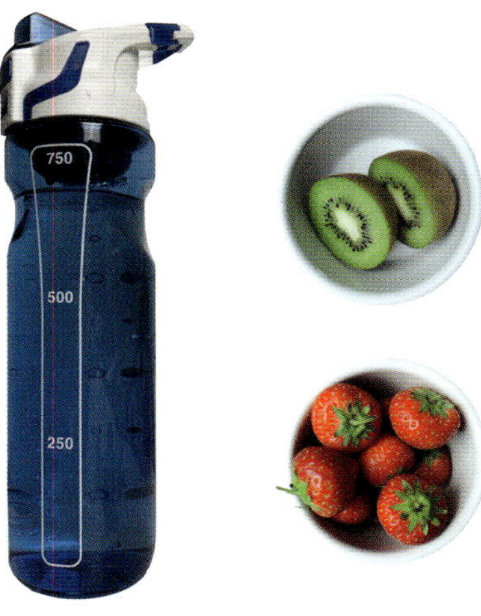


**69 kcal**
13 g Zucker | 3 g Ballaststoffe
(und etwas zu essen)

enthält auch Vitamine

Das Verführerische an »gesundem« Wasser mit Vitaminzusatz ist vielleicht, dass es dich mit Mikronährstoffen und Flüssigkeit versorgt. Aber es enthält auch Kalorien. Beispielsweise bei einem Wasser mit Vitaminzusatz, das 120 Kalorien enthält, stammen diese Kalorien hauptsächlich aus Zucker.

Im Vergleich dazu könntest du für ungefähr die Hälfte der Kalorien dieselbe Menge Flüssigkeit trinken und zusätzlich 100 g Erdbeeren und eine Kiwi essen, und als Bonus hättest du auch noch ein paar Ballaststoffe.

# DAS PROTEIN-DILEMMA

| **MIT** MARKETING | | | **OHNE** MARKETING | | |
|---|---|---|---|---|---|
| 1 Getreide-Proteinriegel | 28 g Pflanzenprotein-Nuss-Mix | 360 ml Beeren-»Proteinsmoothie« | 50 g Weißbrot | 28 g gesalzene Erdnüsse | 360 ml Halbfettmilch |
| 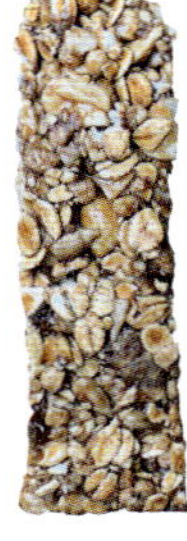 | 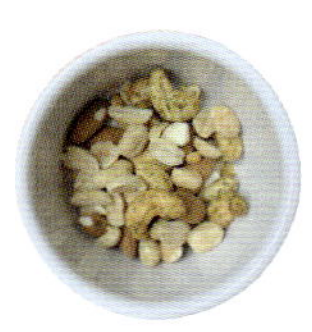 | 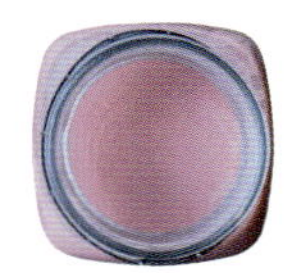 | 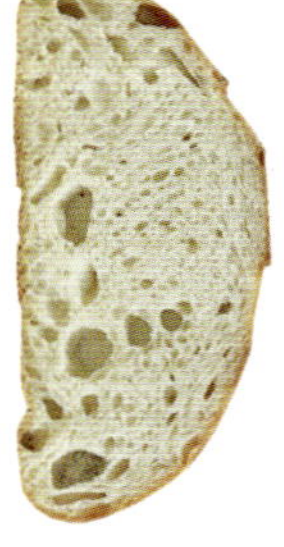 | 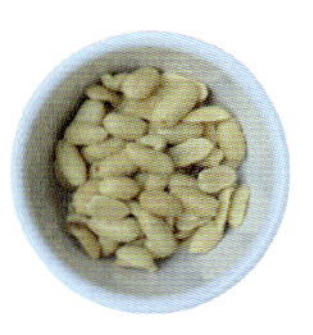 | 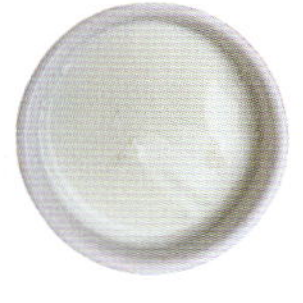 |
| **4 g Protein** | **7 g Protein** | **8 g Protein** | **5 g Protein** | **8 g Protein** | **13 g Protein** |
| 123 kcal | 130 kcal | 212 kcal | 95 kcal | 171 kcal | 180 kcal |
| 6 g Zucker | 1 g Zucker | 33 g Zucker | 2 g Zucker | 1 g Zucker | 17 g Zucker |

Vielleicht vergleichst du erst den Proteingehalt mit den anderen wichtigen Nährwertangaben auf der Packung und achtest dann mal auf den Preis, bevor du dich entscheidest …

Protein ist für die meisten Ernährungsziele von Vorteil, nicht zuletzt beim Abnehmen. Die Lebensmittelindustrie hat das längst erkannt und entwickelt neue oder bewirbt alte Produkte als besonders proteinreich, um Konsument*innen zu locken, die auf eine proteinreiche Ernährung achten. Aber dieses proteinreiche Versprechen auf der Verpackung bedeutet nicht, dass das Produkt eine gute Wahl ist. Für eine typische 30-g-Portion Protein müsstest du vier Proteinsmoothies trinken – über 800 Kalorien! Der »gesunde« Proteinriegel hat weniger Protein und mehr Kalorien, als in einer Scheibe Brot stecken. Protein ist wichtig, aber du musst dafür nicht speziell beworbene Produkte kaufen, die meist auch noch viel teurer sind. Andere Produkte, die nicht als Proteinbomben beworben werden, enthalten oft genauso viel oder mehr Protein und kosten weniger.

# WELCHES PROTEINPULVER IST DAS BESTE?

ZAHNPASTEN

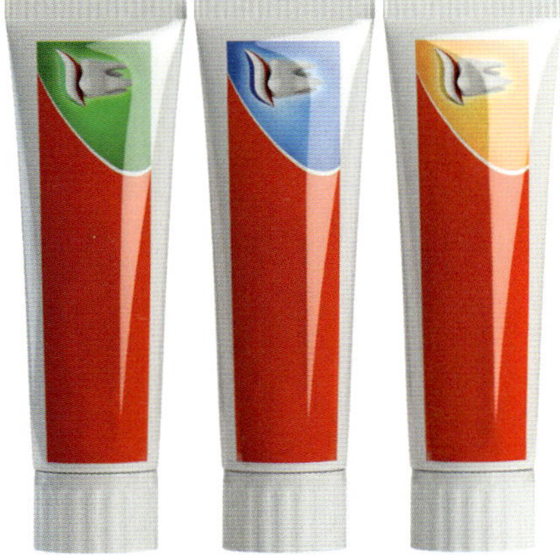

**machen alle, egal welche Marke,**
**DIE ZÄHNE SAUBER**
Es spielt keine Rolle, welche du nimmst.

PROTEINPULVER

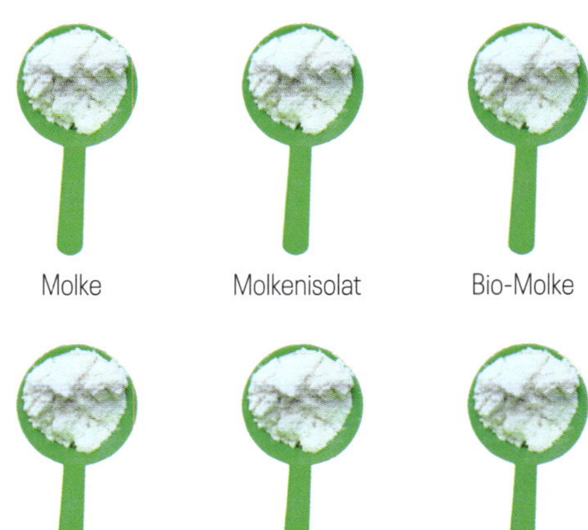

Molke | Molkenisolat | Bio-Molke

Milchprotein | Kasein | Erbsenprotein

**liefern alle, egal welches Produkt,**
**VIEL PROTEIN**
Es spielt keine Rolle, welches du nimmst.

Molkenprotein ist ein Nebenprodukt der Käseherstellung, das oft für Shakes verwendet wird. Aber es gibt auch andere Proteinpulver, die genau den gleichen Zweck wie Molke erfüllen. Die Hersteller empfehlen, verschiedene Arten von Molkenprotein zu kaufen, weil sie angeblich unterschiedliche Vorteile bieten. Aber so wie alle Zahnpasten deine Zähne sauber machen, so haben auch die meisten Proteinpulver dieselbe Wirkung – egal, ob es sich um das Milchprotein Kasein, um Molke oder Molkenisolat handelt. Wenn du deine Shakes, Joghurts oder Porridges mit Proteinpulver anreichern willst, kannst du einfach zum günstigsten Produkt greifen.

# WIE DU DEIN VERHÄLTNIS ZUM ESSEN VERBESSERN KANNST

| EMOTIONEN | | **WISSENSCHAFT** | |
|---|---|---|---|
| 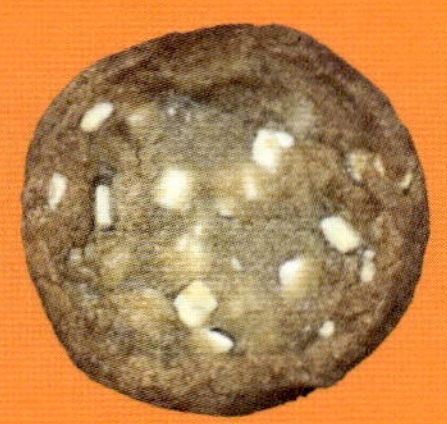 | »Der Cookie ist Junkfood und landet direkt auf meinen Hüften.« | 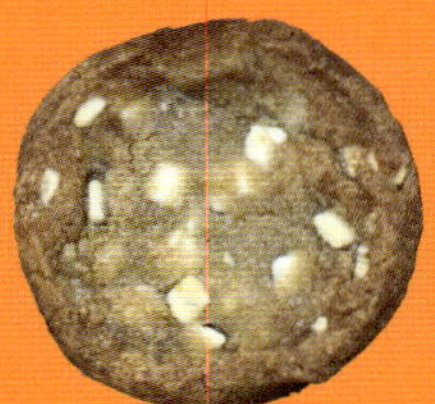 | **240 Kalorien** Sehr wenig Mikronährstoffe, aber unglaublich lecker. |
| 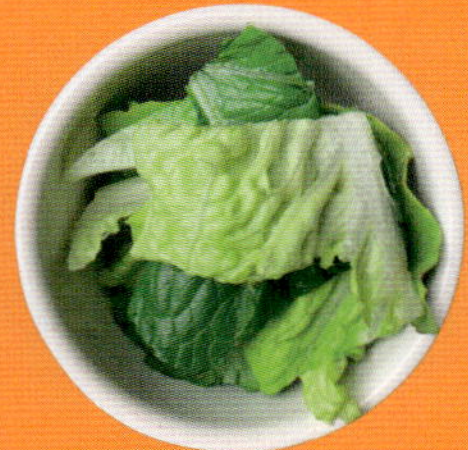 | »Salat ist super und macht mich schlank.« | 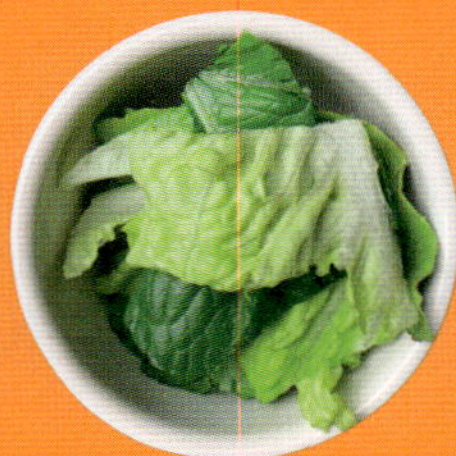 | Nein. Schlank wirst du, wenn du insgesamt ein Kaloriendefizit schaffst. |
| 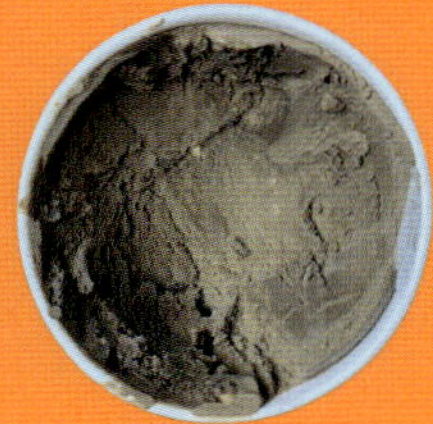 | »Ich habe gesündigt und alles ruiniert. Jetzt kann ich auch den Eisbecher leer essen.« | 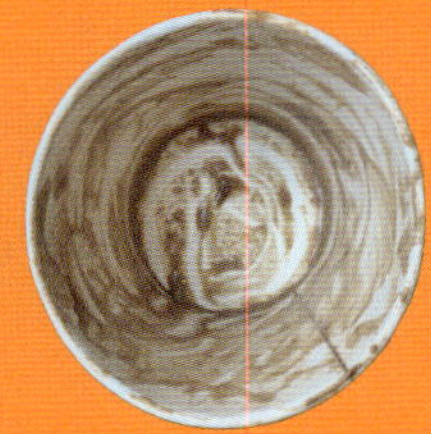 | Nein. Du hast 150 leckere Kalorien verzehrt. Dann hast du dir aus Frust 1000 weitere Kalorien reingezogen. Der restliche Becher hat dafür gesorgt, dass du dein Kaloriendefizit nicht geschafft hast. |

Nicht Emotionen sollten dein Wohlbefinden in Sachen Ernährung bestimmen, sondern wissenschaftliche Fakten.

Wissenschaft ist objektiv. Emotionen sind subjektiv. Wissenschaft liefert dir wichtige Fakten zum Thema Ernährung. Emotionen sind in diesem Zusammenhang wenig hilfreich.

Wenn du dich das nächste Mal ärgerst, weil du einem Cookie oder Eis nicht widerstehen konntest, erinnere dich daran, dass Ernährungsfakten dir mehr helfen, als sauer auf dich zu sein. Auf diese Weise lernst du, dass du alles essen darfst.

# EMOTIONALES ÜBERFRESSEN

EIN PROBLEM TAUCHT AUF
Vier Zimtschnecken:
»Die brauch ich jetzt!«

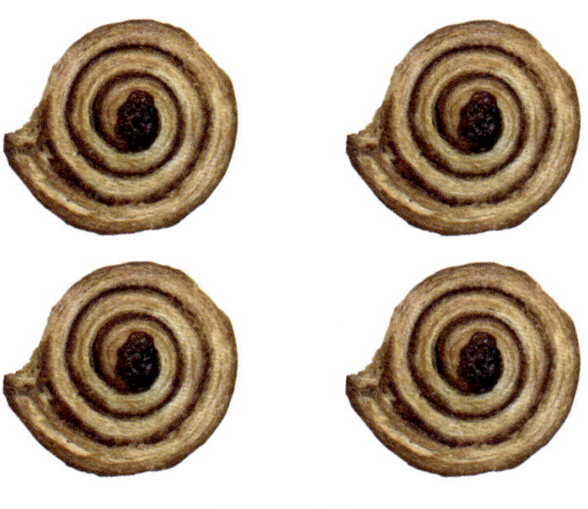

**1460 kcal**
(und das Problem ist immer noch da)

EIN PROBLEM TAUCHT AUF
Stell dich dem Problem:
»Vier Zimtschnecken lösen mein Problem auch nicht.«

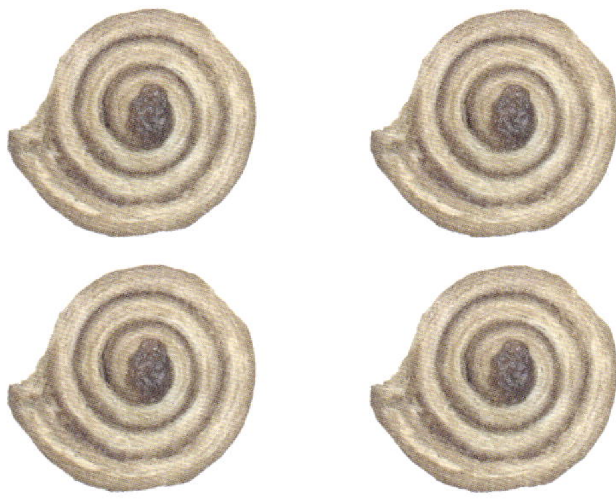

**0 kcal**
(und das Problem ist gelöst)

Setze deinen Verstand ein, um zu überlegen, was, wo und warum du etwas isst, und du wirst nie vom Essen kontrolliert. Denk daran: Die Kontrolle liegt immer bei dir.

Welche Therapie oder Behandlung du auch immer in Anspruch nimmst, um emotionales Essverhalten/Fressattacken in den Griff zu kriegen – wenn du Erfolg hast, bist es du allein, der/die bestimmt, dich NICHT emotional zu überfressen. Allerdings hast du es jetzt schon in der Hand. Für uns ist die Vorstellung normal, dass Essen uns kontrollieren kann. Damit hast du unterbewusst immer eine Entschuldigung zur Hand, wenn es dich tatsächlich kontrolliert.

Ereignisse in deinem Leben können Kummer und Schmerzen verursachen, aber dein Verstand sagt dir immer, dass Essen keinen Einfluss auf die Lösung dieser Probleme hat. Du hast auch in stressigen Zeiten die 100-prozentige Kontrolle über deine Ernährungsentscheidungen. Wenn du das verinnerlichst, ist die Entscheidung Ja oder Nein immer ganz einfach.

# WAS BEIM ESSEN EINER PIZZA PASSIERT

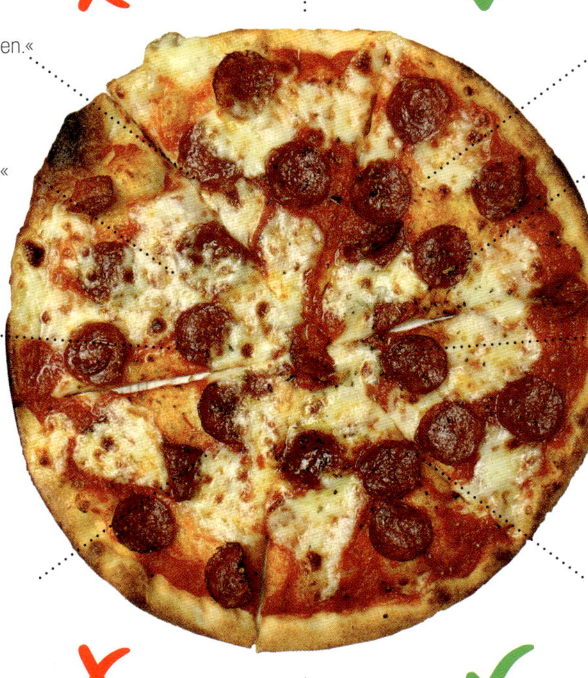

»Ich habe 5 Kilo zugenommen.«

»Ich habe ALLES ruiniert.«

»Ich liebe Pizza, aber hiernach STREICHE ich sie für immer.«

»Jetzt kann ich gleich den ganzen Kühlschrank leer essen.«

Du hast keine 5 Kilo zugenommen.

Du hast NICHTS ruiniert.

Du KANNST eine Pizza in deinen Kalorienplan einbauen. Passe deine Kalorienzufuhr in den Folgetagen einfach entsprechend an.

Du musst sowieso etwas essen. Das hat eben ein paar Extrakalorien. Das ist alles.

Das Gleiche gilt auch für andere kalorienreiche Gerichte.

Eine Pizza wird auf dieselbe Weise wie jedes andere Gericht von deinem Körper verstoffwechselt. Sie gelangt erst in den Magen, dann in den Darm, wo die Nährstoffe absorbiert werden und in den Blutkreislauf gelangen. Pizza (oder jedes andere kalorienreiche Gericht) hat einfach eine höhere Kaloriendichte, der Verdauungsvorgang ist jedoch derselbe.

Potenziell bedenklich für deine Gesundheit ist nur das, was du in deinem Kopf daraus machst – nicht die Zutaten.

# BEFÜRCHTUNG

DIE BEFÜRCHTUNG DAHINTER:

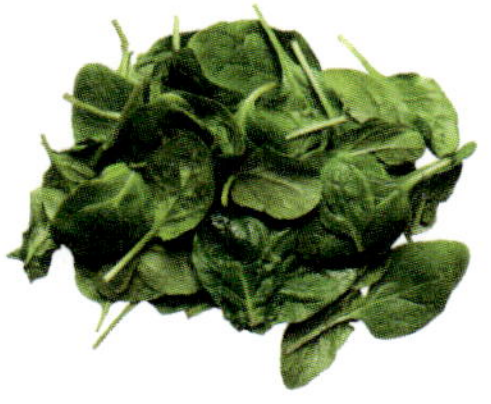

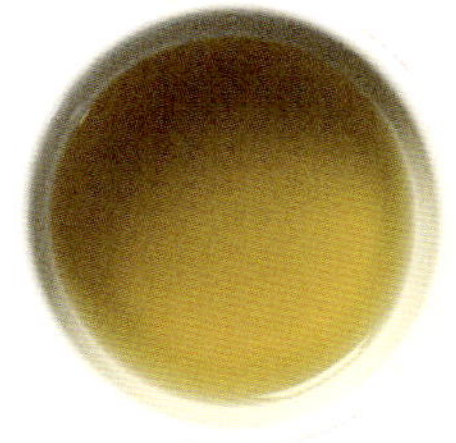

»Du DARFST NUR nährstoffreiche Sachen essen, sonst fällst du TOT um.«

»Du MUSST zum Abnehmen den Entschlackungstee trinken, weil die Giftstoffe dich sonst UMBRINGEN.«

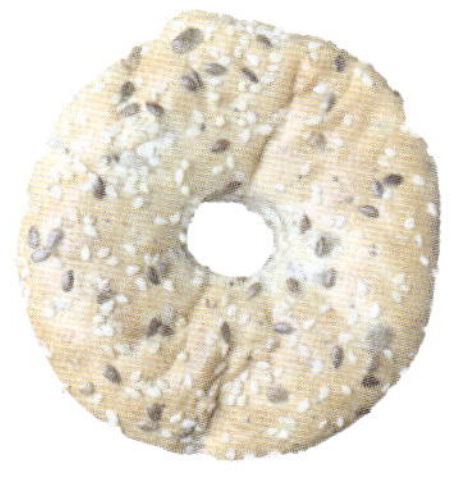

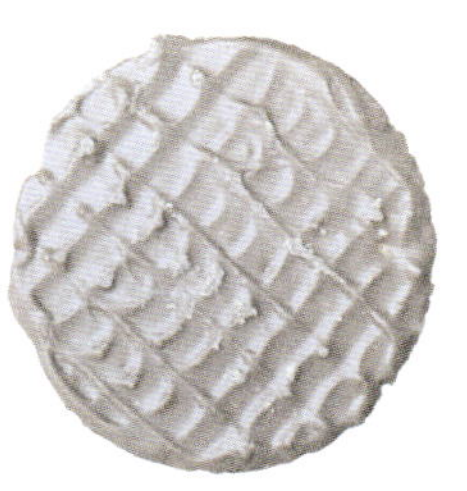

»Du DARFST den Bagel nicht essen, weil deine Verdauung damit nicht KLARKOMMT.«

»Du DARFST keine Kekse essen, weil sie Entzündungen und KRANKHEITEN auslösen.«

Du gehst denen auf den Leim, die durch Pseudowissenschaft diffuse Ängste erzeugen, um dir etwas zu verkaufen.

# WISSEN

**WIE DU DARAUF ANTWORTEN KANNST:**

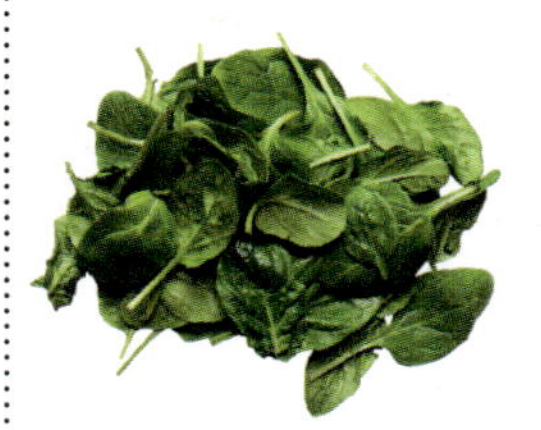

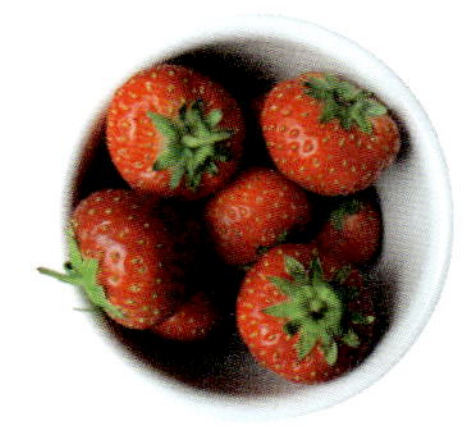

Ich bin doch nicht doof. Ich esse sie, weil sie gut für meine Gesundheit sind.

Danke, aber ich habe eine funktionierende Leber und esse lieber was Anständiges.

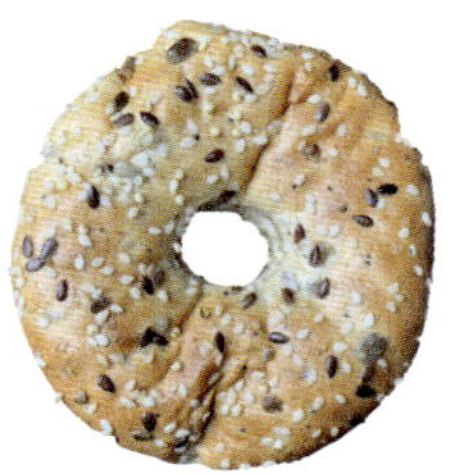

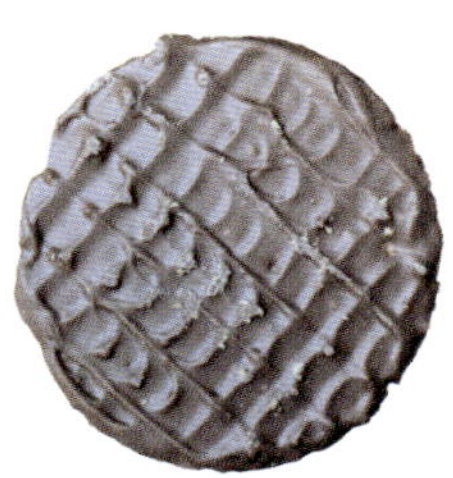

Quatsch! Natürlich ist mein Körper in der Lage, Makronährstoffe zu verarbeiten.

Das hängt vom allgemeinen Lebensstil und von der genetischen Veranlagung ab. Nicht von einem Keks.

Wenn du über Ernährung Bescheid weißt, lässt du dich nicht von diesen Falschinformationen über Ernährung verunsichern und dir keine Vorschriften machen.

Kein einzelnes Nahrungsmittel kann sich extrem auf dein Gewicht auswirken, und deshalb brauchst du auch nicht davor geschützt werden. Du solltest dich einfach nur auskennen, denn was für deine Gesamtgesundheit wirklich wichtig und entscheidend ist, ist, wie viel und wie häufig du isst. Selbst Wasser ist in zu großen Mengen tödlich. Aber eine adäquate Menge ist lebenswichtig und gesund.

Wer zu viele Kekse isst, hat irgendwann ein Problem. Aber ein paar Kekse (oder etwas anderes vermeintlich Unvernünftiges) als Teil einer abwechslungsreichen, kalorienkontrollierten Ernährung mit allen Makronährstoffen ist völlig unproblematisch.

Nur wenn du der Panikmache nicht auf den Leim gehst, kannst du selbstbewusst deine eigenen Entscheidungen treffen, dich über die Lebensmittel, die du isst, informieren und ihre tatsächliche Wirkung auf deinen Körper verstehen lernen.

# »GESUND ESSEN«

»Mandeln sind ein besserer Snack als Schoki und helfen mir beim Abnehmen, weil Schokolade ja schlecht ist.«

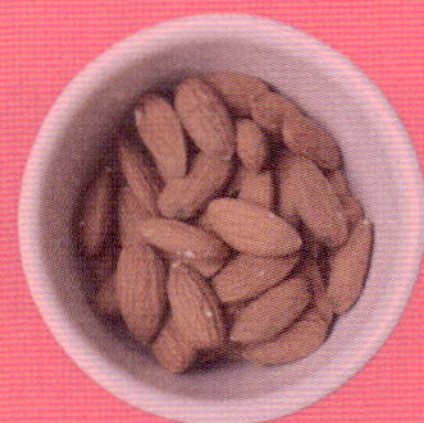

»Brombeeren sind ein Must-Have für meine Ernährung, weil sie supergesund sind.«

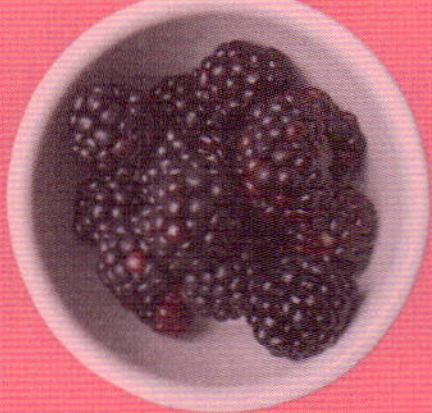

»OMG, ich muss unbedingt Gojibeeren essen, wenn ich gesund bleiben und abnehmen will. Ist ja immerhin ein Superfood.«

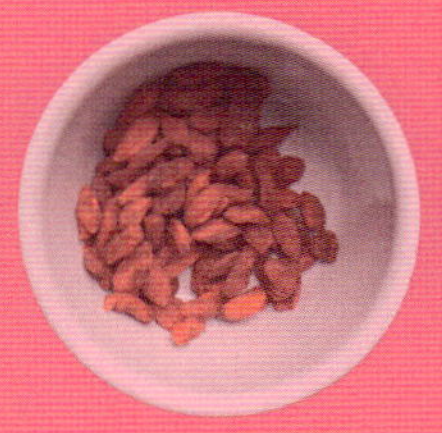

Infos aus einem viel geklickten Blog

# INFORMIERT SEIN

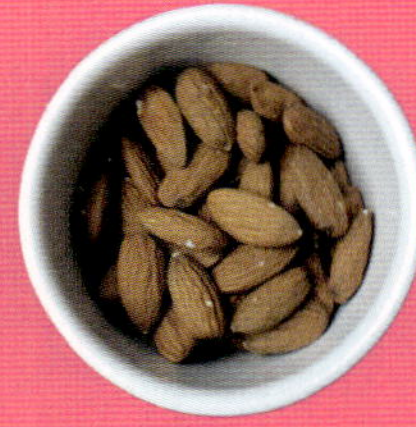

»Das sind 75 g Mandeln. Mandeln enthalten Mikronährstoffe und Antioxidantien. Die Portion kommt aber auch auf stolze 460 Kalorien, doppelt so viele wie ein einfacher Schokoriegel.«

»Das sind 100 g Brombeeren. Sie enthalten viele Mikros, Ballaststoffe und wenig Kalorien. Man muss sie aber nicht unbedingt essen …«

»50 g getrocknete Gojibeeren enthalten 155 Kalorien und 25 g Zucker, etwa so viel wie 50 g Fruchtgummis. Ich entscheide mich dieses Mal für die Fruchtgummis, weil sie in mein Kalorienziel passen und lecker schmecken.«

Infos aus Fachkenntnis und rationalen Überlegungen

Der Begriff »gesund« ist wenig aussagekräftig. Vielmehr kommt es darauf an, den Gehalt an Kalorien und Makronährstoffen deiner Nahrungsmittel zu kennen und dich gut zu informieren. Auf diese Weise kannst du sinnvolle Entscheidungen treffen und mit Genuss essen.

# WERTLOSE
AUSSAGEN

# WERTVOLLE
FAKTEN

»Ein gesundes Essen.«

»Ein ungesundes Essen.«

»Ein gutes Essen.«

»Ein schlechtes Essen.«

»Ein nahrhaftes Essen.«

»Ein Essen ohne Reue.«

»Dieses Essen ist Selbstbetrug.«

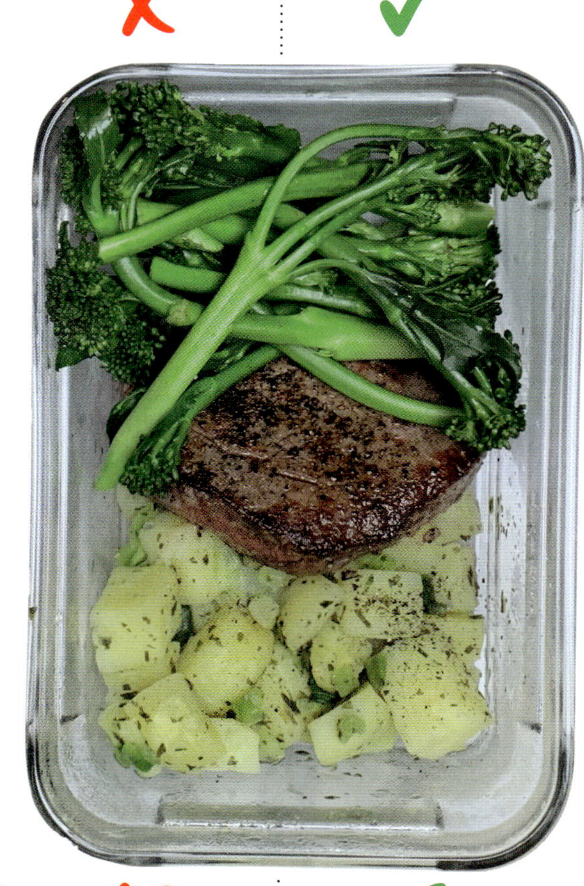

»Das Gericht enthält viele Nährstoffe.«

»Das Gericht enthält wenig Nährstoffe.«

»Das Gericht hält satt.«

»Das Gericht hält nicht lange satt.«

»Das Gericht ist ausgewogen.«

»Das Gericht hat wenige Kalorien.«

»Das Gericht hat viele Kalorien.«

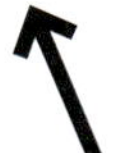

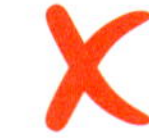

Das ist einer der Gründe, warum es beim Thema Ernährung so viel Verwirrung gibt.

Es gibt genügend wertlose Aussagen, um dein grundlegendes Verständnis von Ernährung komplett durcheinanderzubringen. Die Aussagen auf der linken Seitenhälfte sind nicht hilfreich und verdrehen die eigentlichen Inhalte der rechten Seitenhälfte, die auf Fakten basieren und für deine Ernährungsziele relevant sind.

| ERSTER VERSUCH | ZWEITER VERSUCH | DRITTER VERSUCH |
|---|---|---|
| Lecker! | Besser so? | Und jetzt? |
| 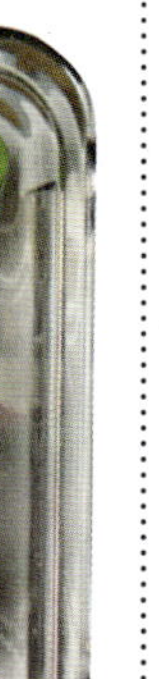 | 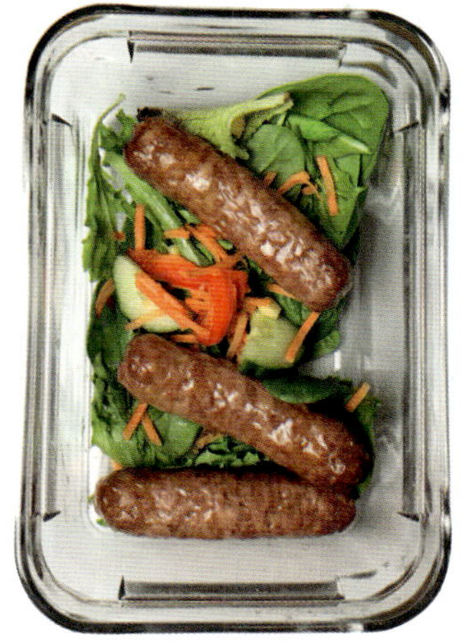 | 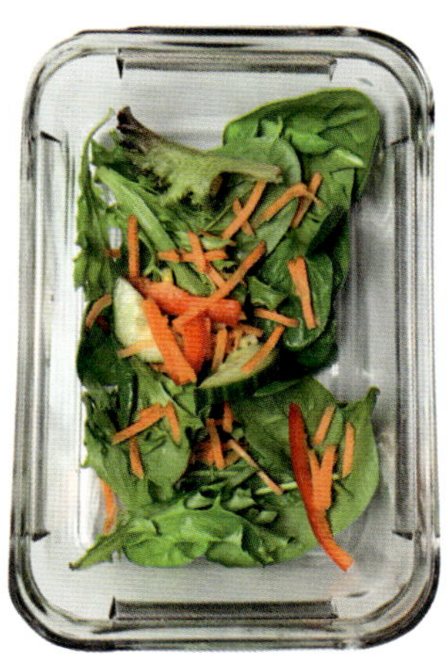 |
| DIE ANDEREN:<br>»Du willst ernsthaft dieses Zeug essen?«<br>DU:<br>»Ähm …« | DIE ANDEREN:<br>»Auf'm Gesundheitstrip, was?«<br>DU:<br>»Ähm …« | DIE ANDEREN:<br>»Das sieht aber freudlos aus.«<br>DU:<br>»Ich geb's auf.« |

Nie macht man's richtig … Lass dich bei deinen Ernährungszielen nicht von den abfälligen oder mitleidigen Kommentaren anderer verunsichern, nur weil sie sich lustig machen wollen oder einfach keine Ahnung haben.

Achte darauf, wem oder was du Glauben schenken möchtest. Hör nicht auf das blöde Gequatsche und orientiere dich an praktischen, evidenzbasierten Aussagen. Ignoriere diejenigen, die dir etwas aus dubiosen Fernsehsendungen oder Artikeln erzählen, während du einfach nur dein Mittagessen essen willst.

# SO SCHMECKT DAS FRÜHSTÜCK

Im Lauf der Jahre wurde schon viel über die Bedeutung der ersten Mahlzeit des Tages geschrieben: Während die einen meinen, das Frühstück sei zum Abnehmen die wichtigste Mahlzeit des Tages und bringe den Stoffwechsel in Schwung, behaupten die Anhänger des Intervallfastens, man solle es zum Abnehmen am besten weglassen.

Misst man diese Aussagen aber mal an den neuesten Erkenntnissen, lässt sich feststellen:

- Das Frühstück ist nur eine von mehreren Mahlzeiten an einem Tag.
- Jede Mahlzeit ist beim Abnehmen von Bedeutung.
- Frühstück ist nicht die einzige Mahlzeit, die den Stoffwechsel in Schwung bringt. Das geschieht jedes Mal, wenn wir etwas essen.

Das Einzige, was das Frühstück von anderen Mahlzeiten unterscheidet, ist, dass es die erste Nahrungsaufnahme nach einer langen Essenspause und deshalb die erste Energiezufuhr für den Körper nach dem Aufwachen ist.

Das Frühstück ausfallen zu lassen führt nicht automatisch zu besserem Gewichtsverlust, kann aber helfen, insgesamt weniger Kalorien aufzunehmen, solange du bei Mittag- oder Abendessen und den Zwischenmahlzeiten nicht über die Stränge schlägst.

Schließlich bestimmt die Differenz zwischen zugeführten und verbrannten Kalorien über Tage, Wochen und Monate, wie viel du abnimmst, und nicht, ob du frühstückst oder nicht.

**Wenn du gerne frühstückst, dann mach es. Wenn du es lieber weglässt, ist das auch o. k.**

## »GUT«

2 TL Acai-Pulver, 50 g TK-Blaubeeren, 150 g griechischer Joghurt, 2 Bananen, 30 g Granola, 40 g Erdnussmus, 20 g Kokosraspel, 15 g Kakaonibs, 20 g Leinsamen, 5 g Chiasamen

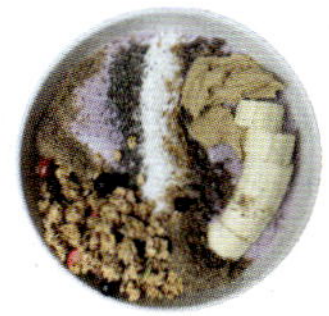

**1057 kcal**

34 g Protein

enthält viele Nährstoffe, **aber auch zu viele Kalorien/ Zucker**

## »SCHLECHT«

3 Scheiben Bacon, 1 Ei, 2 Bratwürstchen, 1 Tomate, 30 g Pilze, 1 Handvoll Spinat & 10 g Olivenöl

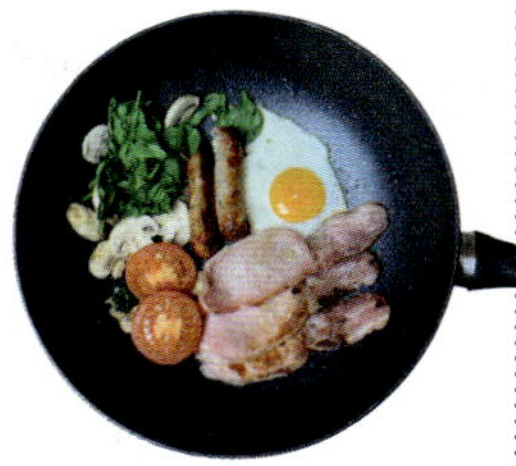

**531 kcal**

40 g Protein

enthält mäßig viel Kalorien/ Zucker **und ordentlich Nährstoffe**

## »SCHLANK«

100 g Frucht-Nuss-Granola

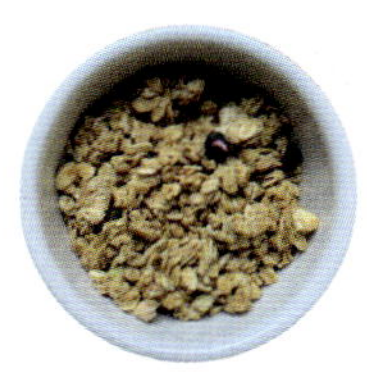

**350 kcal**

10 g Protein

mit Nähr- und Ballaststoffen

## »FEIST«

100 g Zimtschnecke mit Zuckerguss

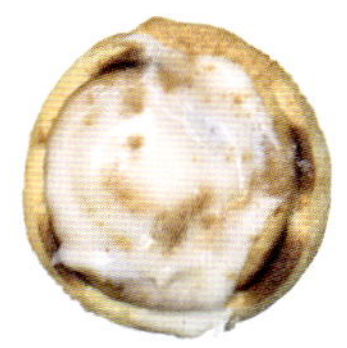

**350 kcal**

8 g Protein

mit weniger Nähr- und Ballaststoffen

## »CLEAN«

75 g Frucht-Nuss-Granola, 150 g Joghurt (0 % Fett), 20 g Gojibeeren, 10 g Kokosraspel, 1 Banane, 20 g Leinsamen, 10 g Chiasamen, 250 ml Fruchtsaft

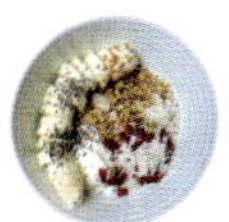

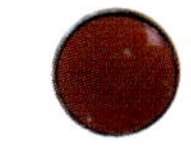

**929 kcal**

28 g Protein

## »SCHMUTZIG«

Bacon-Ei-Muffin + Hash Brown

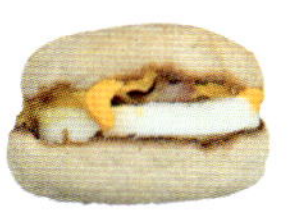

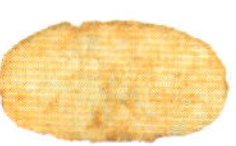

**484 kcal**

22 g Protein

## »GUT«

50 g Beeren-Müsli + 200 ml Magermilch

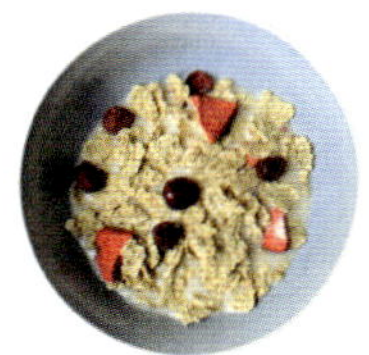

**288 kcal**

11 g Protein

## »SCHLECHT«

50 g Schoko-Pops + 200 ml Magermilch

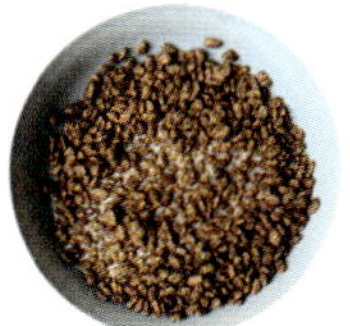

**291 kcal**

11 g Protein

Es gibt kein gutes oder schlechtes Frühstück, schlankes oder üppiges, cleanes oder schmutziges Frühstück. Smoothie- oder Müslibowls können eine gute Quelle für Mikronährstoffe sein, aber wenn du abnehmen willst, sollest du auch auf ihren Kalorien-/Zuckergehalt achten. Ein herzhaftes Frühstück hat möglicherweise weniger Kalorien und hält dich (wegen seines höheren Proteingehalts) länger satt.

# CEREALIEN

(pro 50 g mit 200 ml Halbfettmilch)

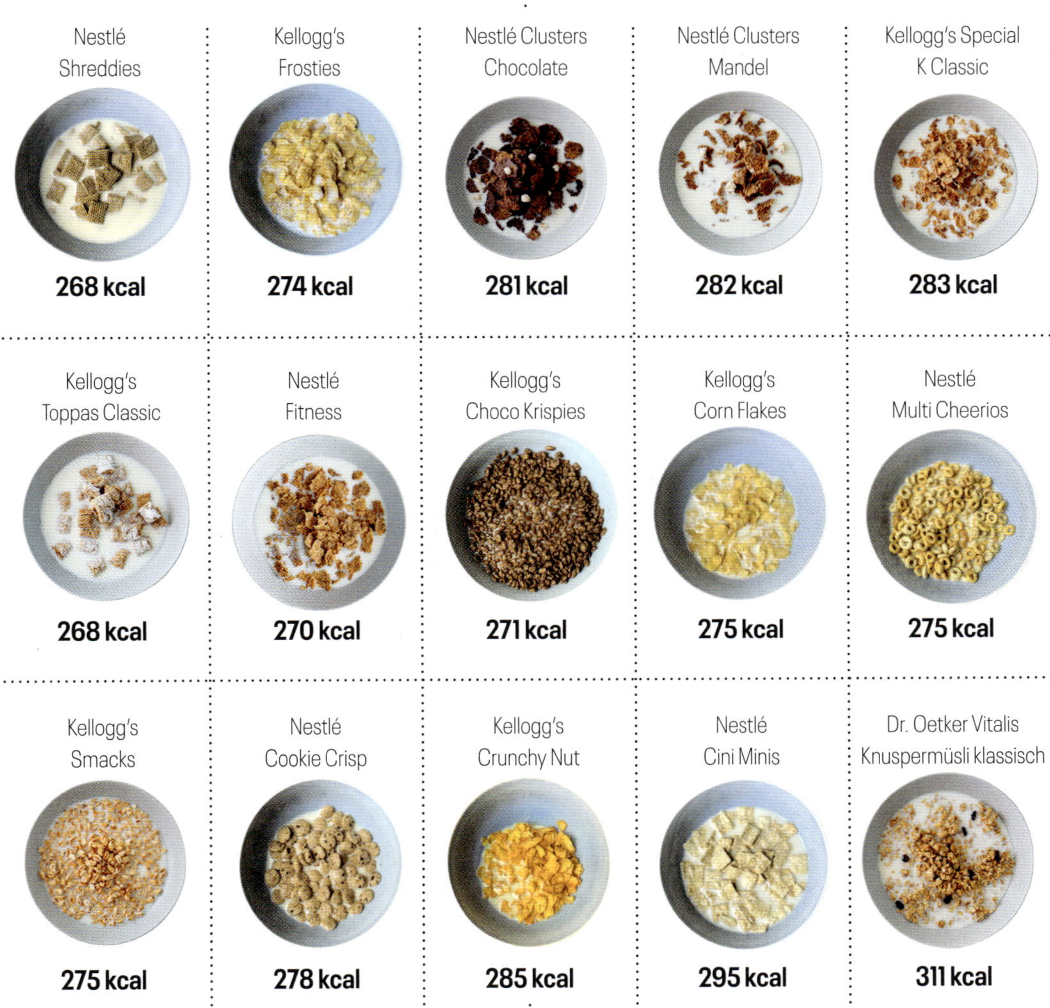

| | | | | |
|---|---|---|---|---|
| Nestlé Shreddies | Kellogg's Frosties | Nestlé Clusters Chocolate | Nestlé Clusters Mandel | Kellogg's Special K Classic |
| **268 kcal** | **274 kcal** | **281 kcal** | **282 kcal** | **283 kcal** |
| Kellogg's Toppas Classic | Nestlé Fitness | Kellogg's Choco Krispies | Kellogg's Corn Flakes | Nestlé Multi Cheerios |
| **268 kcal** | **270 kcal** | **271 kcal** | **275 kcal** | **275 kcal** |
| Kellogg's Smacks | Nestlé Cookie Crisp | Kellogg's Crunchy Nut | Nestlé Cini Minis | Dr. Oetker Vitalis Knuspermüsli klassisch |
| **275 kcal** | **278 kcal** | **285 kcal** | **295 kcal** | **311 kcal** |

Für viele, die Kalorien zählen wollen, sind Cornflakes, Pops und Co. tabu. Allerdings haben solche Produkte oft ähnlich viele Proteine und Ballaststoffe wie naturbelassene Müslis und als gesund vermarktete Cerealien und manchmal sogar weniger Zucker und Kalorien. Sei dir im Klaren darüber, dass vermeintlich gesunde Produkte nicht unbedingt das Beste für dich sind, wenn es ums Abnehmen geht. Wirf immer einen Blick auf die Nährwertangaben auf der Verpackung.

# MILCH UND PFLANZENDRINKS

(pro 200 ml)

Kokos
40 kcal
Mandel
42 kcal
Cashew
46 kcal
Magermilch
74 kcal
Hafer
88 kcal
Soja
88 kcal
laktosefreie Halbfettmilch
92 kcal
Halbfettmilch
100 kcal
Vollmilch
132 kcal

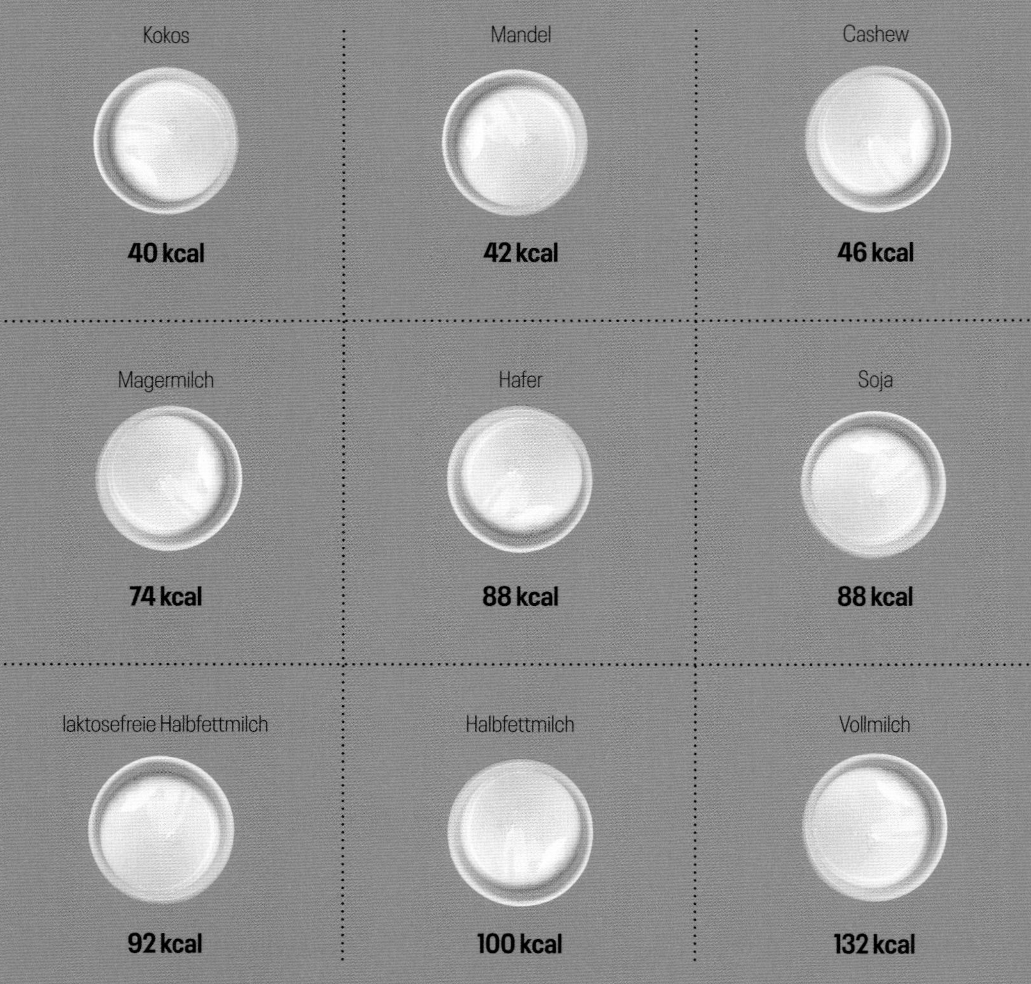

Kalorien aus Milch – ob im Kaffee, Tee oder Müsli – schlagen natürlich auch immer zu Buche. Wenn du deine Kalorienzufuhr aus Milch reduzieren willst, hast du durchaus ein paar Möglichkeiten, darunter auch vegane Milchalternativen. Ungeachtet der negativen Presse in letzter Zeit ist Milch aber nach wie vor eine ausgezeichnete Nährstoffquelle.

## VERMEINTLICH SÄTTIGENDES FRÜHSTÜCK

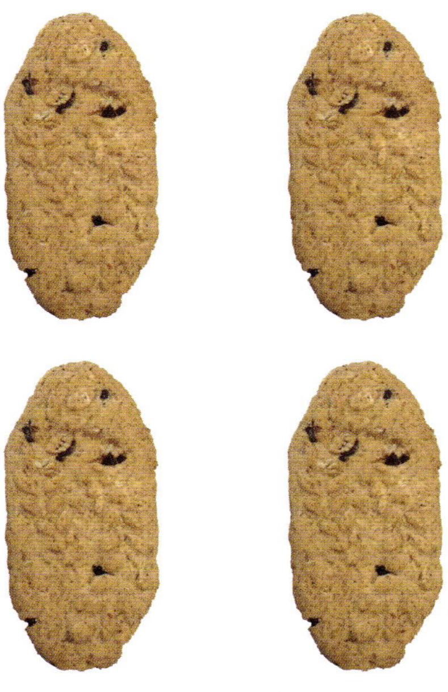

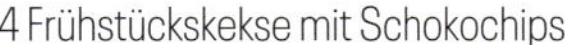

4 Frühstückskekse mit Schokochips

**280 kcal**

## VERMEINTLICH DICK MACHENDES FRÜHSTÜCK

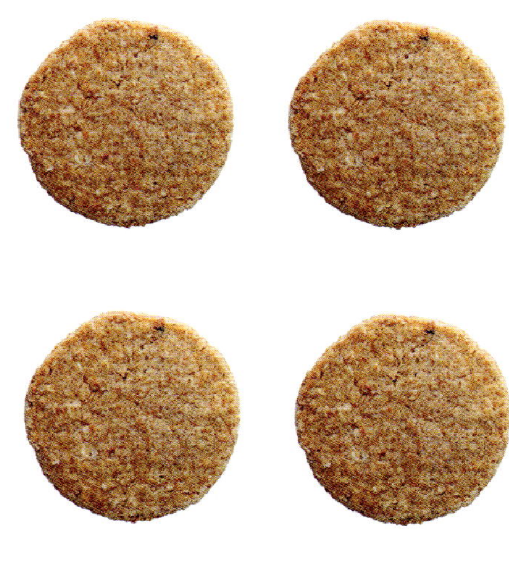

4 Lieblingskekse

**244 kcal**

Frühstückskekse werden oft als »gesund« vermarktet, insbesondere weil sie angeblich über Stunden satt machen und Energie für den ganzen Vormittag liefern. In Wirklichkeit aber schaffen es ein paar Plätzchen – und so eben auch Frühstückskekse – wohl kaum, dich satt zu machen. Frühstückskekse (die dir vielleicht nicht mal schmecken) haben möglicherweise genauso viele oder sogar mehr Kalorien als deine Lieblingskekse. Am besten ist ein Frühstück, das deinem Kalorienziel entspricht, dich wirklich sättigt und dir schmeckt.

# KALORIENARM UND HERZHAFT

Wie wäre es mit einem herzhaften englischen Frühstück? Selbst dabei lassen sich Kalorien einsparen: Nimm eine Antihaftpfanne und/oder kalorienarmes Backtrennspray anstelle von Öl oder Butter; greif zu Geflügelwürstchen anstelle von Schweine- oder Rinderwürsten und Lachsschinken aus dem Schweinerücken statt Bacon. Und mit etwas Gemüse hast du auch wertvolle Mikronährstoffe dabei.

**331 kcal**
31 g Protein

2 Geflügelwürstchen
3 Scheiben Lachsschinken
30 g Champignons, in Scheiben
10 Sprüher Backtrennspray
1 große Tomate, halbiert
1 mittleres Spiegelei

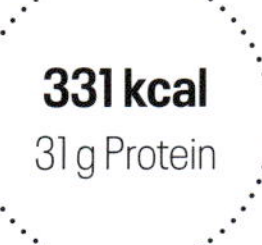

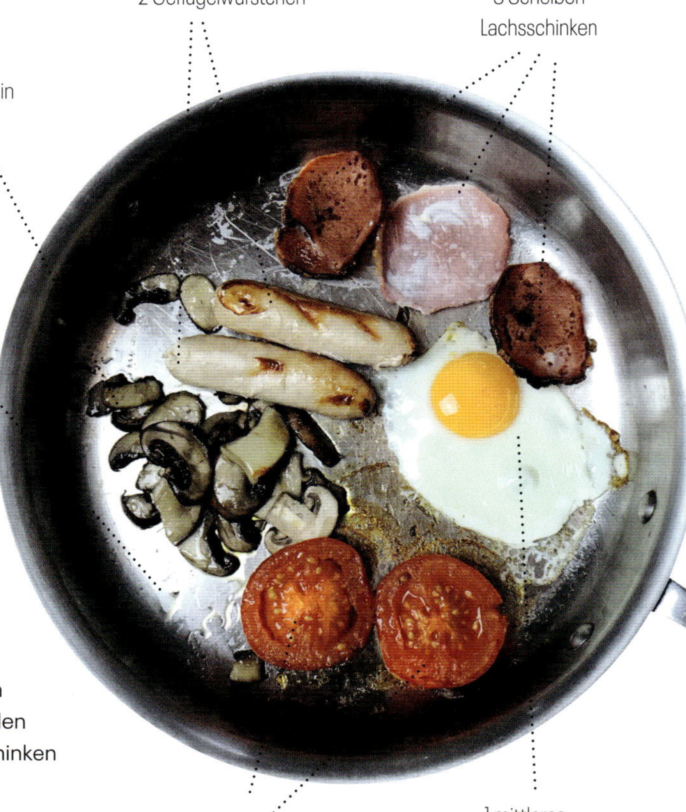

Den Backofen auf 200 °C vorheizen. Die Würstchen darin 15 Minuten auf einem Backblech braten (sollten vorher angebraten werden).

Eine große beschichtete Pfanne dünn mit Backtrennspray einfetten. Würstchen, Schinken, Pilze und Tomatenhälften darin 5 Minuten bei mittlerer Hitze braten. Wenden und weitere 5 Minuten braten, bis der Schinken schön gebräunt ist.

Die Zutaten etwas zur Seite schieben. Das Ei hineinschlagen und 3–5 Minuten zum Spiegelei braten. Sofort servieren.

# KAFFEE

mittlerer Kaffee schwarz

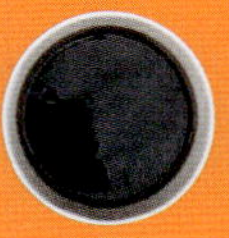

**2 kcal**

mittlerer Cappuccino

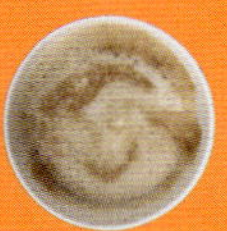

**90 kcal**

mittlerer Latte

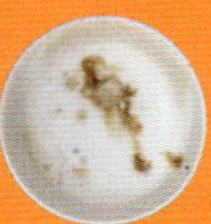

**103 kcal**

mittlerer Mocha

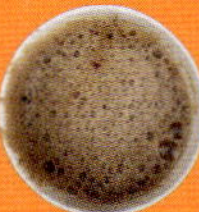

**237 kcal**

mittlerer Karamell-Latte

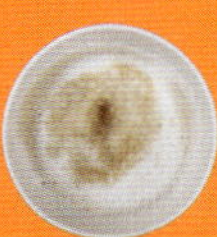

**257 kcal**

großer Kaffee schwarz

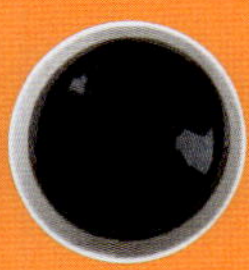

**3 kcal**

großer Cappuccino

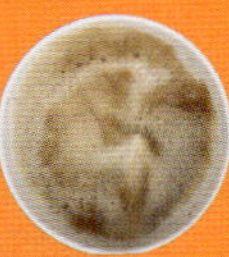

**119 kcal**

großer Latte

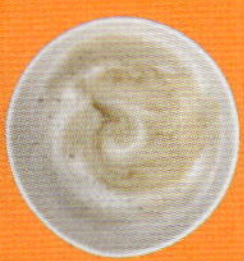

**141 kcal**

großer Mocha

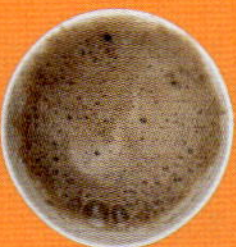

**353 kcal**

großer Karamell-Latte

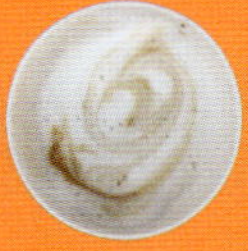

**346 kcal**

Wenn du zum Frühstück gern Kaffee trinkst, solltest du auch dessen Kaloriengehalt kennen und sicherstellen, dass dein Lieblingsgetränk im Rahmen deines Kalorienziels bleibt. Vielleicht kannst du dich umstellen, das heißt, weniger Kaffee trinken, weniger Milch reingeben oder Milch mit einer niedrigeren Fettstufe verwenden oder vielleicht aufs Croissant dazu verzichten?

Wenn du nicht auf schwarzen Kaffee stehst, der quasi keine Kalorien hat, kannst du dich vielleicht mit Kaffee mit veganen Milchalternativen (siehe Seite 98) anfreunden, wie Mandel- oder Cashewdrink, die weniger Kalorien haben als Kuhmilch.

# PROTEINREICHE FRÜHSTÜCKSIDEEN

Ein Frühstück mit reichlich Protein hält dich länger satt. Viele Lebensmittelhersteller wissen ganz genau, dass gesundheitsbewusste Konsumenten auf den Proteingehalt achten. Aber nur weil zahlreiche verarbeitete Frühstücksprodukte als besonders proteinreich beworben werden, enthalten sie nicht mehr Protein als andere, dafür viele Kalorien. Wirf also immer einen Blick auf die Nährwertangaben auf der Verpackung, ob der Proteingehalt hoch genug ist, um deinen Bedürfnissen zu entsprechen, und ob die Kalorienzahl im Rahmen deines Kalorienziels liegt.

Idealerweise bereitest du dein Frühstück selbst aus frischen Zutaten zu. Dauert auch nicht lang ...

## Porridge mit Beeren & Erdnussmus

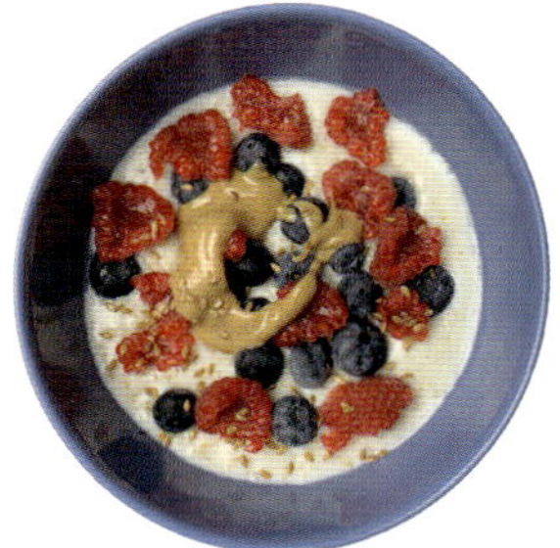

**560 kcal**
43 g Protein

50 g **zarte Haferflocken** und 250 ml **Halbfettmilch** in einer Schale verrühren und 2–3 Minuten in der Mikrowelle erhitzen, bis die Milch köchelt.
30 g **Molkenpulver**, 1 Handvoll **Blaubeeren** und **Himbeeren**, 15 g **Erdnussmus** und 15 g **Leinsamen** unterziehen.

## Porridge mit Schoki & Brombeeren

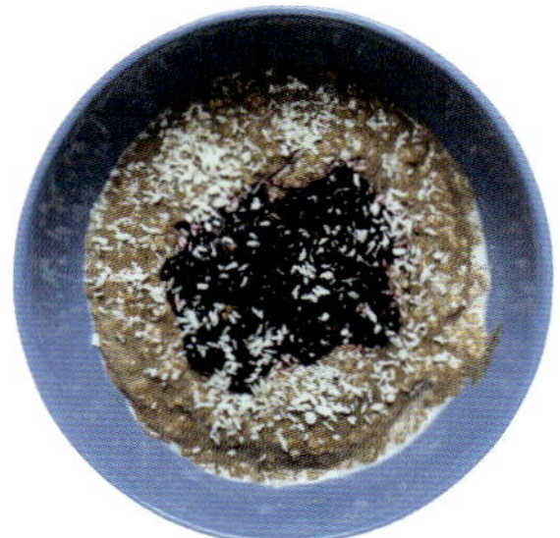

**556 kcal**
42 g Protein

50 g **zarte Haferflocken** und 250 ml **Halbfettmilch** in einer Schale verrühren und 2–3 Minuten in der Mikrowelle erhitzen, bis die Milch köchelt.
30 g **Schoko-Molkenpulver**, 5 **Brombeeren** und 5 g **Kokosraspel** unterziehen.

## Pancakes mit Beeren

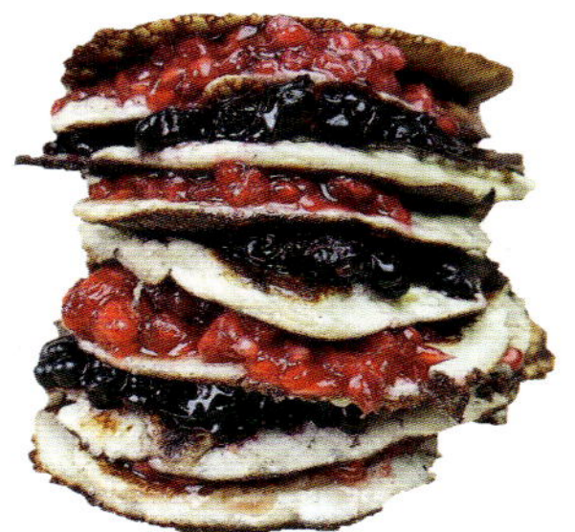

**585 kcal**

35 g Protein

30 g **Vanille-Molkenpulver**, 1 **Ei (Größe M)** und 50 g **griechischen Joghurt (0 % Fett)** in einer Schüssel glatt rühren. 10 g **Butter** in einer Pfanne zerlassen. Den Teig in esslöffelgroßen Portionen hineingeben und bei starker Hitze 30–90 Sekunden von jeder Seite goldbraun braten. Die Pancakes mit **Himbeeren** und **Brombeeren** dazwischen auf einen Teller stapeln und leicht andrücken, damit die Beeren zerdrückt werden. Mit 20 ml **Ahornsirup** beträufeln.

## Schoko-Protein-Pancakes

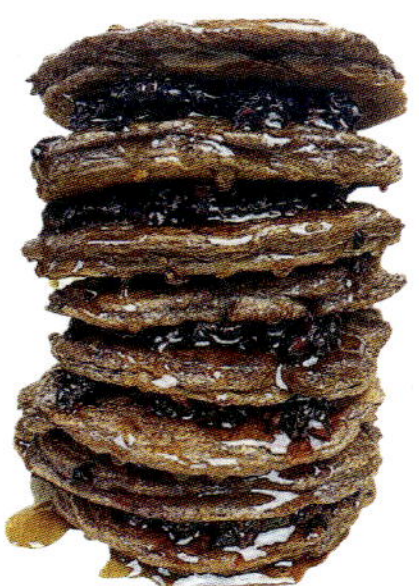

**637 kcal**

39 g Protein

30 g **Schoko-Molkenpulver**, 1 **Ei (Größe M)**, 1 mittlere **Banane** und 50 g **griechischen Joghurt (0 % Fett)** in einer Schüssel glatt rühren. 10 g **Butter** in einer Pfanne zerlassen. Den Teig in esslöffelgroßen Portionen hineingeben und bei starker Hitze 30–90 Sekunden von jeder Seite goldbraun braten. Die Pancakes mit **Brombeeren** dazwischen auf einen Teller stapeln und leicht andrücken, damit die Beeren zerdrückt werden. Mit 20 ml **Ahornsirup** beträufeln.

## Bacon-Ei-Sandwich

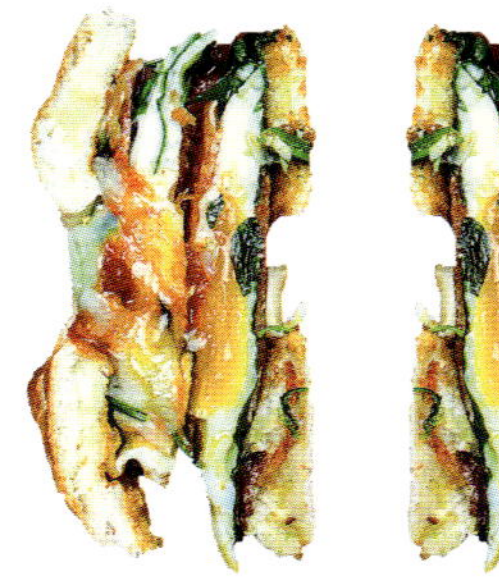

**421 kcal**

40 g Protein

5 ml **Olivenöl** in einer Pfanne erhitzen. 4 Scheiben **Lachsschinken** und 2 **Eier (Größe M)** darin 7–10 Minuten braten. 1 **Toastbrötchen** durchschneiden und leicht toasten. Die Hälften mit Schinken, Spiegeleiern, 5 ml **Tomaten-Ketchup** und 1 Handvoll **Spinat** zusammensetzen.

## Protein-Bowl mit Joghurt & Früchten

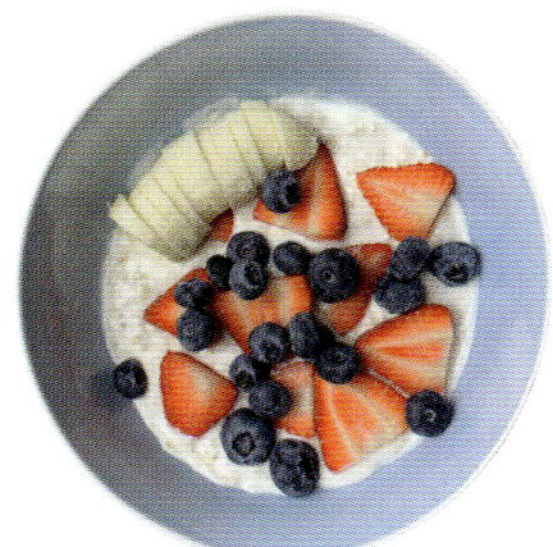

**437 kcal**

48g protein

200 g **Joghurt (0 % Fett)**, 25 g **zarte Haferflocken** und 30 g **Vanille-Molkenpulver** in einer Schüssel verrühren. ½ **Banane** und 3 mittlere **Erdbeeren** in Scheiben schneiden und zusammen mit 30 g **Blaubeeren** untermischen.

# IDEEN FÜR FRENCH TOAST

Viel Abwechslung bei den Hauptmahlzeiten – und eben auch beim Frühstück – ist nicht unbedingt notwendig, sorgt aber dafür, dass du langfristig mehr Spaß an deiner Ernährung hast. So lässt sich auch der einfache French Toast (in Ei getauchte und gebratene Brotscheiben) unendlich variieren. Hier sind ein paar einfache süße und herzhafte Ideen, die nicht länger als fünf Minuten dauern und einen proteinreichen Start in den Tag bieten.

## Einfacher French Toast

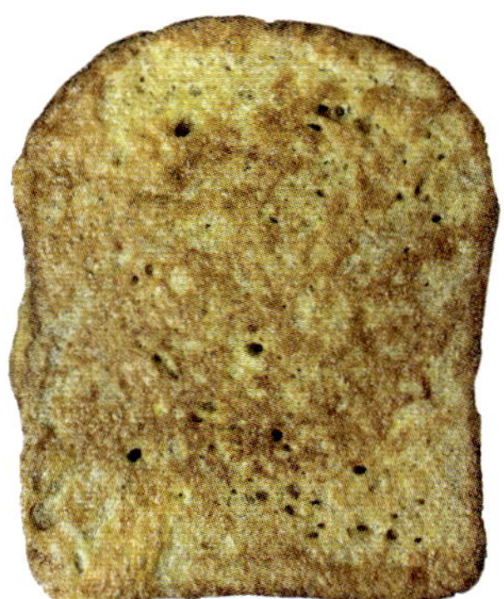

**240 kcal**

10 g Protein

1 **Ei (Größe M)** in einem tiefen Teller verquirlen. 2 Scheiben **Weißbrot** (à 40 g) darin wenden. 10 ml **Olivenöl** in einer großen Pfanne erhitzen. Die Brotscheiben darin 2 Minuten von jeder Seite goldbraun braten.

## Räucherlachs, Rucola & Dill

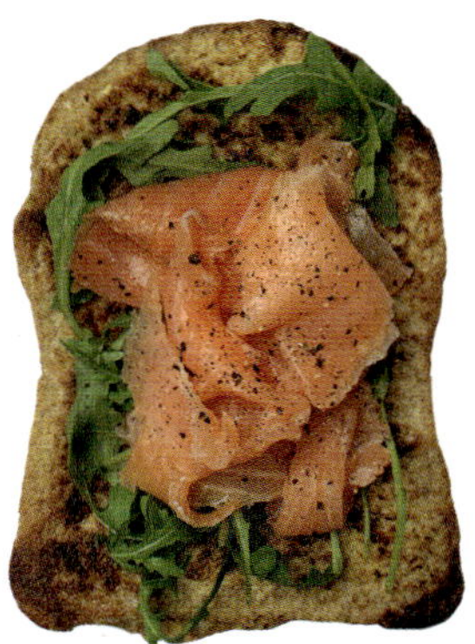

**331 kcal**

22 g Protein

Den French Toast mit 50 g **Räucherlachs** und 1 Handvoll **Rucola** belegen. Mit getrocknetem **Dill** und etwas frisch gemahlenem **schwarzem Pfeffer** bestreuen.

## Chorizo, Spinat & Kirschtomaten

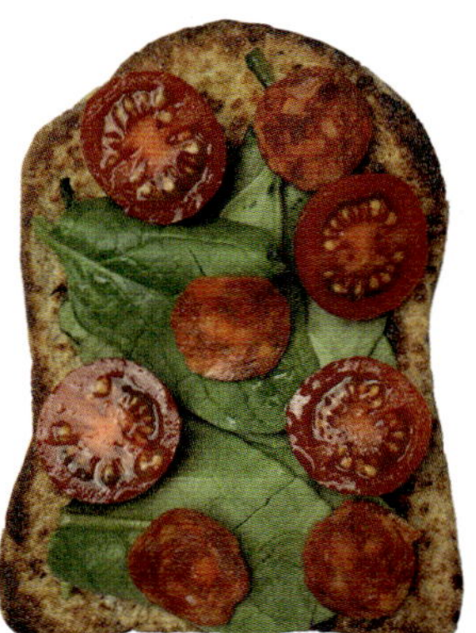

**295 kcal**
13 g Protein

Den French Toast mit 10 g **Chorizoscheiben**, 2 halbierten **Kirschtomaten** und 1 Handvoll **Babyspinat** belegen.

## Mandeln, Schokolade & Honig

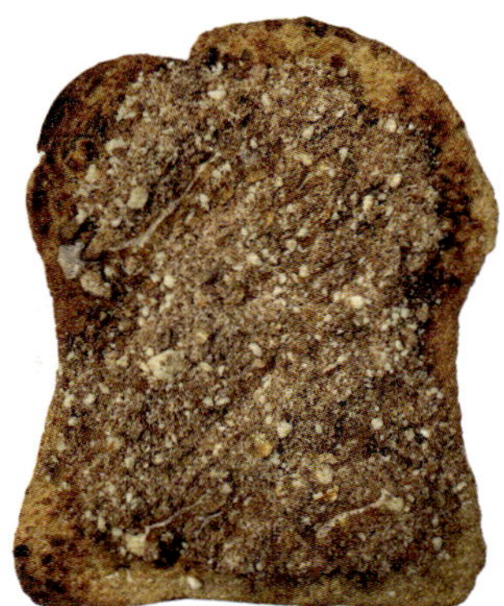

**346 kcal**
12 g Protein

15 g **Milchschokolade** und 5 **Mandelkerne** pudrig fein mahlen. Auf dem heißen French Toast verstreichen.

## Erdbeeren & Joghurt

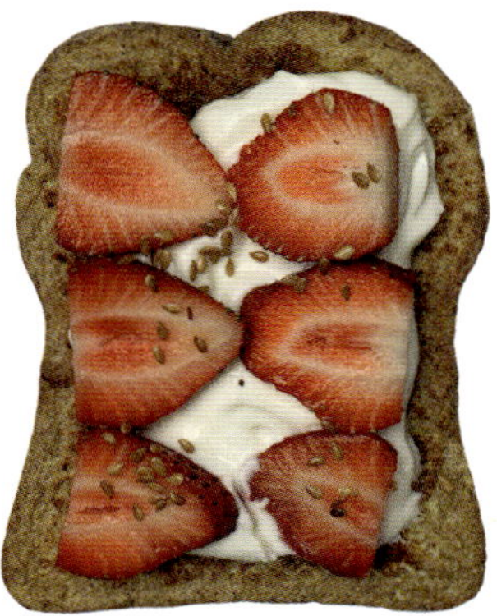

**283 kcal**
16 g Protein

Den French Toast mit 50 g **Joghurt (0 % Fett)** bestreichen und mit 3 **Erdbeeren** in Scheiben belegen.

## Nutella & Himbeeren

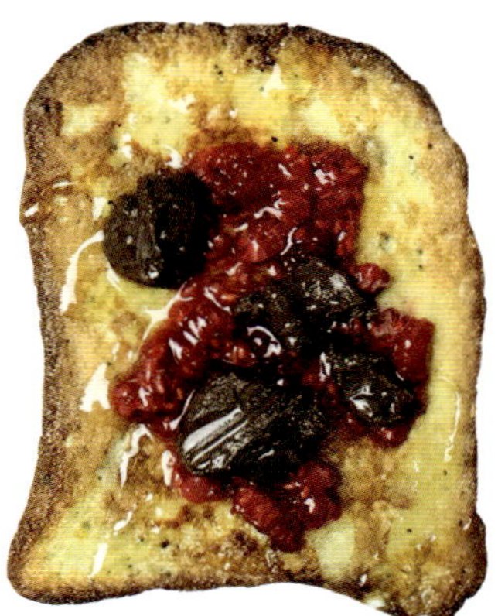

**402 kcal**
11 g Protein

Den French Toast mit 1 Esslöffel (15 g) **Nutella**, 25 g zerdrückten **Himbeeren** und 10 ml **Ahornsirup** bestreichen.

# PIMP YOUR EGGS

Trotz der Warnungen in den Medien, dass der Verzehr von Eiern den Cholesterinspiegel in die Höhe treibt, zeigen neuere Erkenntnisse, dass cholesterinhaltige Nahrungsmittel nicht unbedingt das Blutcholesterin (insbesondere das problematische LDL-Cholesterin) beeinflussen. Jüngste Forschungsergebnisse weisen darauf hin, dass ein moderater täglicher Verzehr von Eiern nicht zu einem erhöhten Risiko für Herzkrankheiten führt oder andere negative Folgen für die Gesundheit hat. Tatsächlich haben sich die Gesundheitsmarker in vielen Studien verbessert. Eier sind eine hervorragende Quelle für hochwertiges Protein, Vitamine, Mineralien und Spurenelemente wie Eisen, und ein mittleres Ei enthält nur 65 Kalorien.

## Einfaches Omelett

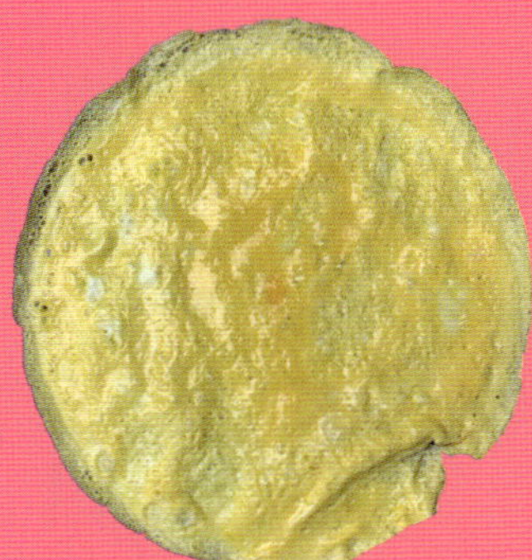

**270 kcal**

3 **Eier (Größe M)** in einer Schüssel verquirlen. 10 ml mildes **Olivenöl** in einer mittleren Pfanne erhitzen. Die Eier hineingießen und etwa 2 Minuten bei mittlerer Hitze stocken lassen.

## Parmaschinken-Pilz-Omelett

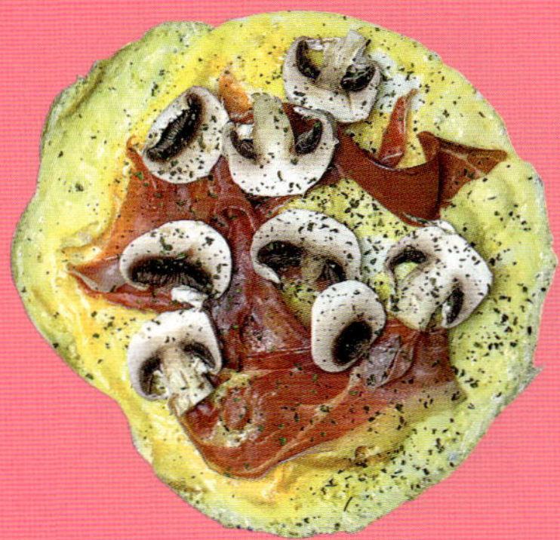

**310 kcal**

Ein einfaches Omelett zubereiten. Mit 2 Scheiben **Parmaschinken** sowie 2 in Scheiben geschnittenen **Champignons** weitere 3 Minuten garen. Mit frisch gemahlenem **schwarzem Pfeffer** würzen und sofort servieren.

## Chorizo & Ziegenkäse

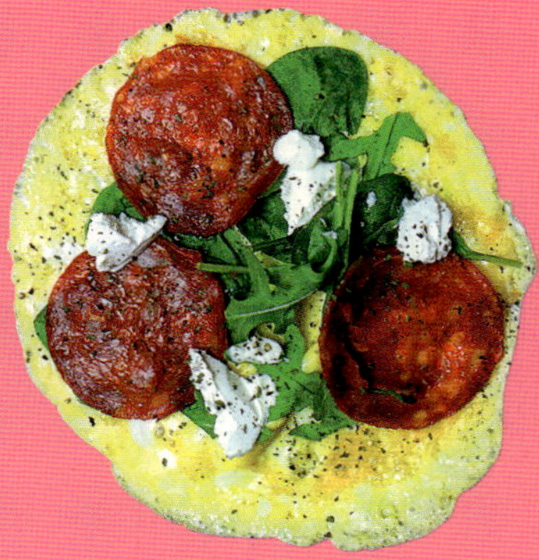

**405 kcal**

Ein einfaches Omelett zubereiten. Mit 10 g **Chorizoscheiben**, 20 g **Ziegenfrischkäse** und je 1 Handvoll **Rucola** und **Babyspinat** belegen und weitere 3 Minuten garen. Mit frisch gemahlenem **schwarzem Pfeffer** würzen und sofort servieren.

## Veggie

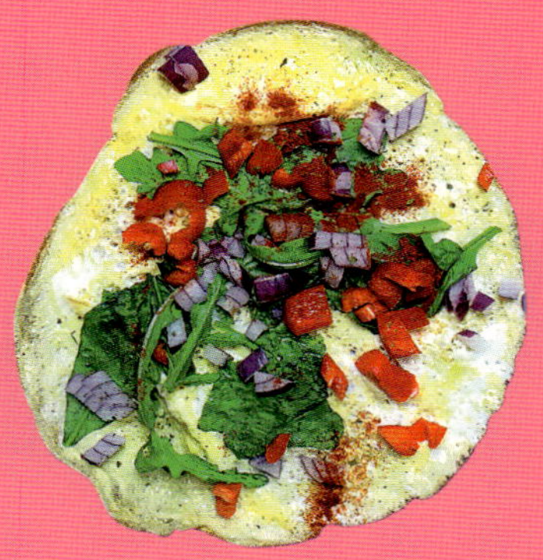

**286 kcal**

Ein einfaches Omelett zubereiten. Mit ¼ gewürfelter roter **Paprikaschote**, ½ gehackter roter Zwiebel und 1 Handvoll **Rucola** belegen und mit 1 Teelöffel **Paprikapulver** bestäuben. Weitere 3 Minuten garen. Pfeffern und servieren.

## Rührei auf Toast

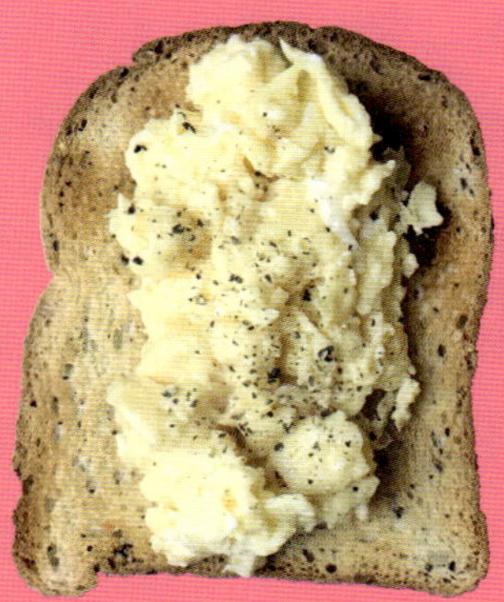

**225 kcal**

2 **Eier (Größe M)** in einer Schale verquirlen. Eine beschichtete Pfanne auf kleiner Stufe erhitzen. Die Eier hineingießen und 4–6 Minuten unter Rühren stocken lassen. Das Rührei auf 1 Scheibe getoastetes **Brot** (40 g) geben. Salzen und pfeffern.

## Pochiertes Ei & Avocado auf Toast

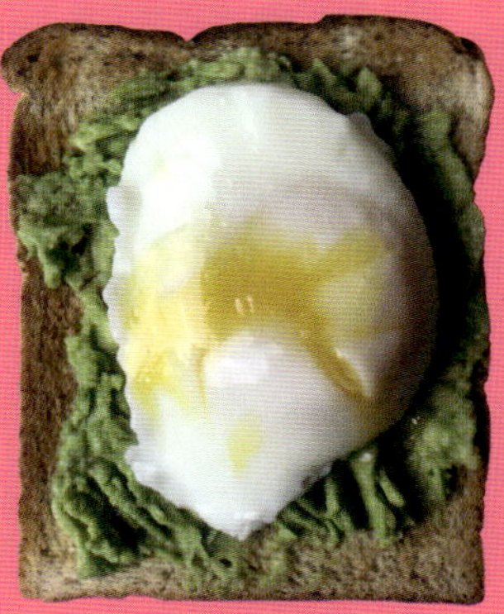

**243 kcal**

1 **Ei (Größe M)** in eine Tasse schlagen. Wasser in einem Topf zum Kochen bringen und einen Strudel rühren. Das Ei darin 3–5 Minuten pochieren. ¼ mittlere **Avocado** zerdrücken. Auf 1 Scheibe getoastetes **Brot** (40 g) streichen und das Ei daraufsetzen.

# MITTAG- & ABENDESSEN
## GENIESSEN

Da man mittags und abends ja oft ähnliche Gerichte isst, habe ich diese beiden Mahlzeiten in einem Kapitel zusammengefasst. In jedem Fall solltest du deinem eigenen Plan folgen: Wenn die traditionellen drei Hauptmahlzeiten in deinen Tagesablauf passen, dann prima! Allerdings musst du dich zum Abspecken nicht sklavisch an die drei täglichen Mahlzeiten halten.

Die Anzahl deiner Mahlzeiten sollte immer deinen Präferenzen entsprechen. Für die einen sind vier bis sechs kleinere Mahlzeiten geeignet, während andere mit zwei größeren Mahlzeiten besser klarkommen.

Unterm Strich kommt es sowieso auf die Gesamtkalorienzahl und nicht auf die Anzahl der Mahlzeiten an bzw. wie regelmäßig du isst. In der wissenschaftlichen Forschung gibt es keine schlüssigen Belege dafür, dass zum Abnehmen eine bestimmte Anzahl von Mahlzeiten vorzuziehen ist.

Wichtig ist, ein Kaloriendefizit zu schaffen. Um ein solches Defizit dauerhaft einzuhalten, hat sich außerdem als hilfreich erwiesen, ausreichend Protein zu verzehren. Achte also darauf, dass deine Mahlzeiten eine ordentliche Portion Protein enthalten (25–50 g).

Am problematischsten ist vielleicht das Mittagessen, das häufig außer Haus gekauft und verzehrt wird und so nicht deiner Kontrolle unterliegt. Besser ist es natürlich, sein Mittag- und Abendessen selbst zuzubereiten. Aber auch wenn du gerne zu Fertigsandwiches, Fertiggerichten, Schokoriegeln oder Chips greifst, ist das Wichtigste, um deine Ziele zu erreichen, zumindest so oft wie möglich Kontrolle über das Essen zu haben.

Wenn das, was du mittags regelmäßig isst, in dein Tages- oder Wochenkalorienziel passt, hast du noch genügend Kalorien für Zwischenmahlzeiten übrig, die dich bis zur nächsten Hauptmahlzeit satt halten. Du brauchst deine Gewohnheiten nicht zu ändern. Andernfalls musst du entweder deine anderen Mahlzeiten oder eben dein Mittagsessen entsprechend anpassen.

# »ICH HABE KEINE ZEIT ZU KOCHEN.«

dem/der Ex
auf Insta folgen
1 h 46 min

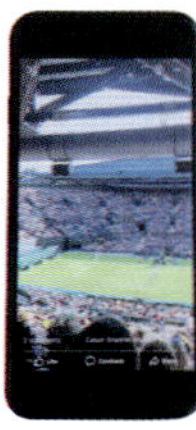

ein paar Folgen
einer Serie gucken
3 h 12 min

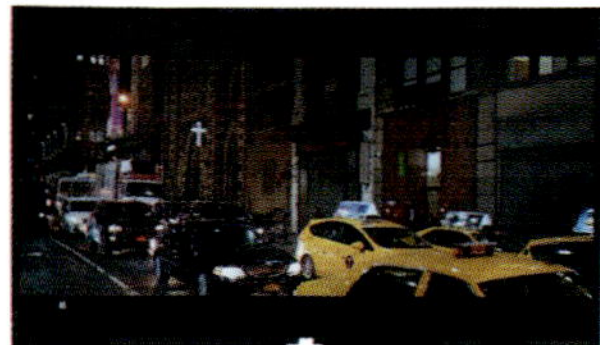

**411 MIN**

fast 7 Stunden

dem/der Ex
auf Insta folgen
1 h 46 min

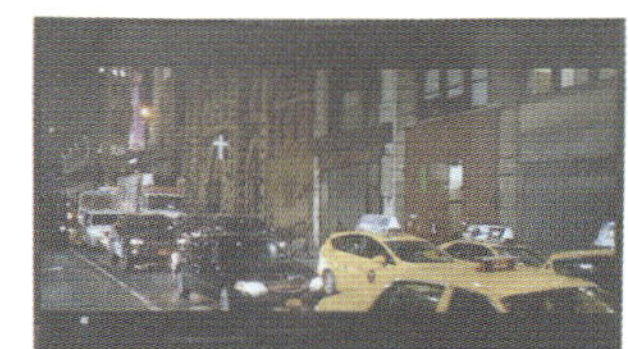

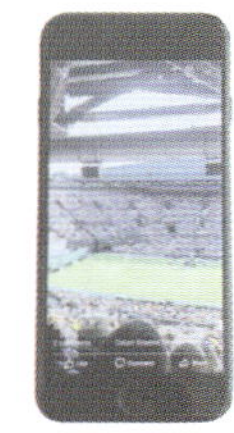

ein paar Folgen
einer Serie gucken
3 h 12 min

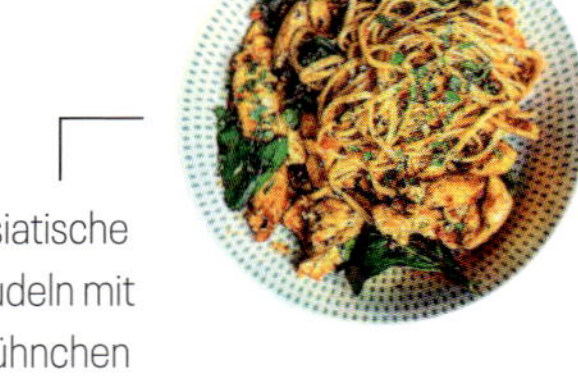

asiatische
Nudeln mit
Hühnchen

**15 MIN**

**502 kcal**

43 g Protein

Zeit ist, was wir daraus machen. 15 Minuten kochen ist sinnvoller, als viele Stunden vor irgendwelchen Bildschirmen zu hängen, die dich nicht weiterbringen.

Du KANNST Zeit haben, um jeden Tag zu kochen, und in den meisten Fällen musst du auch nicht darauf verzichten, durchs Netz zu surfen, eine Serie zu gucken oder auf WhatsApp zu chatten.

Du musst dich nur dazu entscheiden, einen kleinen Teil deiner Zeit dafür abzuzwacken.

# »KEINE KOHLENHYDRATE NACH 18 UHR«

17.59 UHR

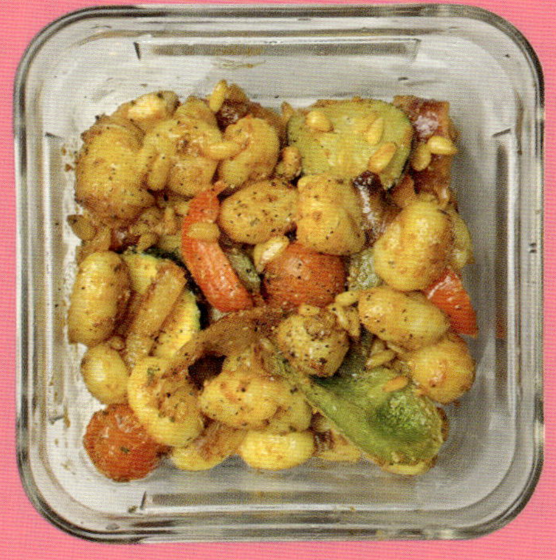

**Mahlzeit mit 432 Kalorien**
57 g Kohlenhydrate

**18.01 UHR**

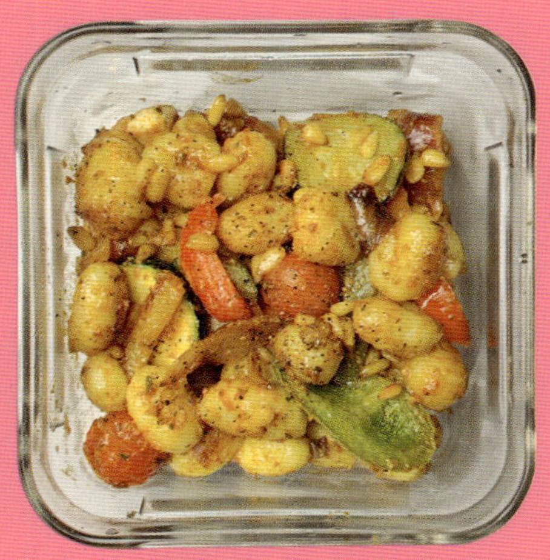

**Mahlzeit mit 432 Kalorien**
57 g Kohlenhydrate

Für die Regel »keine Kohlenhydrate nach 18 Uhr« gibt es keine Belege. Die Mehrheit der Studien zeigt, dass es nicht darauf ankommt, wann wir Kohlenhydrate (oder etwas anderes) essen, sondern, wie viele Kalorien wir zu uns nehmen.

**Wenn du gerne früh isst, mach das. Wenn du gerne später zu Abend isst, ist das auch o. k.**

# FÄLLT NICHT INS GEWICHT

pro Woche

3 x 30 g Ketchup
30 g süße Chilisauce
30 g BBQ-Sauce
50 g Caesar-Salad-Dressing
3 x 30 g Mayo

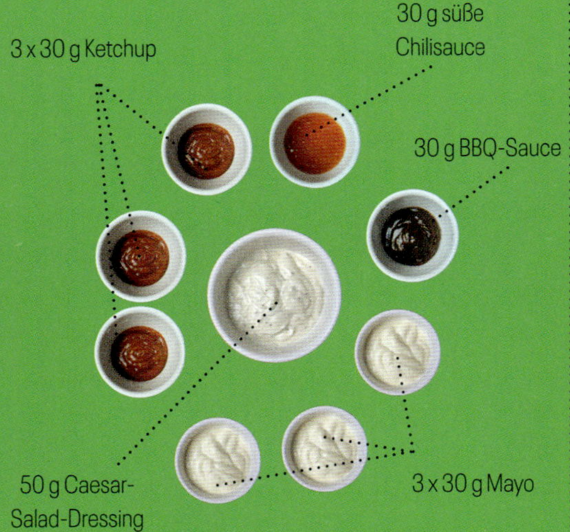

**1135 kcal**

# ICH HAB ALLES VERMASSELT.

pro Woche

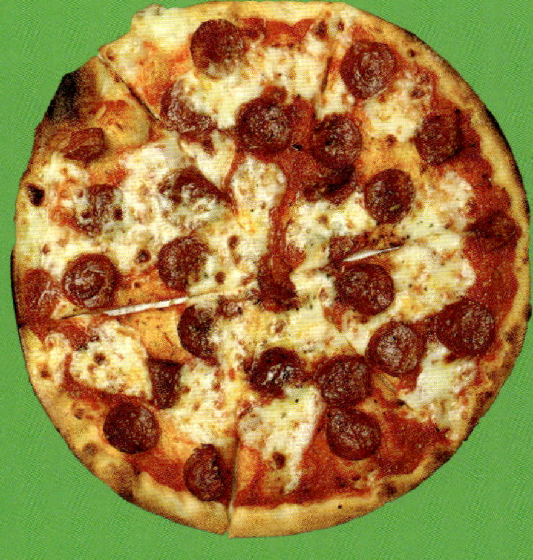

1 kleine italienische Salamipizza

**1085 kcal**

Es ist ratsam, sich das eigene Essverhalten immer wieder vor Augen zu führen. Verabschiede dich von der Vorstellung, dass Saucen und Dips nicht ins Gewicht fallen, und ersetze sie durch Fakten. Die abgebildeten normal großen Saucenportionen summieren sich auf 1135 Kalorien. Man könnte annehmen, dass die einzelnen Portionen klein genug sind, um beim Kalorienzählen keine Rolle zu spielen. Aber über einen längeren Zeitraum (z. B. eine Woche) kommt doch ganz schön was zusammen.

Vielleicht glaubst du ja auch, dass diese Dips und Saucen beim Abnehmen nichts ausmachen, während eine kalorienreiche Pizza die totale Katastrophe ist. Allerdings hat die Pizza weniger Kalorien als alle Saucen zusammengerechnet. Du könntest also die Saucen weglassen und dir stattdessen einmal die Pizza gönnen.

Achte auf dein Essverhalten und darauf, wie es sich auf deine Fortschritte auswirkt. Denke aber auch daran, dass alle Speisen erlaubt sind.

# FISCH & MEERESFRÜCHTE

(pro 100 g)

| Garnelen | Krebsfleisch | Miesmuscheln | Tintenfisch | Hummer |
| --- | --- | --- | --- | --- |
| **62 kcal**<br>14 g Protein | **75 kcal**<br>17 g Protein | **83 kcal**<br>17 g Protein | **84 kcal**<br>16 g Protein | **95 kcal**<br>20 g Protein |
| Kabeljau | Thunfisch | Wolfsbarsch | Makrele | Lachs |
| **81 kcal**<br>18 g Protein | **124 kcal**<br>28 g Protein | **157 kcal**<br>19 g Protein | **208 kcal**<br>25 g Protein | **208 kcal**<br>25 g Protein |

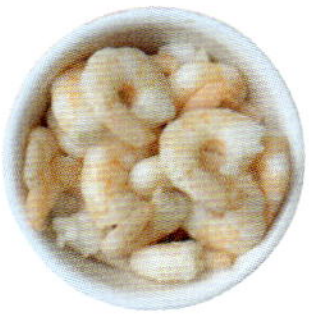

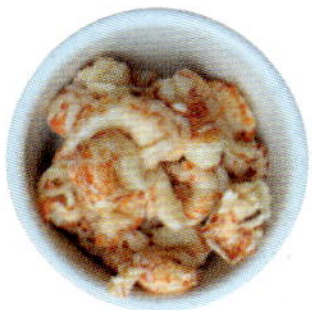

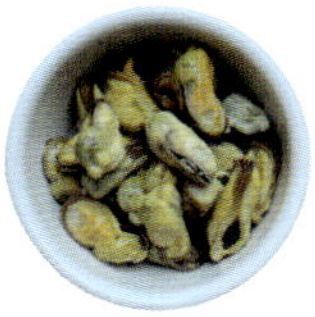

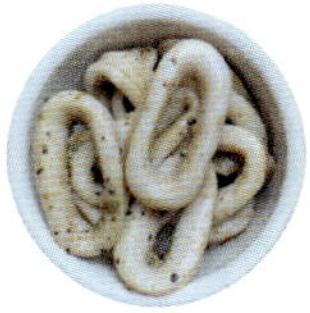

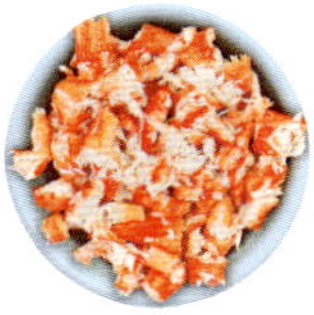

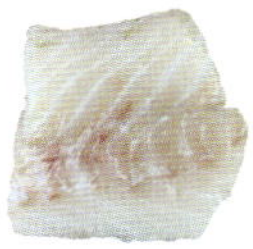

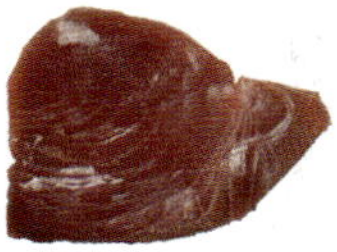

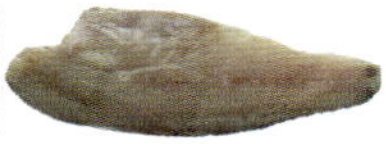

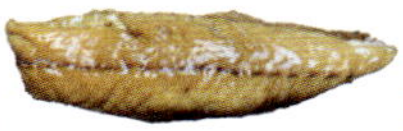

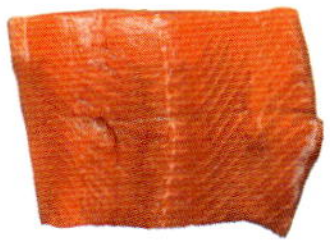

Fisch und Meeresfrüchte sind tolle Proteinlieferanten. Wie bei Fleisch enthalten einige Fischarten und Meeresfrüchte mehr Fett als andere. Im Gegensatz zu den gesättigten Fettsäuren in Fleisch handelt es sich beim Fett in Fettfischen wie Lachs und Makrele, die am meisten Kalorien enthalten, um wertvolle Omega-3-Fettsäuren, die gut für die Herzgesundheit sind – ein Aspekt, den man bei der Planung der Fleisch- bzw. Fischmengen in den Mahlzeiten durchaus in Betracht ziehen sollte.

# FLEISCH

(pro 100 g)

Känguru

**100 kcal**
24 g Protein

Hähnchenbrust

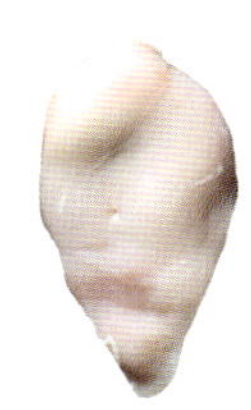

**105 kcal**
25 g Protein

Putenhack

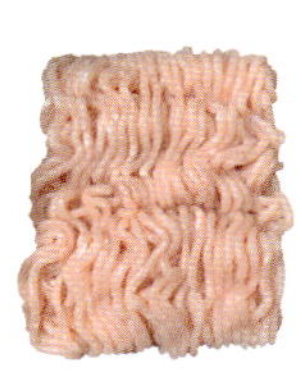

**112 kcal**
25 g Protein

Rinderhack (5 % Fett)

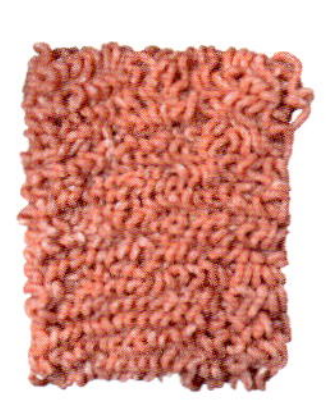

**125 kcal**
21 g Protein

Kochschinken

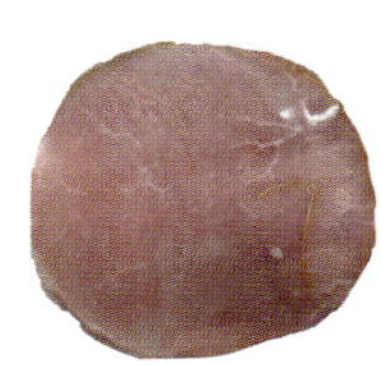

**145 kcal**
21 g Protein

Bacon

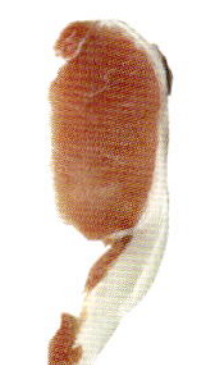

**180 kcal**
16 g Protein

Filetsteak

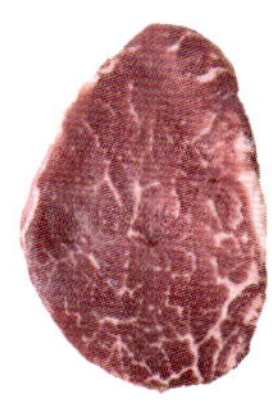

**155 kcal**
21 g Protein

Reh

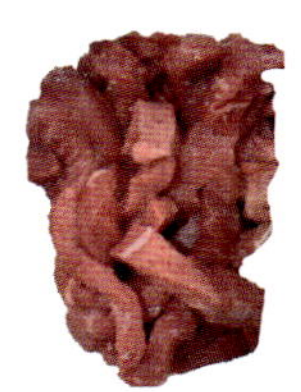

**160 kcal**
30 g Protein

Kalb

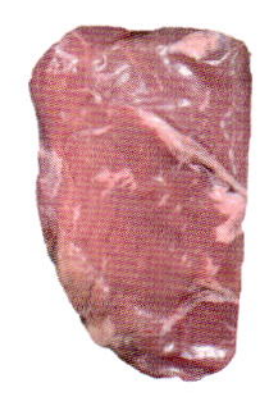

**170 kcal**
23 g Protein

Bison

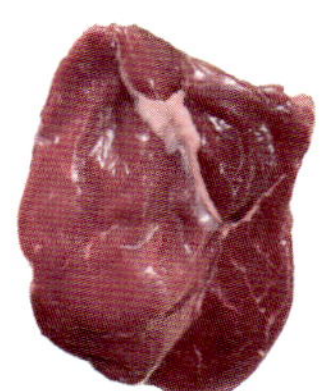

**170 kcal**
23 g Protein

Lammkotelett

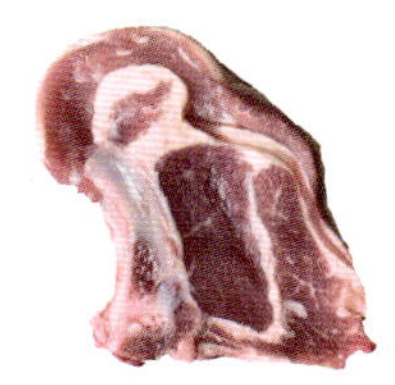

**175 kcal**
30 g Protein

Ente

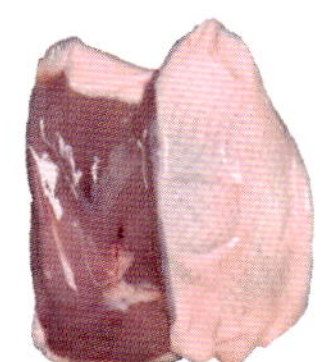

**175 kcal**
28 g Protein

Hähnchenkeule

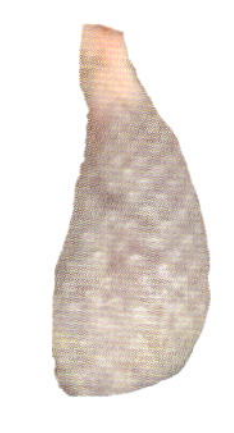

**235 kcal**
19 g Protein

Schweinekotelett

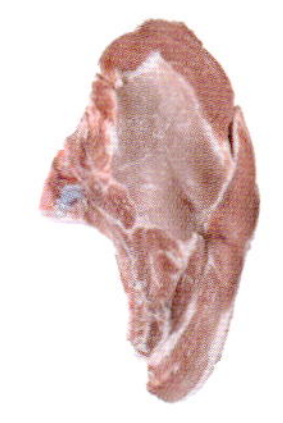

**270 kcal**
18 g Protein

Rib-Eye

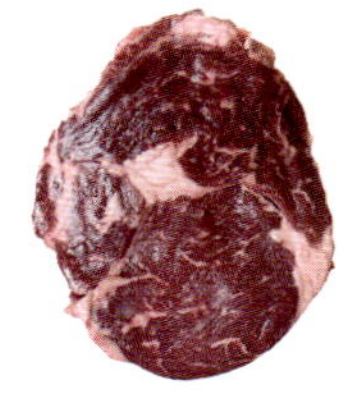

**255 kcal**
19 g Protein

Fleisch und Geflügel liefern viel Protein, das zu einem guten Sättigungsgefühl und zum Erhalt unserer Muskelmasse beiträgt. Wie du siehst, haben die meisten Fleischquellen einen ähnlichen Proteingehalt, wobei rotes Fleisch mehr Kalorien enthält, was am Fettgehalt liegt. Geflügel ist tendenziell kalorienärmer, weil es weniger Fett hat. Frisches Fleisch und Geflügel enthalten keine Kohlenhydrate.

# FLEISCHTAUSCH ZUM KALORIENSPAREN

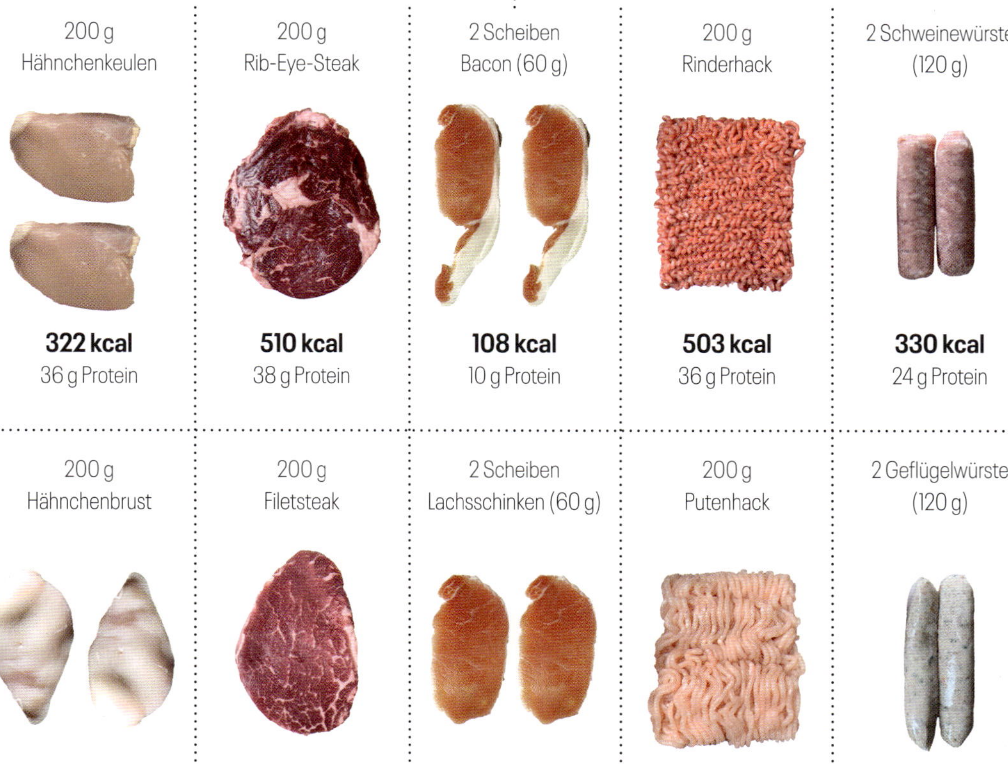


Alle Produkte in der oberen Reihe eignen sich für eine ausgewogene, proteinreiche Ernährung. Die Produkte in der unteren Reihe bieten ähnliche Aromen, haben allerdings weniger Fett und Kalorien, dafür mehr Protein – der Schinken einmal ausgenommen.

Wenn du die Fleischsorten in der oberen Reihe bei fünf Mahlzeiten durch die entsprechenden Alternativen in der unteren Reihe ersetzt, sparst du – ohne dich komplett umzustellen – 649 Kalorien. Du kannst auch Wurstwaren essen; die Empfehlung liegt nach neuesten Forschungsergebnissen bei unter 50 g pro Tag.

# GEMÜSE

(pro 100 g)

Gemüse ist eine hervorragende Energiequelle und ein unerlässlicher Lieferant für lebenswichtige Vitamine und Mineralien, Ballaststoffe und Wasser, das den Körper mit Flüssigkeit versorgt. Eine gemüsereiche Ernährung ist zweifellos sehr gut für unsere Gesundheit und kann auch zu einem Kaloriendefizit beitragen, denn viele Gemüsesorten sind kalorienarm und enthalten Ballaststoffe, die gut sättigen.

Champignons

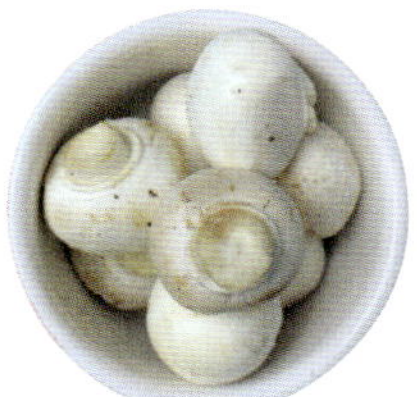

**8 kcal**

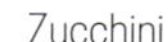

Zucchini

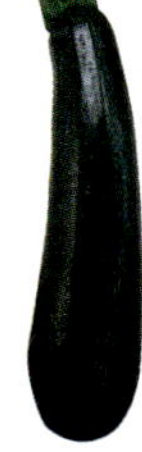

**20 kcal**

Aubergine

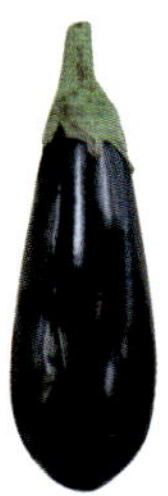

**20 kcal**

Spargel

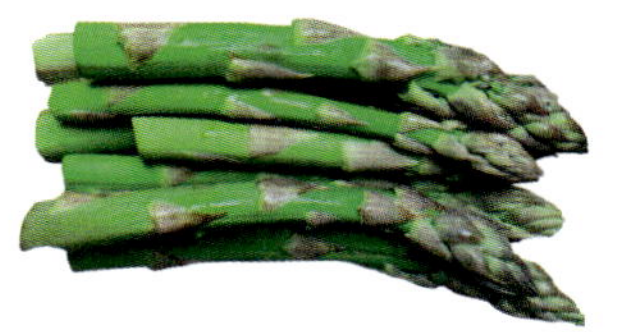

**28 kcal**

Spinat

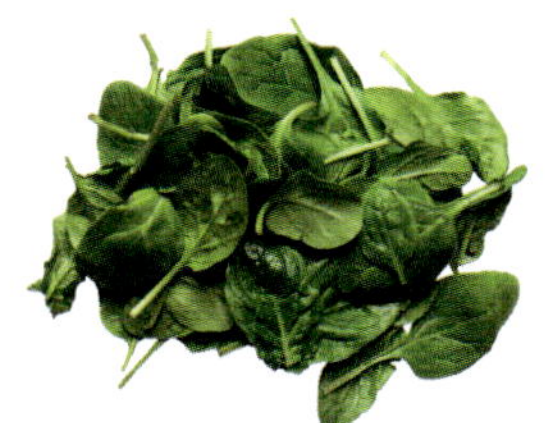

**29 kcal**

grüne Bohnen

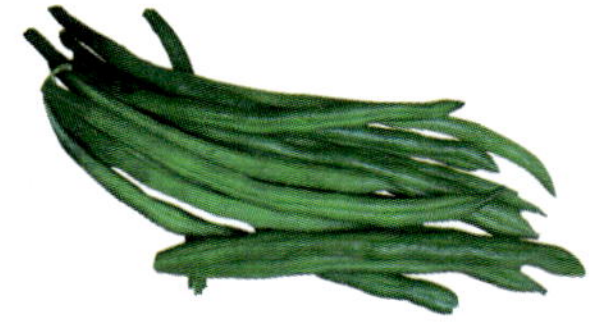

**31 kcal**

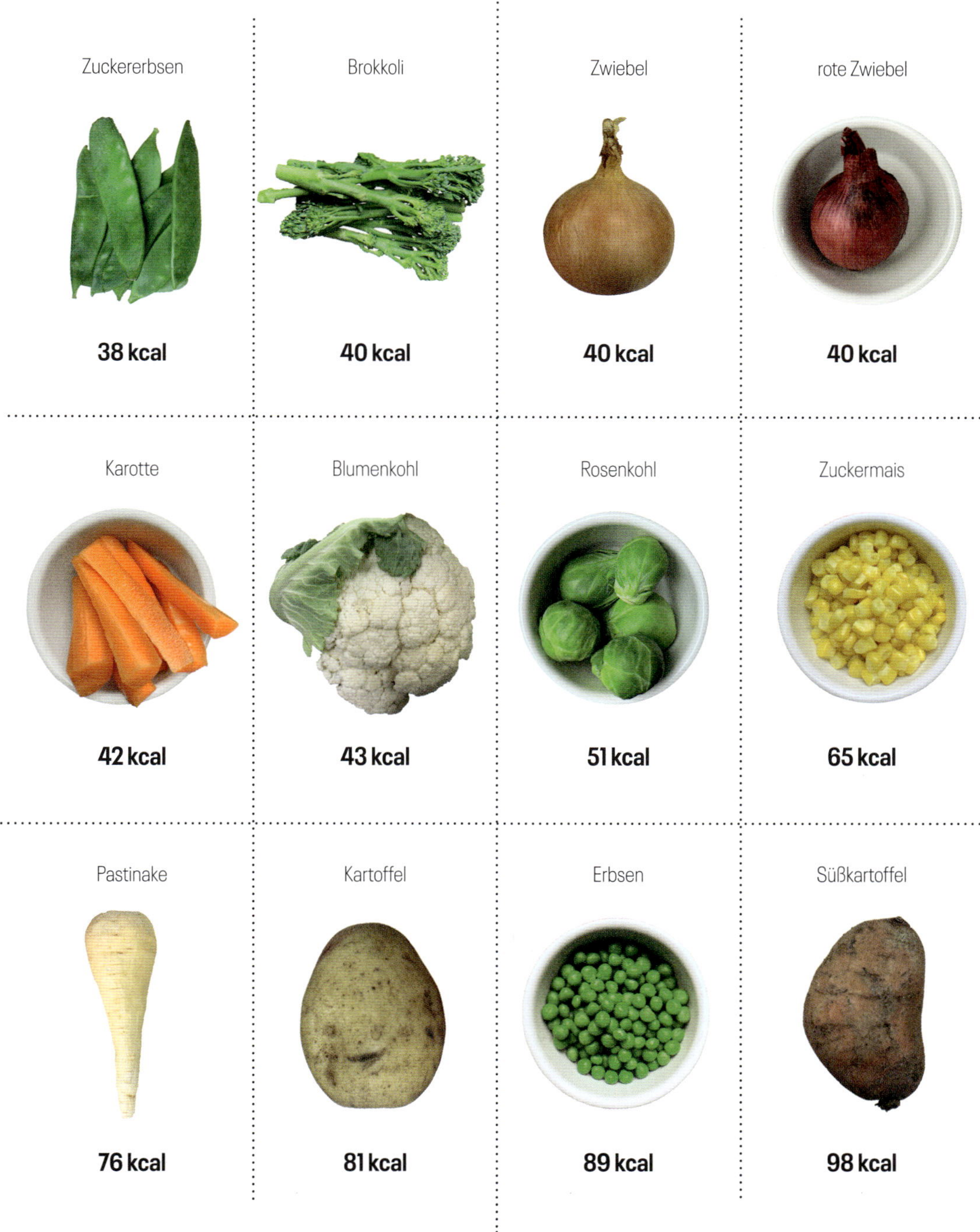
Zuckererbsen
38 kcal
Brokkoli
40 kcal
Zwiebel
40 kcal
rote Zwiebel
40 kcal
Karotte
42 kcal
Blumenkohl
43 kcal
Rosenkohl
51 kcal
Zuckermais
65 kcal
Pastinake
76 kcal
Kartoffel
81 kcal
Erbsen
89 kcal
Süßkartoffel
98 kcal

# BAGEL-VORSCHLÄGE

Ein typischer Bagel von gut 100 g hat etwa 240 Kalorien. Hier sind ein paar leckere Ideen für altbekannte klassische und spannende neue Kombis, die du ausprobieren kannst. Während die einen ein tolles Mittagessen für unterwegs sind, bieten andere leckere Mahlzeiten für zu Hause. Wenn du die Kalorienzahl weiter reduzieren willst, kannst du den Bagel durch Toastbrötchen ersetzen, die mit etwa 120 Kalorien zu Buche schlagen. Die folgenden Angaben basieren auf einem traditionellen 240-Kalorien-Bagel.

Hinweis: Die Bagels schmecken auch, wenn du sie nicht toastest.

## Spiegelei & Brunnenkresse

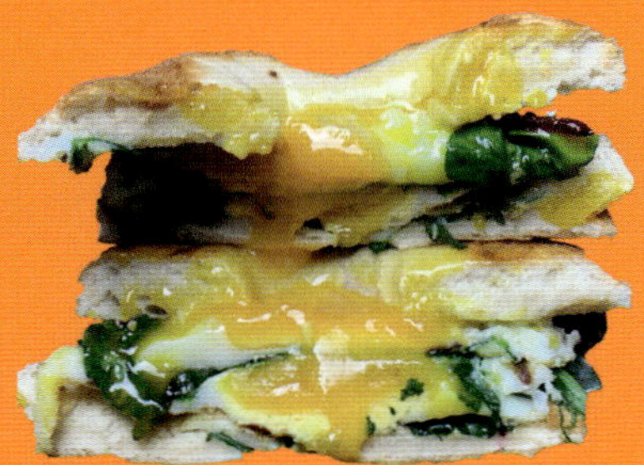

**481 kcal**

26 g Protein

5 ml **Olivenöl** in einer Pfanne erhitzen. 3 **Eier (Größe M)** in die Pfanne schlagen und 1 Handvoll **Brunnenkresse** zugeben. Die Spiegeleier nach Geschmack braten. 1 Bagel durchschneiden und toasten. Mit Spiegeleiern und Brunnenkresse wieder zusammensetzen. Salzen und pfeffern.

## Bacon & Mozzarella

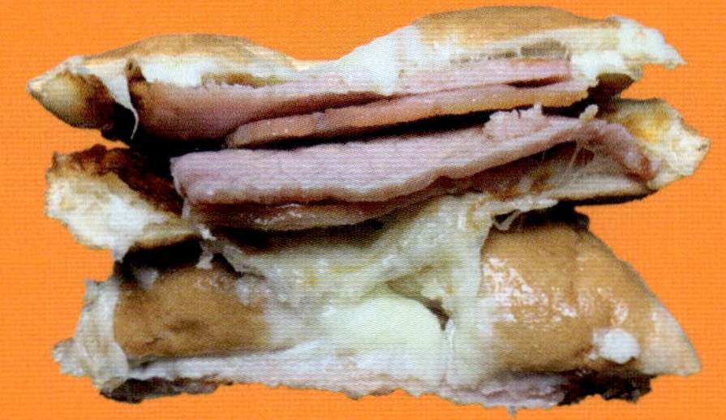

**534 kcal**

34 g Protein

1 Bagel durchschneiden und toasten. 3 Scheiben **Lachsschinken** 5 Minuten von jeder Seite knusprig braten. Den Bagel mit Schinken und 20 g **fettreduziertem Mozzarella** zusammensetzen und 3 Minuten grillen, bis der Käse zerläuft.

## Räucherlachs & Feta

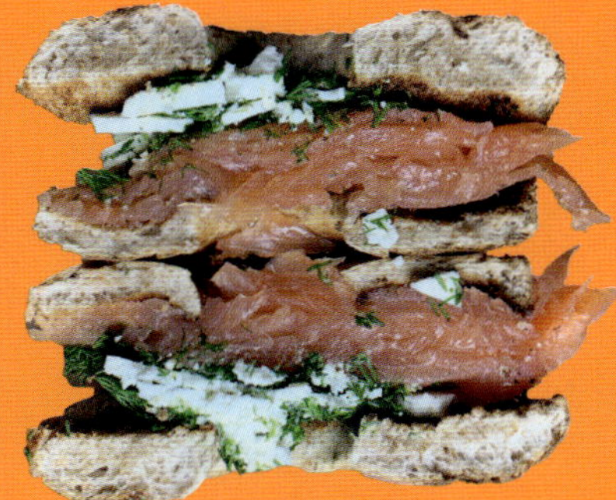

**481 kcal**
34 g Protein

1 Bagel durchschneiden und toasten. Mit 100 g **Räucherlachs**, 25 g zerkrümeltem **Feta** und 1 Teelöffel frisch gehacktem oder getrocknetem **Dill** zusammensetzen.

## Hähnchen, Chorizo & Rucola

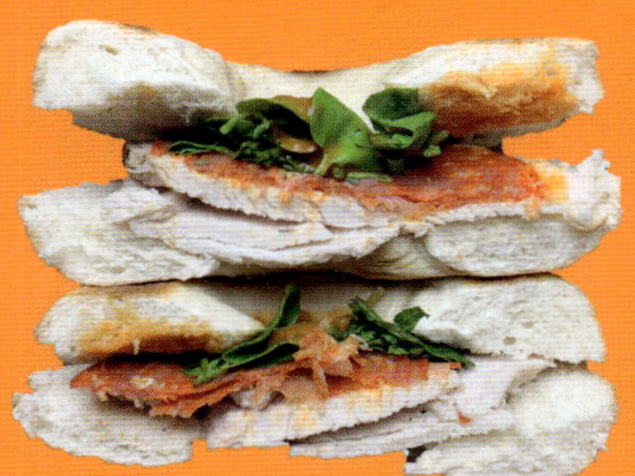

**517 kcal**
43 g Protein

1 Bagel durchschneiden und toasten. Mit 10 g fettreduzierter **Mayo** bestreichen und 100 g gegarter **Hähnchenbrust** in Scheiben, 10 g **Chorizo** in Scheiben und etwas **Rucola** zusammensetzen.

## Hummus & gegrillte rote Paprika

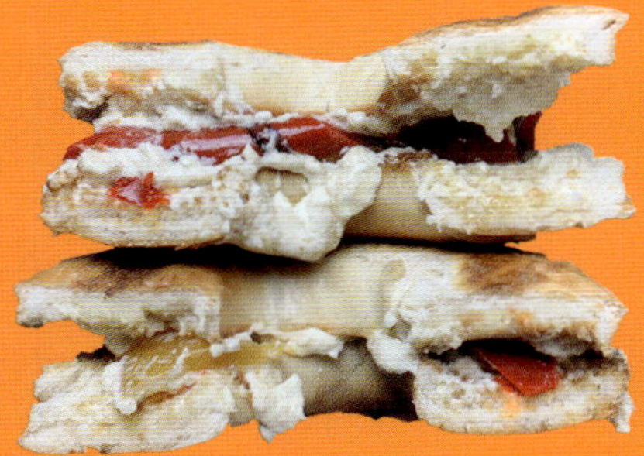

**445 kcal**
12 g Protein

1 Bagel durchschneiden und toasten. Mit 50 g **Hummus** und ½ gehackter gegrillter **roter Paprikaschote** zusammensetzen.

## Hähnchen & Avocado

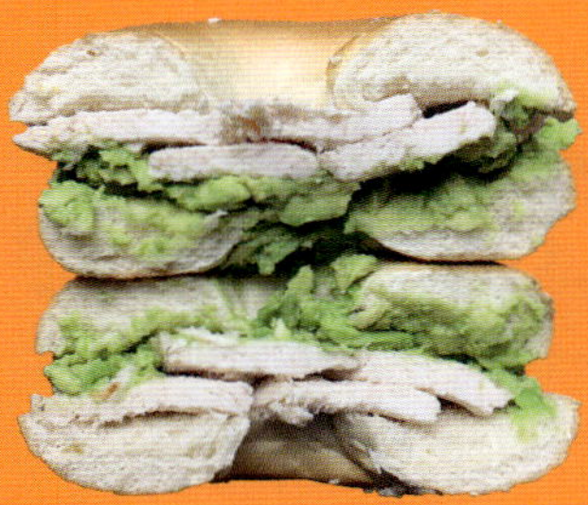

**575 kcal**
36 g Protein

1 Bagel durchschneiden und toasten. ½ mittlere **Avocado** zerdrücken, die untere Bagelhälfte damit bestreichen und mit 100 g gegarter **Hähnchenbrust** in Scheiben belegen. Mit **Salz** und **Pfeffer** würzen. Die Bagelhälften zusammensetzen.

# HÄHNCHEN-SANDWICH

Das gepimpte Sandwich rechts hat natürlich mehr Kalorien. Aber die zusätzlichen Zutaten sorgen eben auch dafür, dass das Sandwich superlecker schmeckt. Eine wenig abwechslungsreiche, fade Ernährung ist beim Abnehmen oder beim langfristigen Einhalten von Kaloriendefiziten nämlich nicht gerade motivierend. Verwende leckeres Brot, das für Textur und Aroma sorgt, aber dennoch im Rahmen deines Kalorienziels liegt. Versuche nicht, deine Kalorien zu schnell zu reduzieren.

2 Scheiben Vollkorntoast (à 40 g)
160 kcal

75 g gegarte Hähnchenbrust
180 kcal

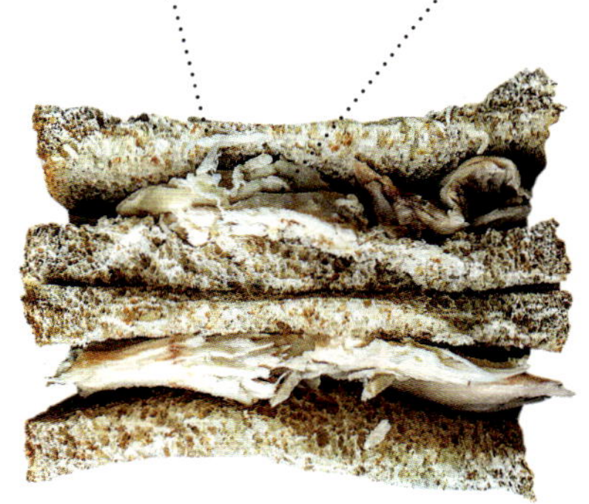

**EINFACH**
**340 kcal**
(*schmeckt o. k.)

30 g Ziegenkäse
80 kcal

2 Scheiben Vollkorntoast (à 40 g)
160 kcal

10 g Chilipesto
30 kcal

2 Kirschtomaten in Scheiben
3 kcal

75 g gegarte Hähnchenbrust
180 kcal

3 Scheiben Salatgurke
3 kcal

ein paar Spinatblätter
2 kcal

**GEPIMPT**
**458 kcal**
(*mehr Nährstoffe & ein Fest für deinen Gaumen)

# NACHO-SALAT GRIECHISCHER STYLE

**540 kcal**
15 g Protein

2 Tortillas
221 kcal
3 mittlere Tomaten
66 kcal
½ kleine Avocado
88 kcal
30 g Feta
75 kcal
1 kleine Handvoll Schnittlauch & Koriander
0 kcal
1 Handvoll Spinat, Saft von 1 Limette, 10 ml Olivenöl, Salz & Pfeffer
90 kcal


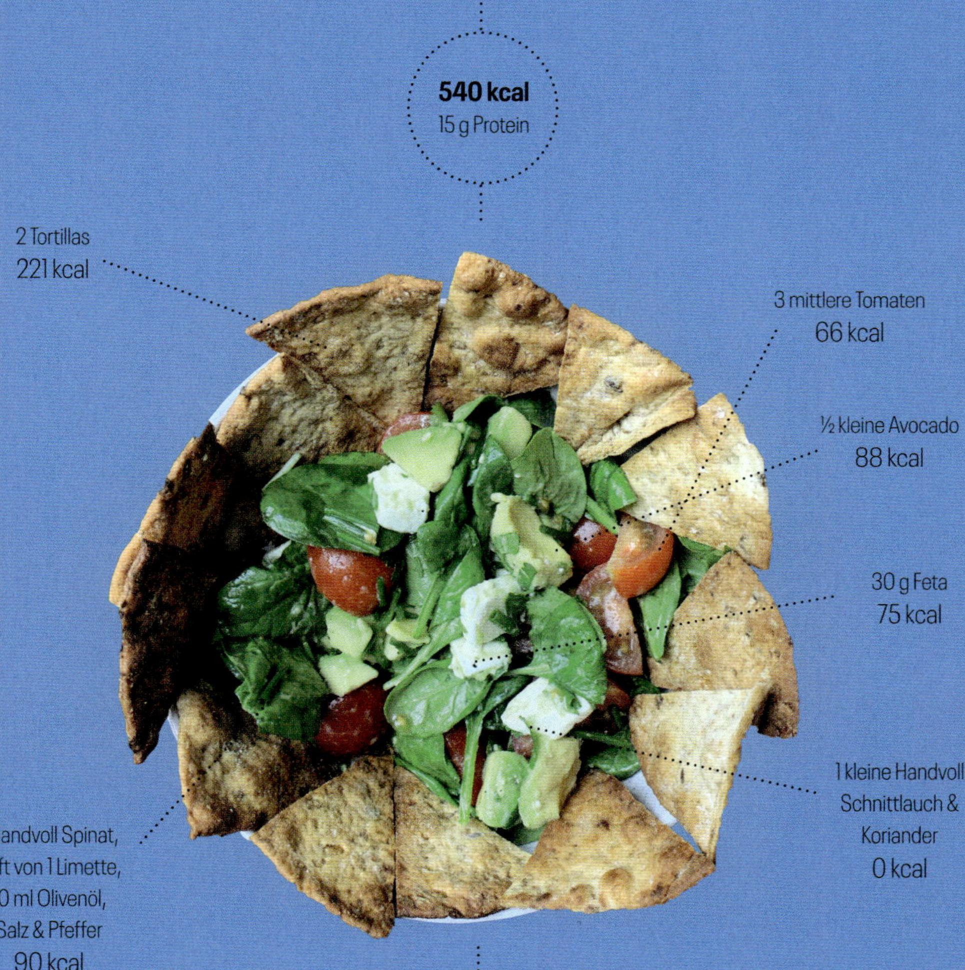

Den Backofen auf 200 °C vorheizen. Die Tortilla in Dreiecke schneiden und auf einem mit Backpapier belegten Backblech verteilen. Im vorgeheizten Ofen 5 Minuten goldbraun und knusprig backen.

Tomaten, Avocado, Feta, Schnittlauch und Koriander hacken. Mit Spinat, Limettensaft und Olivenöl vermengen. Salzen und pfeffern. Mit den Nachos servieren.

# WOLFSBARSCH IN FOLIE

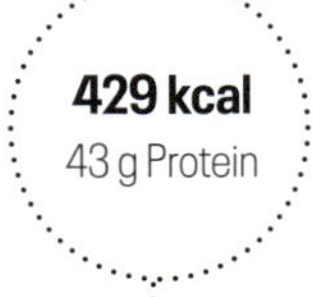

**429 kcal**
43 g Protein

200 g Wolfsbarschfilet
314 kcal

1 kleine rote Zwiebel
35 kcal

½ mittlere Zucchini
7 kcal

3 kleine Tomaten
8 kcal

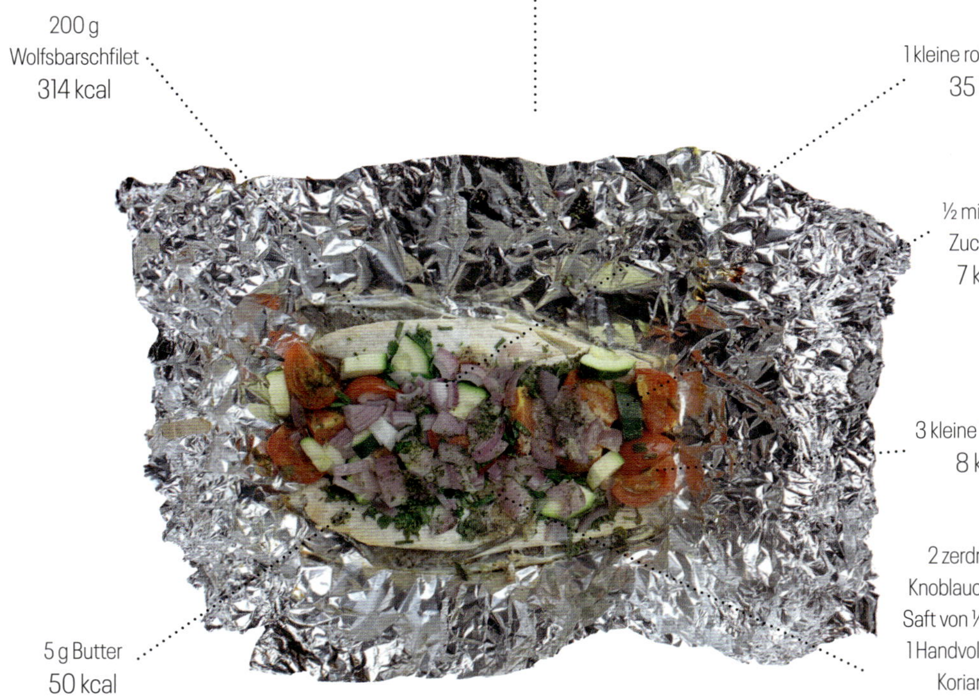

5 g Butter
50 kcal

2 zerdrückte Knoblauchzehen, Saft von ½ Zitrone, 1 Handvoll frischer Koriander, Salz & Pfeffer
15 kcal

Den Backofen auf 200 °C vorheizen. Das Fischfilet auf einem großen Stück Alufolie auf ein Backblech legen. Die Butter in kleinen Flöckchen darauf verteilen. Zwiebel und Zucchini klein hacken. Die Tomaten in Scheiben schneiden oder vierteln. Das Gemüse auf dem Fisch verteilen. Den Knoblauch ebenfalls auf dem Fisch verteilen. Mit dem Zitronensaft beträufeln. Salzen und pfeffern. Mit den Korianderblättern bestreuen.

Die Alufolie locker um den Fisch wickeln und verschließen. Im vorgeheizten Ofen 20 Minuten backen. Sofort servieren.

# LACHS-TAGLIATELLE

**562 kcal**
38 g Protein
75 g getrocknete Tagliatelle
211 kcal
½ rote oder orange Paprikaschote
17 kcal
20 g fettreduziertes Pesto, Salz & Pfeffer, 2 zerdrückte Knoblauchzehen
57 kcal
1 Handvoll Spinat
5 kcal
125 g Räucherlachs in Scheiben
259 kcal
5 Kirschtomaten
13 kcal
Saft von ½ Zitrone
0 kcal


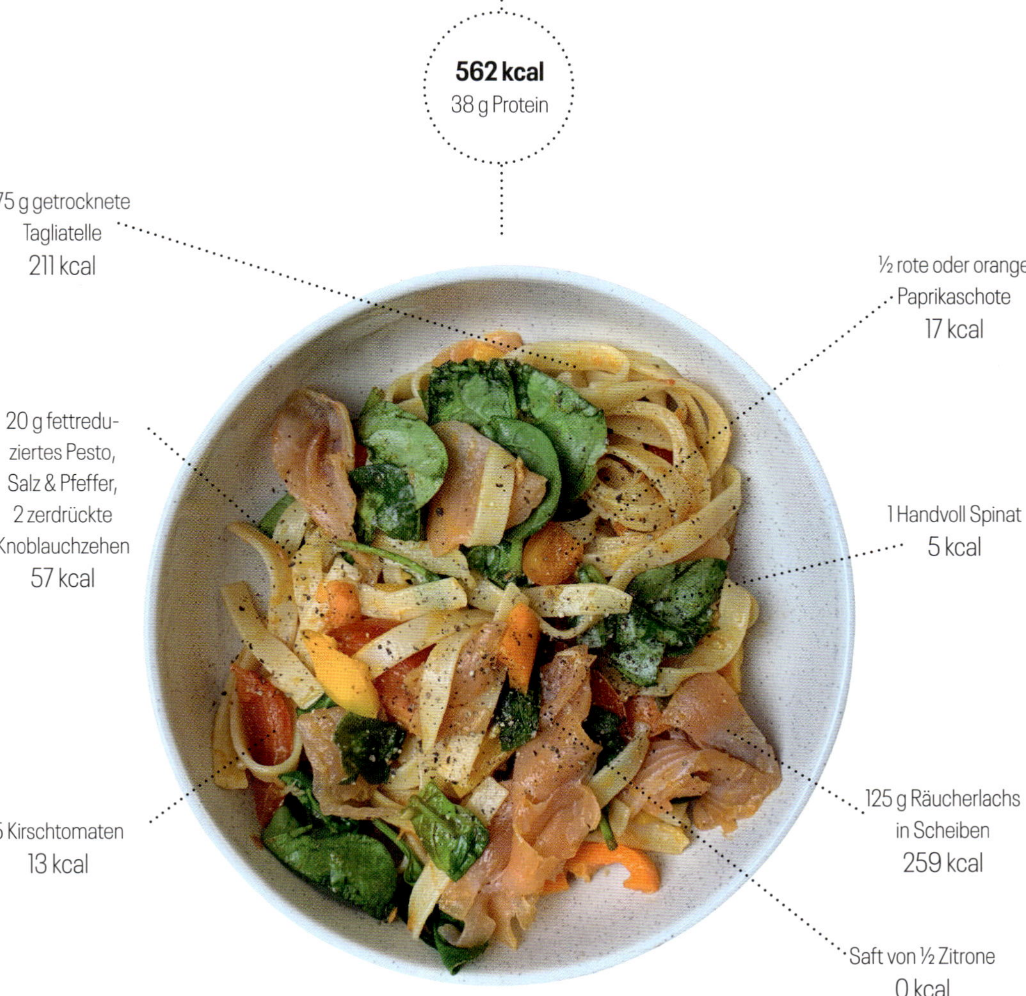

Salzwasser in einem großen Topf zum Kochen bringen und die Tagliatelle darin nach Packungsangabe al dente kochen. Abgießen und abtropfen lassen. Die Pasta wieder in den Topf geben und mit Pesto und Knoblauchzehen vermengen. Tomaten und Paprika zerkleinern und zusammen mit Spinat und Räucherlachs unterheben. Mit dem Zitronensaft beträufeln. Mit Salz und Pfeffer abschmecken. Ideales Abendessen, schmeckt aber auch als Lunch am nächsten Tag.

# DOUBLE CHICKEN CHEESEBURGER

**653 kcal**
53 g Protein
BURGER:
150 g Hähnchenhack,
10 g BBQ-Sauce,
1 TL Knoblauchpulver,
1 Ei (Größe M),
1 TL Paprikapulver,
Salz & Pfeffer
232 kcal
2 Scheiben
Cheddar (à 20 g)
162 kcal
45 g Avocado
88 kcal
1 Handvoll Spinat
5 kcal
10 g
Tomatenketchup
16 kcal
helles oder
Körnerbrötchen
150 kcal

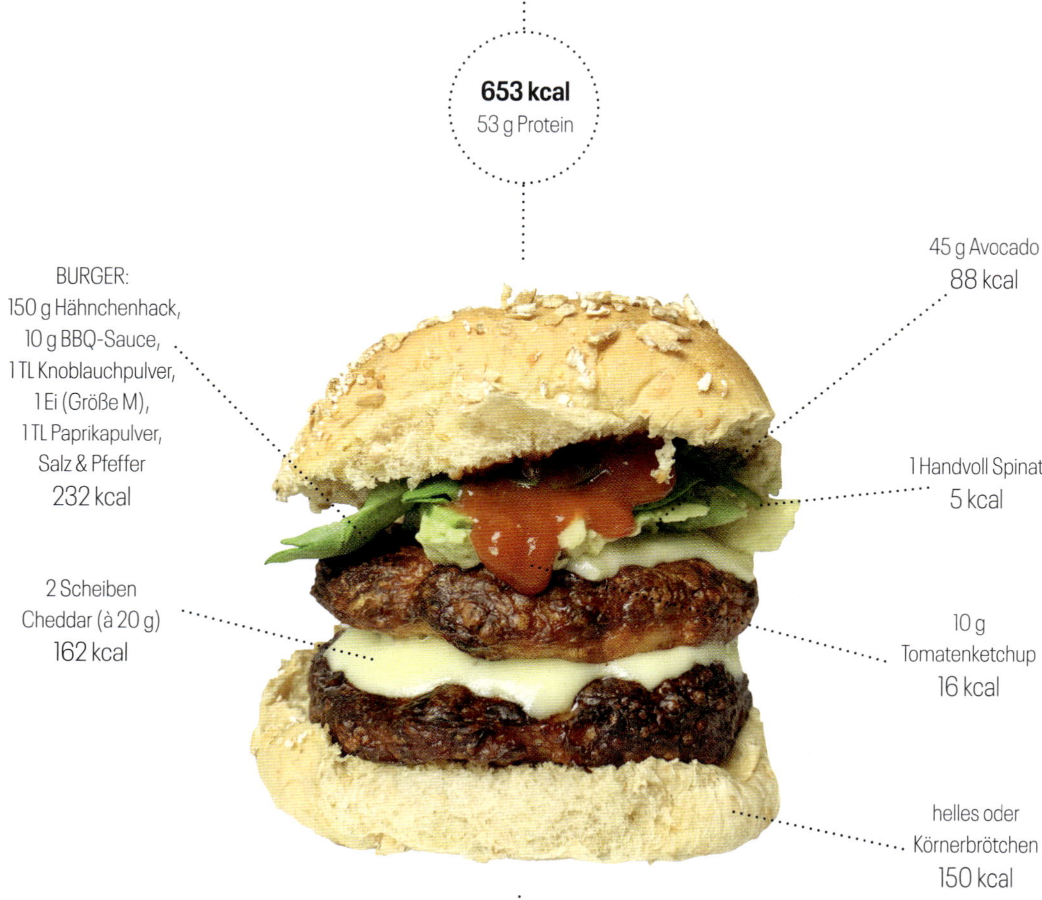

Den Backofen auf 200 °C vorheizen. Die Burger-Zutaten in einer Schüssel vermengen, halbieren und zu zwei Pattys formen. Auf ein mit Backpapier belegtes Backblech legen und im vorgeheizten Ofen 30 Minuten durchgaren. Die Pattys 5 Minuten vor Ende der Garzeit mit je einer Käsescheibe belegen. Das Brötchen durchschneiden und die Avocado zerdrücken. Die Brötchenhälften mit Pattys, Avocado, Spinat und Ketchup zusammensetzen.

# MEXIKANISCHE HÄHNCHENPFANNE

**503 kcal**
52 g Protein

MARINADE:
½ rote Paprikaschote,
½ orange Paprikaschote
33 kcal
+
10 ml Olivenöl
80 kcal
+
1 TL Chilipulver,
1 EL Knoblauchpulver,
1 TL gemahlener Kreuzkümmel,
1 EL getrockneter Oregano,
1 EL getrocknete Petersilie,
50 ml Wasser

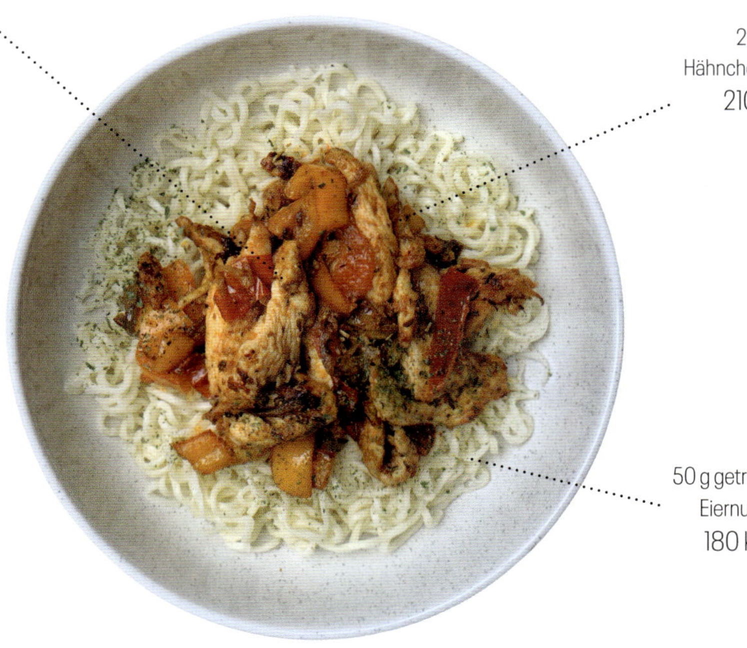

200 g Hähnchenbrustfilet
210 kcal

50 g getrocknete Eiernudeln
180 kcal

Die Zutaten für die Marinade in einer großen Schüssel vermengen.

Das Hähnchenbrustfilet in Streifen schneiden. Mit der Marinade vermengen und 1 Stunde im Kühlschrank ziehen lassen. Eine Pfanne heiß werden lassen. Das Hähnchenfleisch samt Marinade darin 10–15 Minuten gar braten. Inzwischen Salzwasser in einem großen Topf zum Kochen bringen und die Nudeln darin nach Packungsangabe gar kochen. Abgießen und abtropfen lassen. Die Nudeln auf einen Teller geben und das Hähnchenfleisch darauf anrichten.

# WÜRSTCHEN MIT PÜREE

## LECKER

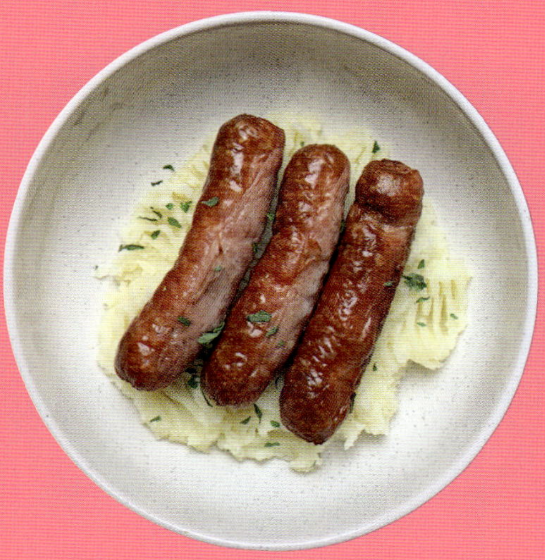

**807 kcal**
48 g Protein

## AUCH LECKER

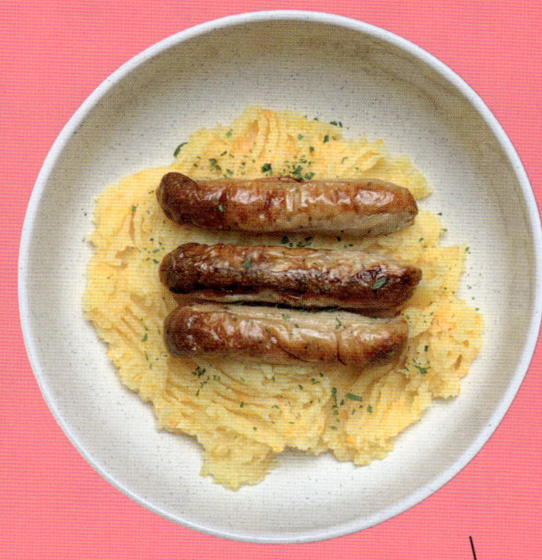

**361 kcal**
43 g Protein

Den Backofen auf 200 °C vorheizen. 3 **Geflügelwürstchen** auf ein mit Alufolie belegtes Backblech legen und im vorgeheizten Ofen etwa 35 Minuten braten, bis sie durchgegart und schön gebräunt sind. Inzwischen Wasser in einem Topf zum Kochen bringen. Je 75 g gewürfelte **Karotten**, gewürfelte **Steckrüben** und gewürfelte **Pastinaken** mit 1 Knoblauchzehe darin 10 Minuten weich kochen. Abgießen und abtropfen lassen. Das Gemüse zerstampfen und dabei 10 Sprüher **Olivenöl** und 100 g **griechischen Joghurt (0 % Fett)** einarbeiten. Mit **Salz** und **Pfeffer** abschmecken. Auf einen Teller geben und die Würstchen darauf anrichten.

# SPAGHETTI BOLOGNESE

## LECKER

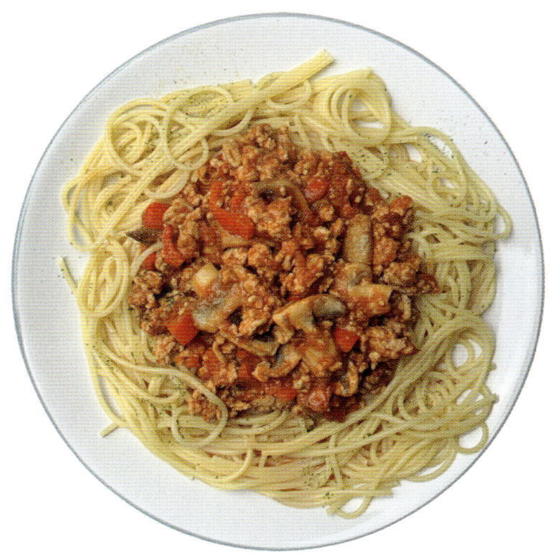

**875 kcal**
55 g Protein

## AUCH LECKER

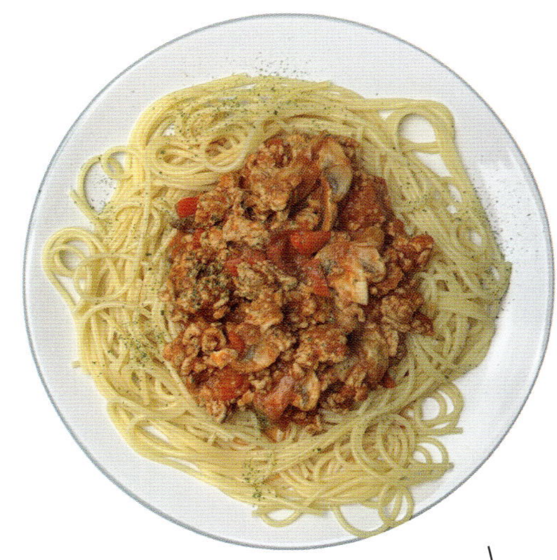

**587 kcal**
58 g Protein

Eine Pfanne dünn mit 5 Sprühern **Öl** einfetten und erhitzen. 200 g **Rinderhack (5 % Fett)** darin 5 Minuten bei mittlerer Hitze unter Rühren anbräunen. 1 gewürfelte **rote Paprikaschote**, 1 gewürfelte **rote Zwiebel**, 100 g kleine **Champignons** und 200 ml **passierte Tomaten** untermischen. Die Hitze reduzieren und die Mischung 10 Minuten köcheln lassen. Mit **Salz** und **Pfeffer** abschmecken. Inzwischen Salzwasser in einem großen Topf zum Kochen bringen und 50 g getrocknete **Spaghetti** darin nach Packungsangabe al dente kochen. Abgießen und abtropfen lassen. Die Pasta in einen Teller geben und die Sauce darübergeben. Mit getrockneten **italienischen Kräutern** bestreuen und sofort servieren.

# GEBRATENE GNOCCHI

## LECKER

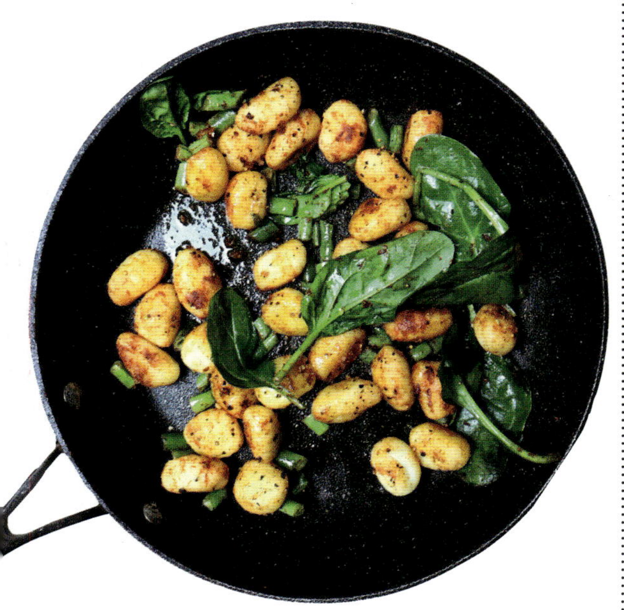

**645 kcal**
16 g Protein

## AUCH LECKER

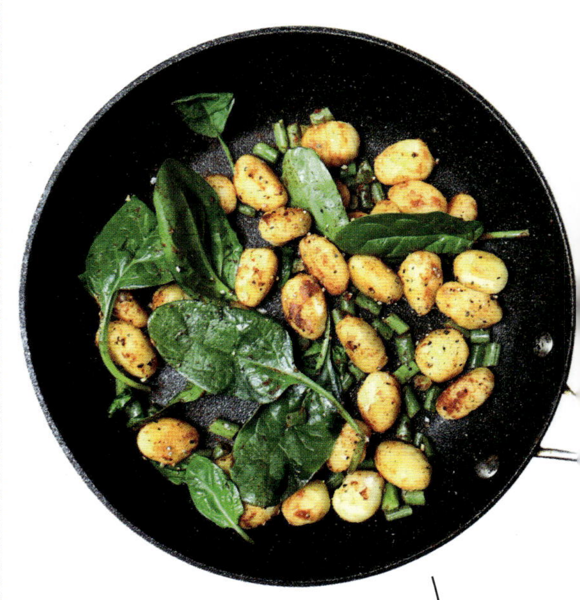

**551 kcal**
16 g Protein

Eine Pfanne dünn mit 10 Sprühern **Öl** einfetten und erhitzen. 250 g **Gnocchi** aus dem Kühlregal darin 5 Minuten bei mittlerer Hitze anbraten. Dann 30 g klein geschnittene **grüne Bohnen**, 1 EL fettarmes **rotes Pesto**, 1 TL **Paprikapulver** und 1 Handvoll **Spinat** untermischen. Bei niedriger Hitze weitere 5 Minuten braten. Mit **Salz** und **Pfeffer** abschmecken. Sofort servieren.

# HÄHNCHEN-GEMÜSE-PFANNE

## LECKER

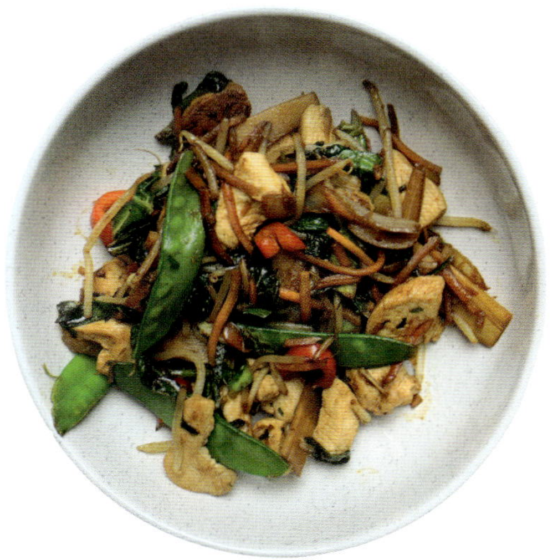

**388 kcal**
41 g Protein

## AUCH LECKER

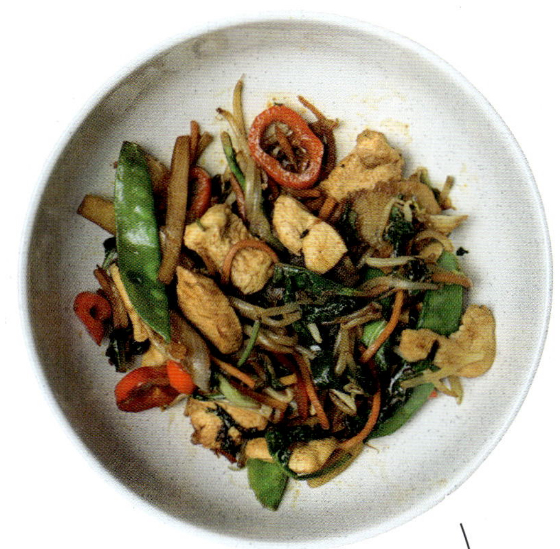

**316 kcal**
41 g Protein

Eine Pfanne dünn mit 10 Sprühern **Öl** einfetten und erhitzen. 150 g **Hähnchenbrust** in Streifen darin 5 Minuten bei mittlerer Hitze unter Rühren anbraten. 20 ml **Sojasauce**, 50 g **Zuckererbsen**, 50 g **Bohnensprossen**, ½ in Streifen geschnittene rote Paprikaschote, 1 Handvoll **Spinat** und ½ gehackte **Zwiebel** zufügen und 6–8 Minuten mitbraten. Sofort servieren.

# CHILI CON CARNE

## LECKER

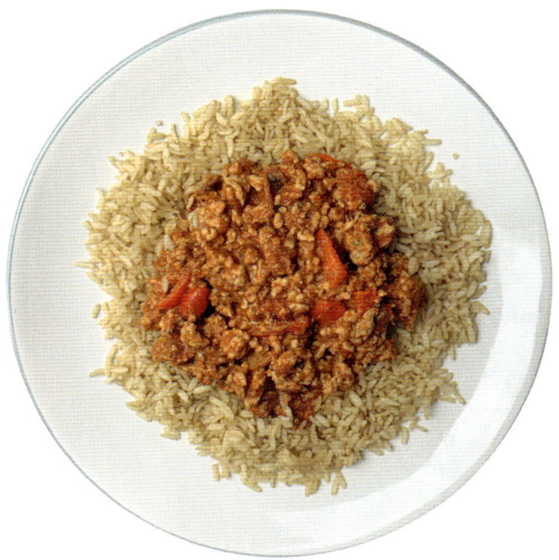

**876 kcal**
56 g Protein

## AUCH LECKER

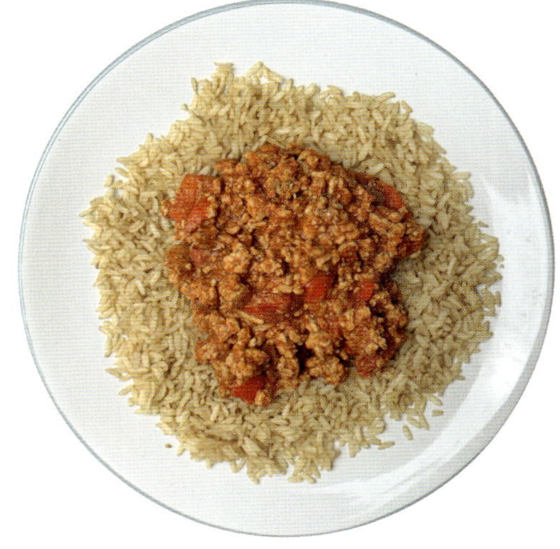

**588 kcal**
56 g Protein

Eine Pfanne dünn mit 10 Sprühern Öl einfetten und erhitzen. 200 g **Rinderhack (5 % Fett)** darin bei mittlerer Hitze 5 Minuten anbräunen. 1 EL gemahlenen **Kreuzkümmel**, 200 ml **passierte Tomaten**, 1 Dose **gemischte Bohnen** (400 g), 1 gehackte **Zwiebel** und ½ in Streifen geschnittene **rote Paprikaschote** zufügen und 10 Minuten bei niedriger Hitze garen. Mit **Salz** und **Pfeffer** abschmecken. Mit 125 g gegartem **braunem oder weißem Reis** auf einem Teller anrichten. Mit gehackter **roter Chilischote** garnieren.

# FISH'N'CHIPS

## LECKER

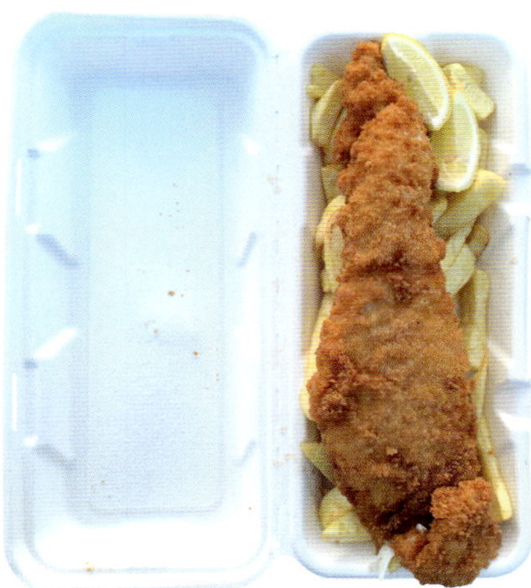

**946 kcal**
45 g Protein

## AUCH LECKER

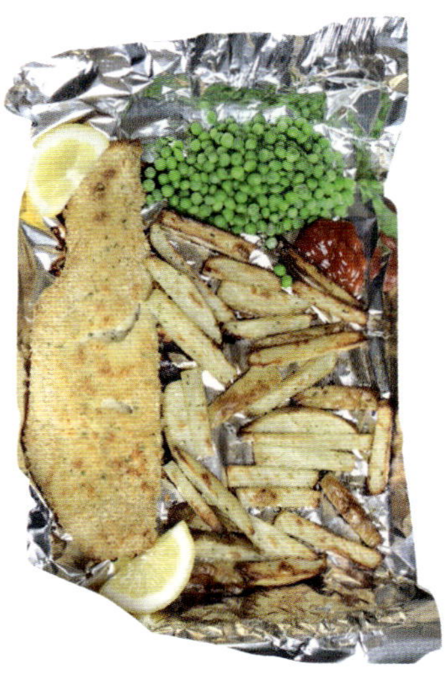

**588 kcal**
52 g Protein

Den Backofen auf 200 °C vorheizen. 1 **Ei (Größe M)** in einem tiefen Teller verquirlen. 50 g **Semmelbrösel** in einen zweiten Teller geben. 1 frisches **Kabeljaufilet** (150 g) erst im Ei, dann in den Semmelbröseln wenden. 200 g **Kartoffeln** in Stifte schneiden und in einer Schüssel mit 5 ml **Olivenöl**, 1 Prise Salz, 1 TL **Knoblauchpulver** und 1 TL getrockneten **gemischten Kräutern** mit den Händen vermengen. Fischfilet und Kartoffelstifte auf einem mit Alufolie belegten Backblech verteilen und im vorgeheizten Ofen 30–35 Minuten garen. 5 Minuten vor Ende der Garzeit Wasser in einem Topf zum Kochen bringen und 50 g Erbsen (TK-Ware) gar kochen. Abgießen und abtropfen lassen. Die Erbsen mit Fisch und Kartoffelstiften auf einem Teller anrichten. Mit 10 g **Tomatenketchup** und **Zitronenspalten** servieren.

# PIRI-PIRI-HÄHNCHENPFANNE

**497 kcal**
41 g Protein

MARINADE:
1 Knoblauchzehe,
10 ml Essig,
½ rote Chilischote,
1 TL geräuchertes Paprikapulver,
Saft von ½ Limette,
50 ml Olivenöl
55 kcal

50 g getrocknete Reisnudeln
181 kcal

½ rote Chilischote,
Salz & Pfeffer
5 kcal

10 ml Olivenöl,
150 g Hähnchenbrust
204 kcal

½ grüne Paprikaschote,
½ rote Zwiebel
52 kcal

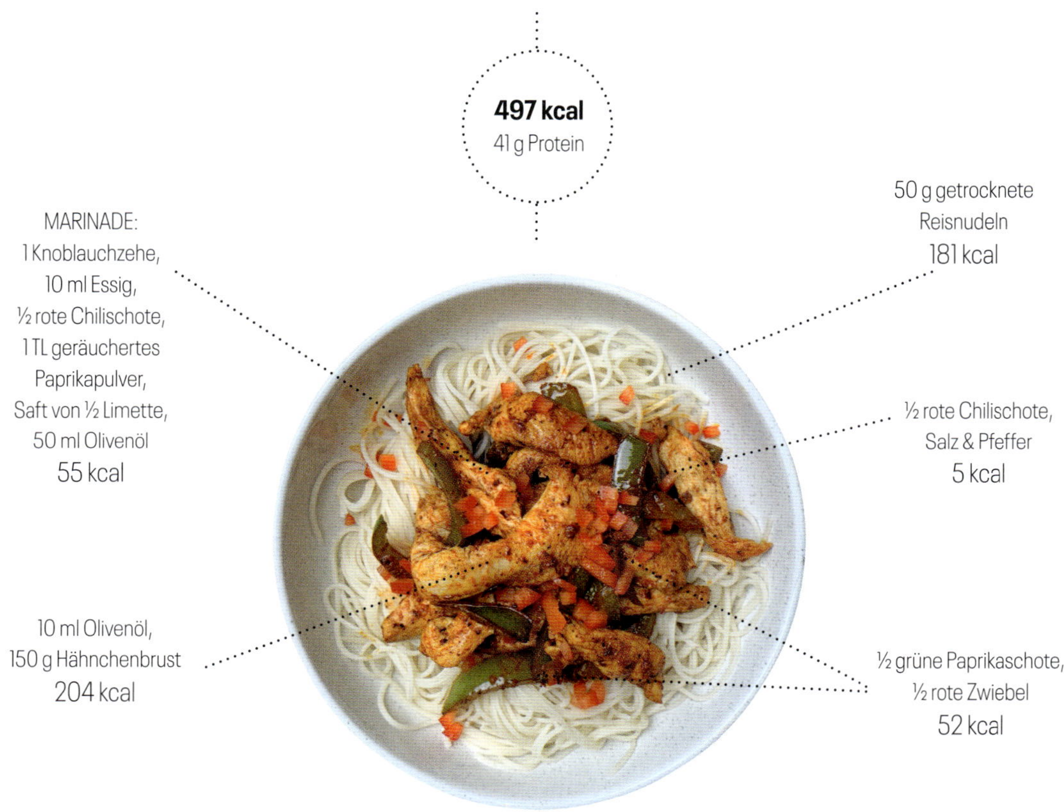

Für die Marinade alle Zutaten in einem Smoothie-Mixer oder Blitzhacker mixen. Das Olivenöl in einer Pfanne erhitzen. Die in Stücke geschnittene Hähnchenbrust darin 2 Minuten bei starker Hitze von jeder Seite anbräunen. Die Hitze auf niedrige Stufe reduzieren und die Hähnchenbrust weitere 10 Minuten garen. Wasser in einem Topf zum Kochen bringen und die Reisnudeln darin nach Packungsangabe gar kochen. Paprika und Zwiebel in Streifen schneiden und zusammen mit der Marinade unter das Fleisch mischen. Mit Salz und Pfeffer abschmecken. Das Nudelwasser abgießen. Die Nudeln auf einen Teller geben und das Hähnchenfleisch darauf anrichten. Mit etwas gehackter roter Chili garnieren und sofort servieren.

# ZUCCHINI-MAIS-PUFFER

**478 kcal**
32 g Protein

PUFFER:
1 Ei (Größe M),
30 g Weizenmehl,
1 Prise Backpulver,
80 g Zuckermais,
½ geraspelte Zucchini,
1 TL Paprikapulver,
Salz & Pfeffer
268 kcal
3 Eier (Größe M)
195 kcal
1 Handvoll Spinat
5 kcal
10 Sprüher Öl
10 kcal
1 TL Sriracha-Sauce
0 kcal


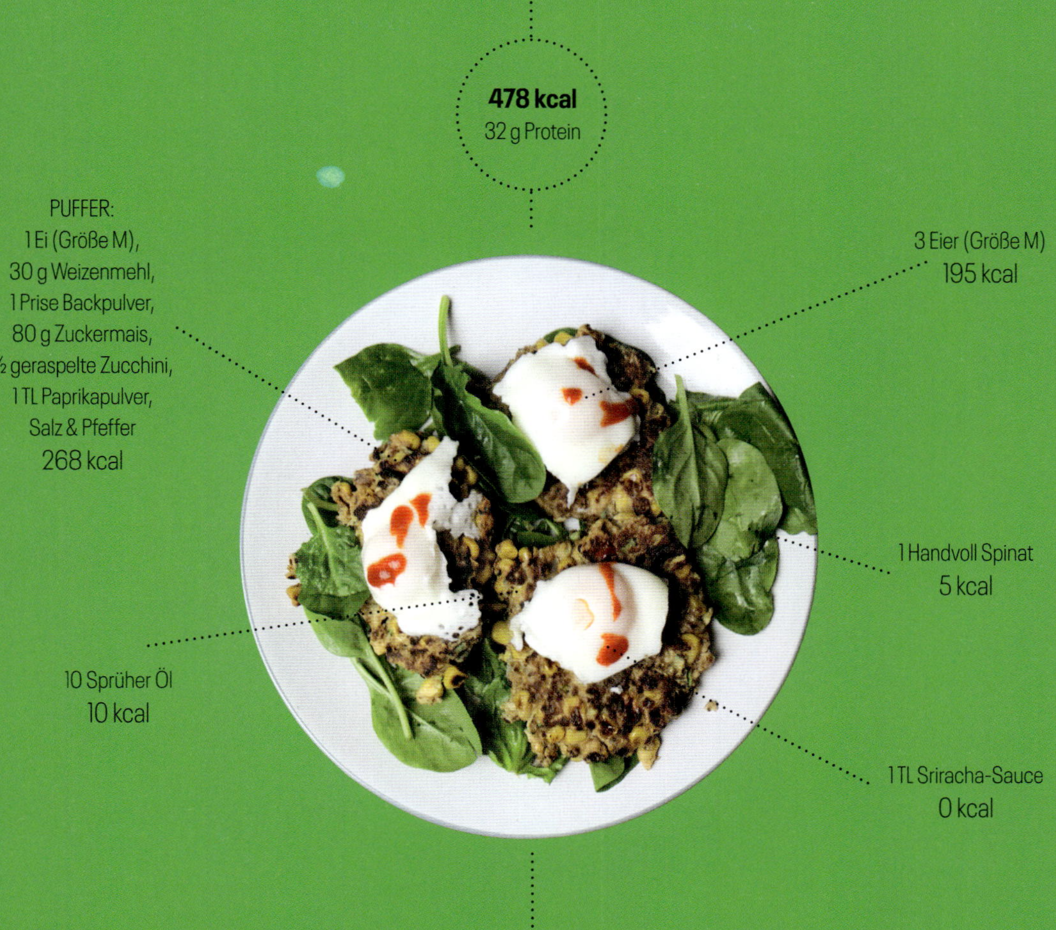

Für die Puffer alle Zutaten in einer Schüssel vermengen und zu drei gleich großen Kugeln formen. Eine Pfanne dünn mit 10 Sprühern Öl einfetten und erhitzen. Die Maiskugeln hineinsetzen und mit einem Pfannenwender zu etwa 3 cm dicken Puffern flach drücken. Bei mittlerer Hitze 5–7 Minuten von jeder Seite braten. Wasser in einem Topf zum Kochen bringen und die Eier darin 3–5 Minuten pochieren (siehe Seite 107). Die Puffer auf einen Teller geben und die pochierten Eier darauf anrichten. Mit dem Spinat garnieren und mit der Sriracha-Sauce beträufeln. Sofort servieren.

# PUTEN-CHORIZO-SAUCE

**581 kcal**
48 g Protein

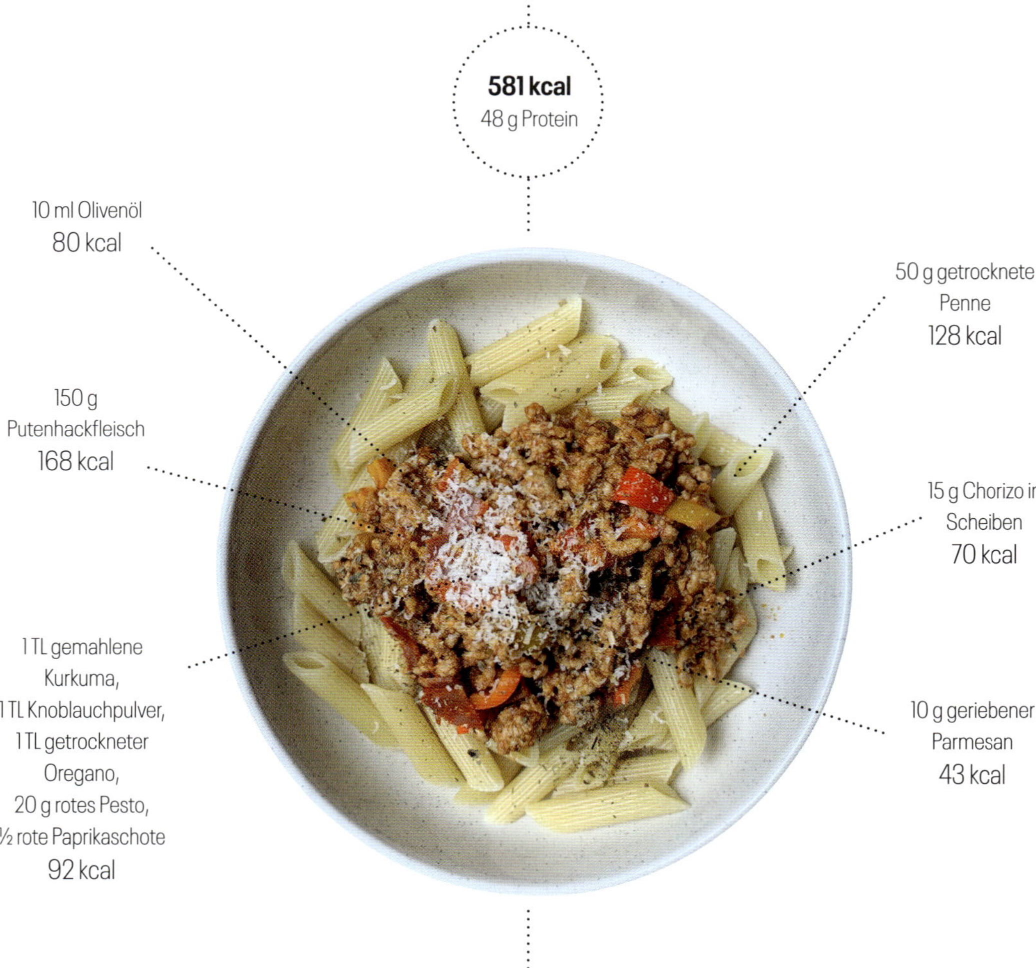

10 ml Olivenöl
80 kcal

150 g
Putenhackfleisch
168 kcal

1 TL gemahlene
Kurkuma,
1 TL Knoblauchpulver,
1 TL getrockneter
Oregano,
20 g rotes Pesto,
½ rote Paprikaschote
92 kcal

50 g getrocknete
Penne
128 kcal

15 g Chorizo in
Scheiben
70 kcal

10 g geriebener
Parmesan
43 kcal

Das Olivenöl in einer Pfanne erhitzen. Das Putenhack mit Gewürzen, Pesto und klein gewürfelter Paprika darin bei starker Hitze 10 Minuten unter regelmäßigem Rühren anbraten. Salzwasser in einem großen Topf zum Kochen bringen. Die Pasta darin nach Packungsangabe al dente kochen. Abgießen und abtropfen lassen. Die Chorizoscheiben unter die Hackfleischmischung mengen. Die Penne auf einen Teller geben und die Sauce darübergeben. Mit dem Parmesan bestreuen und sofort servieren.

# VEGGIE-HACK-SAUCE

**553 kcal**
34 g Protein

10 ml Olivenöl
80 kcal
250 ml passierte Tomaten
75 kcal
200 g Veggie-Hack
210 kcal
½ klein gewürfelte gelbe Paprikaschote
17 kcal
1 gehackte mittlere Zwiebel
35 kcal
5 gehackte Champignons
8 kcal
1 TL Knoblauch-pulver,
8–10 gehackte Basilikumblätter
0 kcal
50 g getrocknete Penne
128 kcal

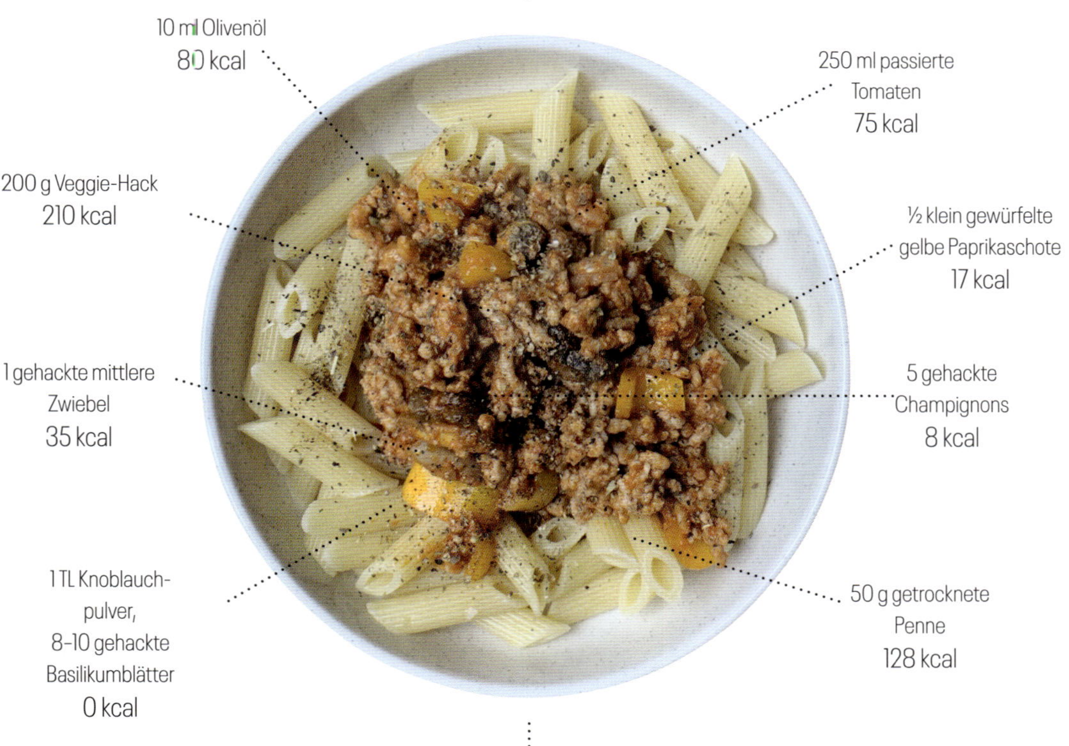

Das Olivenöl in einer Pfanne erhitzen. Veggie-Hack, Zwiebel und Knoblauchpulver darin 5 Minuten braten. Passierte Tomaten, Paprika, Pilze und Basilikum zufügen und weitere 10 Minuten bei niedriger Hitze unter regelmäßigem Rühren köcheln lassen. Inzwischen Salzwasser in einem großen Topf zum Kochen bringen und die Penne darin nach Packungsangabe al dente kochen. Abgießen und abtropfen lassen. Die Penne mit dem Hack auf einem Teller anrichten und sofort servieren.

# IDEEN FÜR SCHLANKE PIZZAS

Tortillas eignen sich auch super als Pizzaböden und sind eine schnelle Lösung für ein Abendessen unter der Woche, wenn man nicht so viel Zeit hat, aber trotzdem etwas Leckeres essen möchte. Als Toppings eignen sich gegartes helles Fleisch wie Hähnchenbrust oder Putenhack und natürlich auch die klassischen italienischen Beläge wie Schinken oder Salami. Ziegenfrischkäse und Mozzarella sind kalorienärmere Alternativen zu Hartkäse wie Parmesan, während Gemüse in Scheiben oder Streifen und Kräuter für Aroma und Farbe sorgen. Für alle Pizzas den Backofen auf 200 °C vorheizen. Eine mittlere Tortilla dann wie vorgeschlagen belegen und 8–10 Minuten backen, bis der Käse geschmolzen ist.

## Hähnchen & Mozzarella

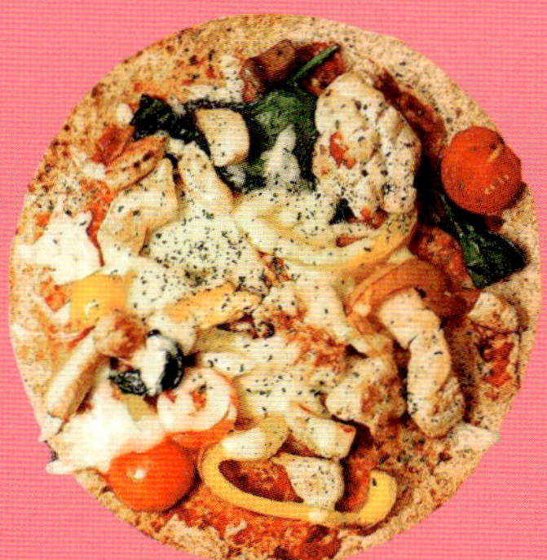

**406 kcal**

32 g Protein

Belag: 20 g **Tomatenmark**, 75 g gegarte **Hähnchenbrust** in Streifen, ½ in Streifen geschnittene **gelbe Paprikaschote**, 4 geviertelte **Kirschtomaten**, 1 Handvoll **Spinat**, 25 g **fettreduzierter Mozzarella** und 1 TL getrocknete **Petersilie**.

## Schinken & Chorizo

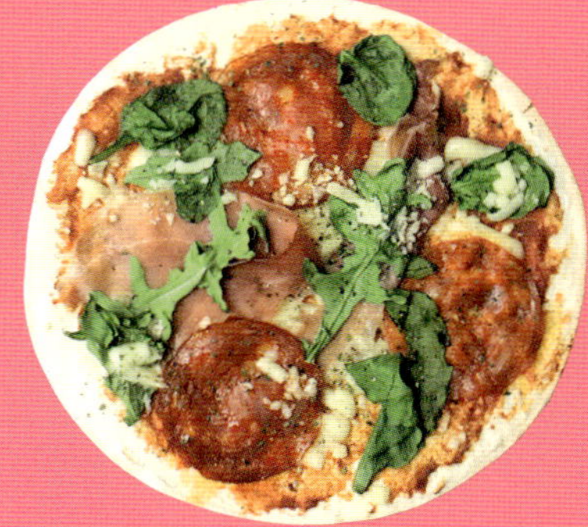

**476 kcal**

27 g Protein

Belag: 20 g **Tomatenmark**, 1 TL getrocknete **Petersilie**, 15 g **Chorizo** in Scheiben, 20 g **Kochschinken**, je 1 Handvoll **Spinat** und **Rucola** und 50 g **fettreduzierter Mozzarella**.

## Schinken & Salami

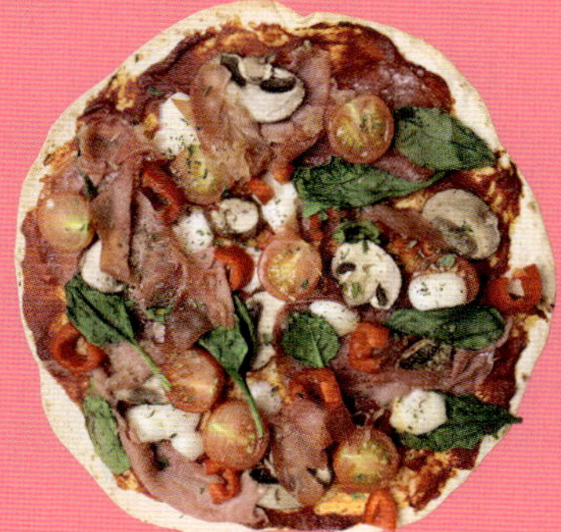

**488 kcal**
28 g Protein

Belag: 20 g **Tomatenmark**, 1 TL **Knoblauchpulver**, ¼ gewürfelte **rote Paprikaschote**, 2 **Champignons** in Scheiben, 4 geviertelte **Kirschtomaten**, 30 g **Ziegenfrischkäse**, 3 Scheiben **Parmaschinken**, 10 g **Salami** und 1 Handvoll **Spinat**.

## Bolognese

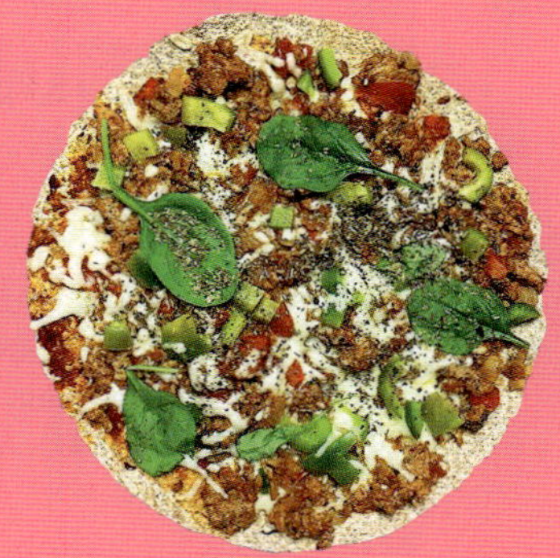

**587 kcal**
38 g Protein

Belag: 125 g **Puten-Chorizo-Sauce** (siehe Seite 134), 50 g **fettreduzierter Mozzarella**, ¼ gewürfelte **grüne Paprikaschote** und 1 Handvoll **Spinat**.

## BBQ-Chicken & Chorizo

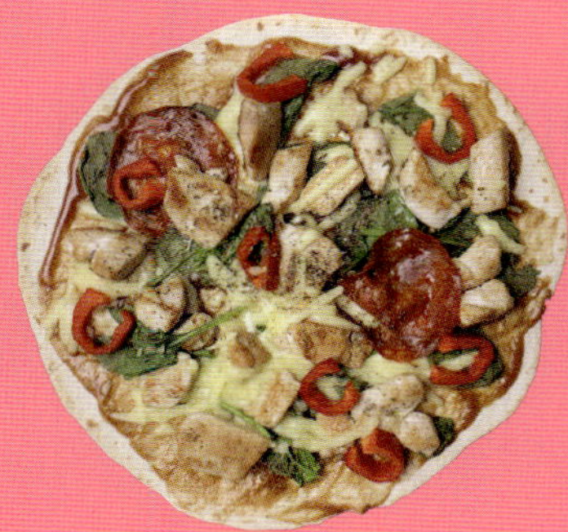

**558 kcal**
44 g Protein

Belag: 75 g gegarte **Hähnchenbrust** in Streifen, 10 g **BBQ-Sauce**, 50 g **fettreduzierter Mozzarella**, 2 Scheiben **Chorizo**, 1 Handvoll **Spinat**, ⅛ gewürfelte **rote Chilischote** und 1 TL getrocknete **italienische Kräuter**.

## Veggie

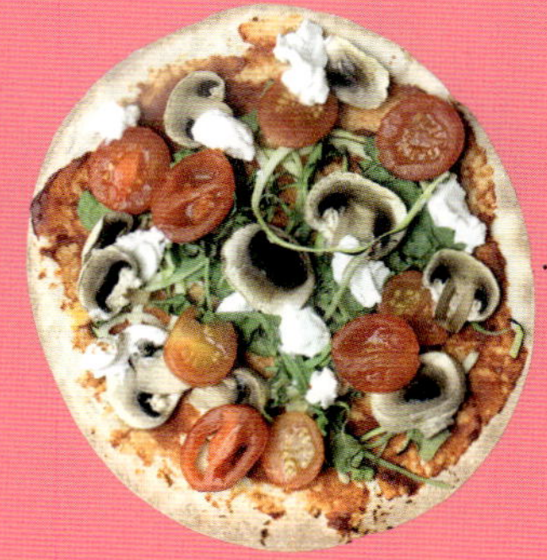

**310 kcal**
11 g Protein

Belag: 20 g **Tomatenmark**, 1 TL **Paprikapulver**, 30 g **Ziegenfrischkäse**, je 1 Handvoll **Spinat** und **Rucola**, 2 **Champignons** in Scheiben, 3 geviertelte **Kirschtomaten** und 20 g **Zucchini** in Scheiben.

# SCHNELLE CURRY-IDEEN

Asiatische Currys sind ein schnelles Straßenessen, und auch wenn die meisten Currys in Restaurants und Imbissbuden in der Regel ganz o. k. sind, enthalten sie oft viele Kalorien. Bei regelmäßigem Verzehr nimmst du also Tausende von Kalorien auf und verlangsamst deinen Fortschritt. Wenn du auswärts ein Curry essen möchtest und gleichzeitig abnehmen willst, ist es ratsam, nicht zu oft bzw. zu häufig zuzuschlagen. Hier sind ein paar kalorienarme Curry-Rezepte, die auch zu Hause ganz leicht gelingen.

## TAKE-AWAY-CURRY, REIS UND NAANBROT

**Zwiebel-Bhajis**

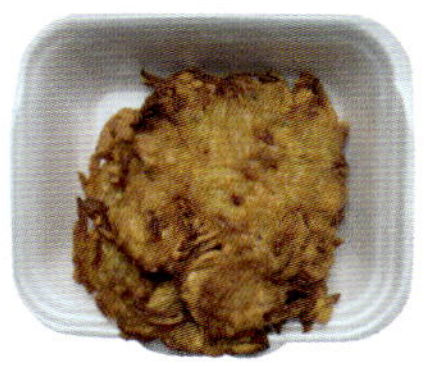

485 kcal

**Aloo Dum**

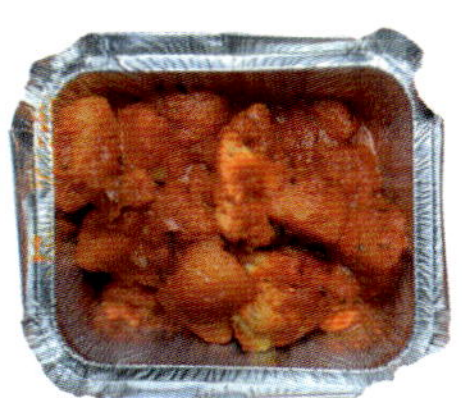

315 kcal

**Naanbrot**

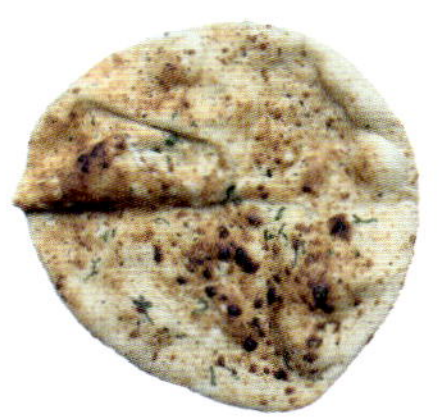

761 kcal

**Pilaw**

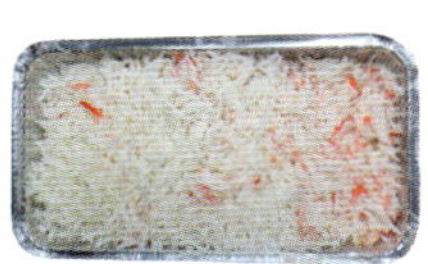

514 kcal

**Chicken Tikka Masala**

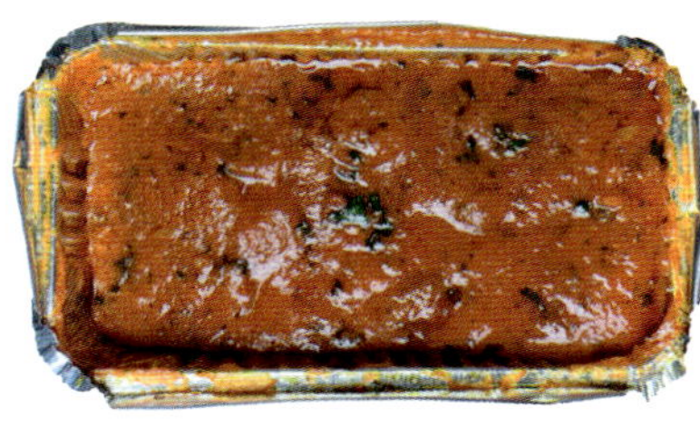

1037 kcal

**3112 kcal**

## Grünes Thai-Curry

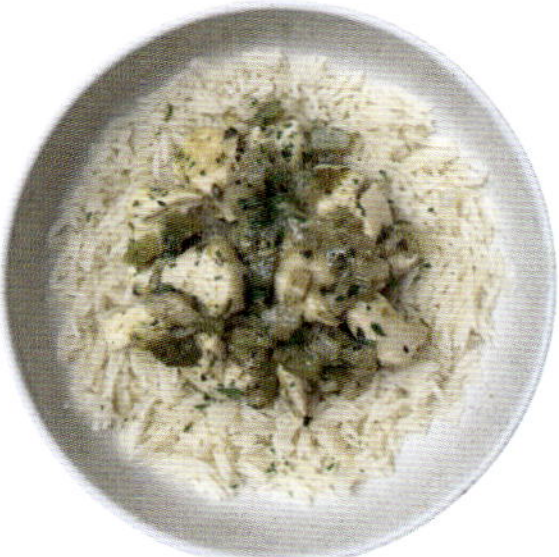

**581 kcal**

10 ml **Olivenöl** in einer Pfanne erhitzen. 150 g **Hähnchenbrust** in Streifen, 100 g **grüne Thai-Currypaste**, 1 große Handvoll **frischen Koriander**, 1 EL **griechischen Joghurt (0 % Fett)**, 1 gewürfelte **grüne Paprikaschote** und ½ gehackte rote Zwiebel darin 15 Minuten garen. Inzwischen 125 g gegarten **Basmatireis** aufwärmen. Sofort servieren.

## Balti mit Garnelen & Süßkartoffel

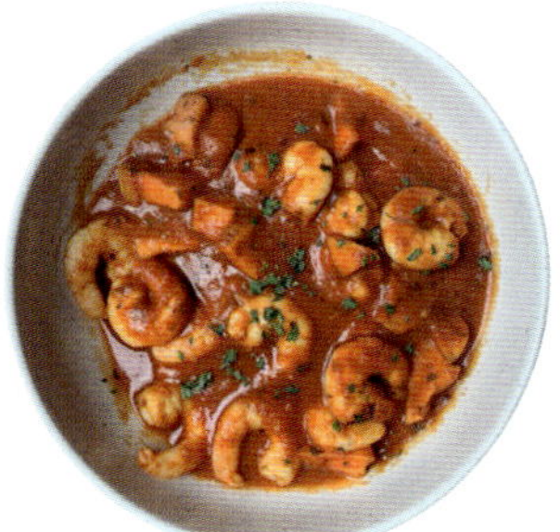

**469 kcal**

10 ml **Olivenöl** in einer Pfanne erhitzen. 150 g gegarte **Garnelen**, 2 EL **Balti-Currypaste**, 1 TL gemahlener **Kreuzkümmel** und 100 g **passierte Tomaten** darin 15 Minuten garen. Inzwischen 150 g gewürfelte **Süßkartoffeln** 5–7 Minuten in der Mikrowelle weich garen. Unter das Curry mischen und sofort servieren.

## Naan mit Lamm-Masala

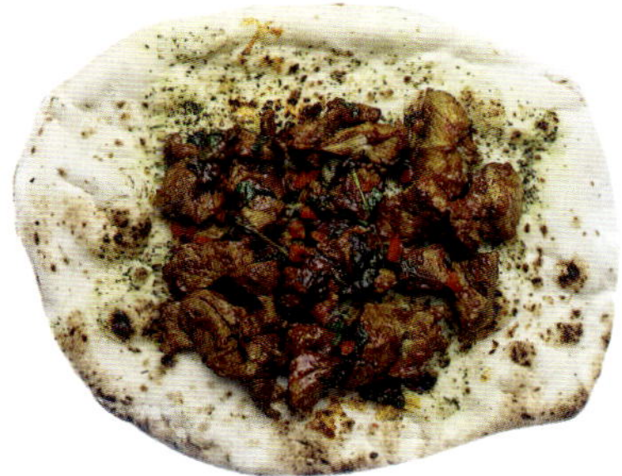

**574 kcal**

10 ml **Olivenöl** in einer Pfanne erhitzen. 200 g gewürfeltes mageres **Lammfleisch**, 3 EL **Masala-paste**, 1 Handvoll **Spinat** und ½ gehackte **rote Chili-schote** darin 5 Minuten anbraten. Ein **Knoblauch-Koriander-Naanbrot (175 g)** 2 Minuten unter dem heißen Backofengrill rösten. Das Masala darauf verteilen. Sofort servieren.

## Chicken Tikka Masala

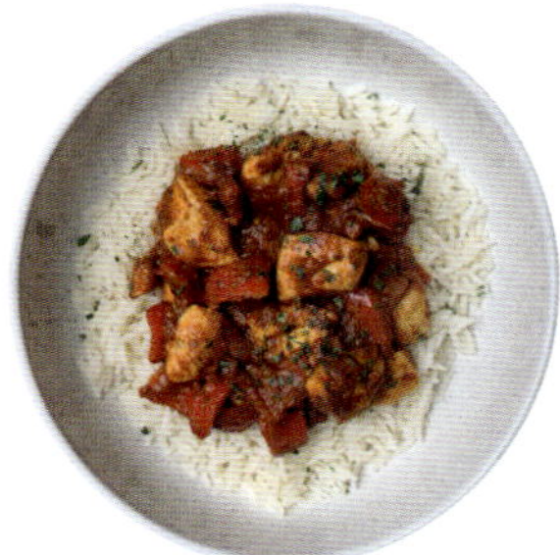

**555 kcal**

10 ml **Olivenöl** in einer Pfanne erhitzen. 150 g **Hähnchenbrust** in Streifen, 2 EL **Masalapaste**, 100 ml **passierte Tomaten**, ½ gehackte **rote Zwiebel**, 5 geviertelte **Kirschtomaten**, frische **Basilikumblätter** und ½ gewürfelte **rote Paprika-schote** darin gar braten. 125 g gegarten **Basmatireis** aufwärmen. Das Masala darauf anrichten.

# STEAK & EI

**606 kcal**
52 g Protein

MARINADE:
10 ml Olivenöl,
1 EL Paprikapulver,
2 zerdrückte Knoblauchzehen,
Salz
85 kcal

150 g Lendensteak
301 kcal

100 g Süßkartoffel
98 kcal

1 rote Zwiebel,
½ rote Paprikaschote
52 kcal

1 Ei (Größe M)
65 kcal

1 Handvoll Spinat
5 kcal

Die Zutaten für die Marinade in einer Schüssel verrühren. Das Steak in feine Streifen schneiden und in der Marinade wenden. Die Süßkartoffeln würfeln und 5–7 Minuten in der Mikrowelle weich garen. Eine beschichtete Pfanne bei starker Hitze heiß werden lassen. Das Steak samt Marinade mit gehackter Zwiebel und gewürfelter Paprika darin 2–4 Minuten braten. Das Ei in die Pfanne schlagen. Spinat und gegarte Süßkartoffeln zugeben. Die Hitze reduzieren und garen, bis das Spiegelei die gewünschte Festigkeit hat. Sofort servieren.

# LACHSSTREIFEN & SÜSSKARTOFFELN

**541 kcal**
33 g Protein

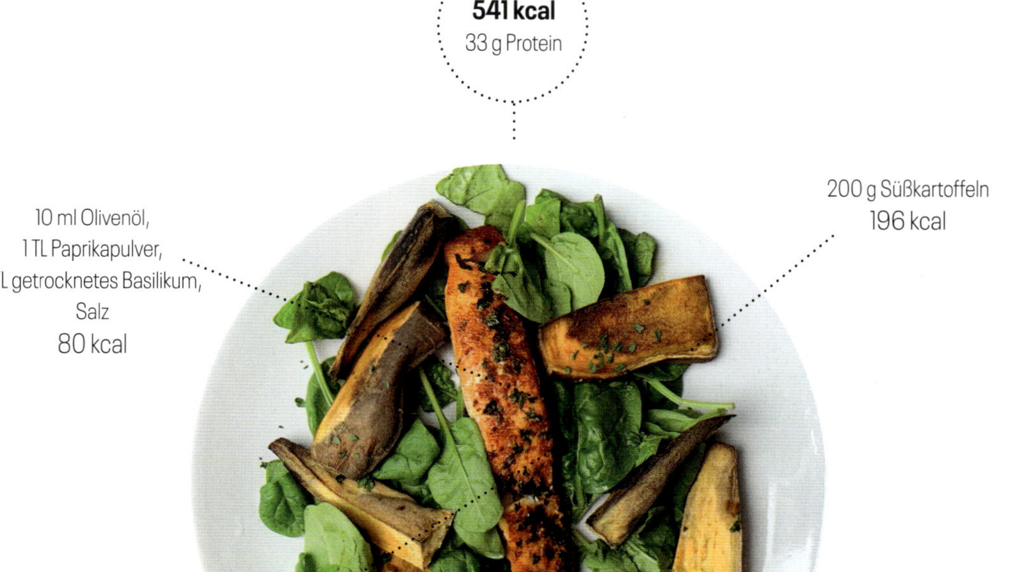

10 ml Olivenöl,
1 TL Paprikapulver,
1 TL getrocknetes Basilikum,
Salz
80 kcal

200 g Süßkartoffeln
196 kcal

125 g Lachsfilet
260 kcal

1 große Handvoll Spinat
5 kcal

Den Backofen auf 220 °C vorheizen. Olivenöl, Paprikapulver, Basilikum und 1 Prise Salz in einer Schale verrühren. Das Lachsfilet damit einreiben. Die Süßkartoffel in Spalten schneiden und mit der restlichen Marinade einreiben. Lachs und Süßkartoffeln auf einem mit Alufolie belegten Backblech verteilen und im vorgeheizten Ofen 15 Minuten garen. Den Spinat auf einen Teller geben und Lachs und Süßkartoffeln darauf anrichten. Sofort servieren.

# HÄHNCHEN-SATÉ

**640 kcal**
57 g Protein

10 ml Olivenöl
80 kcal
150 g
Hähnchenbrustfilet
158 kcal
1 rote Zwiebel
35 kcal
Salz & Pfeffer
0 kcal
50 g Erdnussmus,
20 ml Sojasauce,
20 ml Wasser
194 kcal
1 Handvoll Spinat
5 kcal
1 Frühlingszwiebel
5 kcal
75 g frische
Eiernudeln
158 kcal
rote Chilischote
5 kcal

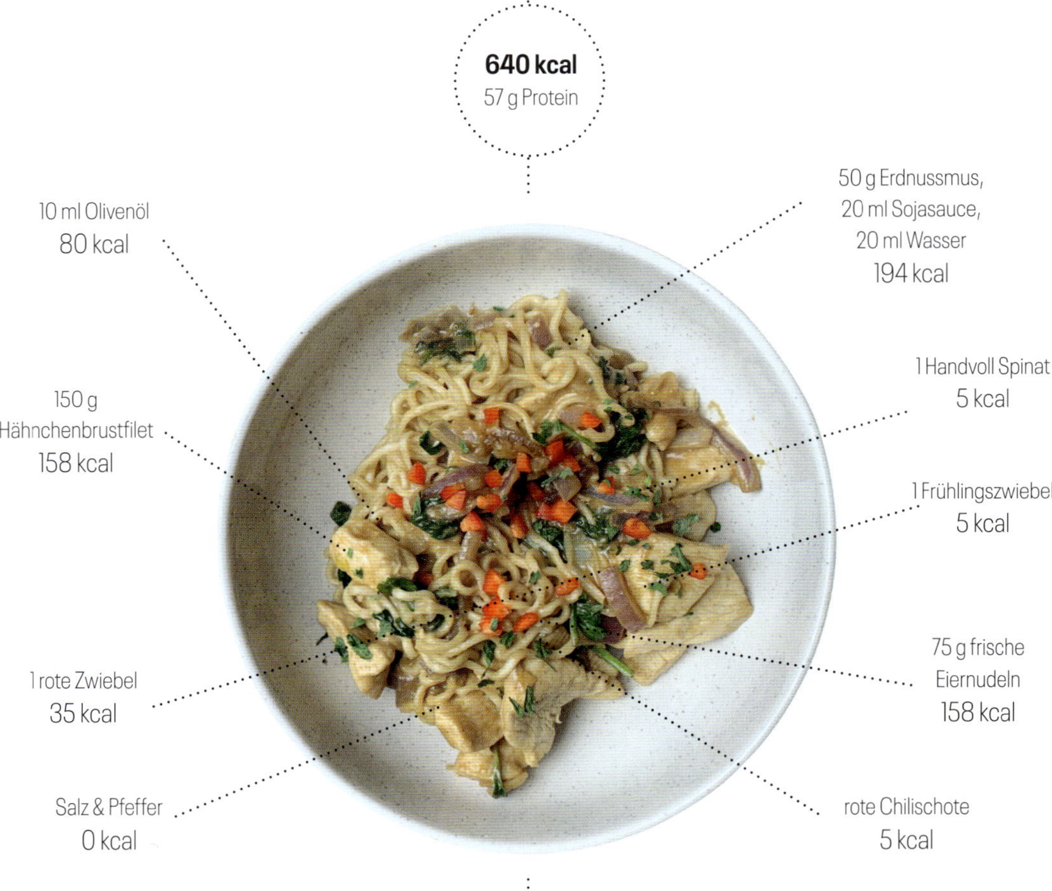

Das Olivenöl in einer Pfanne erhitzen. Das Hähnchenbrustfilet in Streifen schneiden und mit der gehackten roten Zwiebel darin bei starker Hitze 5 Minuten anbräunen. Die Hitze reduzieren. Erdnussmus, Sojasauce und Wasser zufügen und rühren, bis die Hähnchenstreifen damit überzogen sind. Spinat und gehackte Frühlingszwiebel untermischen und 5 Minuten rührbraten, bis das Hähnchenfleisch gar ist. Die Eiernudeln zufügen und weitere 5 Minuten garen. Mit Salz und Pfeffer abschmecken. Mit gehackter roter Chili garnieren und sofort servieren.

# SNACKS
## PLANEN

Ein Snack ist einfach eine kleine Mahlzeit, die zwischen den Hauptmahlzeiten eingenommen wird. Das ist nichts Schlechtes oder etwas, wofür man sich schämen müsste. Denn ein Snack zwischen den Mahlzeiten macht nicht automatisch dick.

Ein Hungergefühl ist normalerweise ein Zeichen dafür, dass du etwas essen solltest. Wenn du abnehmen willst, sollten deine Hauptmahlzeiten sättigend sein und gleichzeitig dein Kaloriendefizit unterstützen. Das Gleiche gilt unbedingt auch für Zwischenmahlzeiten, die gut überlegt und angemessen sein sollten.

Das Problem bei Snacks ist, dass wir manchmal nicht den Zusammenhang zwischen Portionsgröße und Kalorienwert erkennen. Ein paar Beispiele:

- 1 kleiner Blaubeermuffin (115 g)
  = etwa 5–8 Bissen und 420 Kalorien

- 75 g Studentenfutter
  = 1 Handvoll Knabberei und 360 Kalorien

- 200 g frische Erdbeeren
  = ca. 15 Bissen und nur 60 Kalorien

**Wähle deine Snacks also mit Bedacht und genieße sie.**

## »GUT«

30 g Pistazien

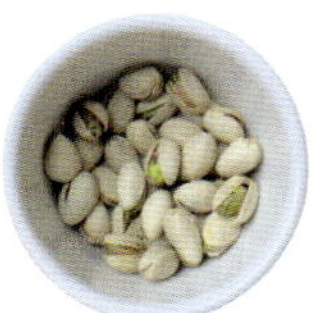

175 kcal

Toastscheibe (40 g) mit ½ mittleren Avocado

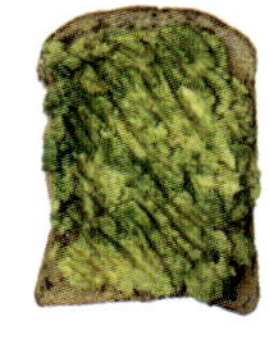

265 kcal

Reiscracker & 25 g Erdnussmus

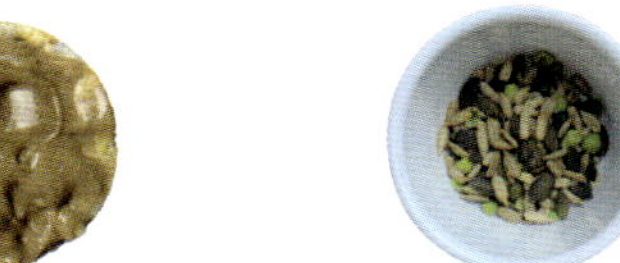

155 kcal

25 g Saatenmix

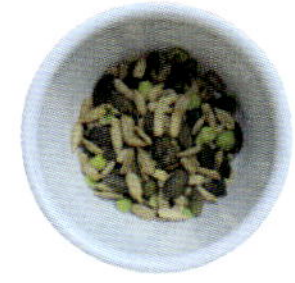

143 kcal

50 g Popcorn

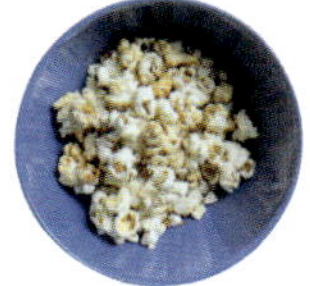

244 kcal

40 g dunkle Schokolade

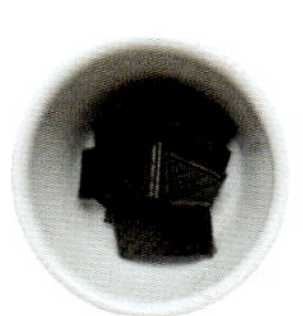

237 kcal

**1219 kcal**

## »SCHLECHT«

30 g Schokosnack

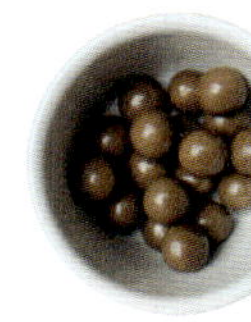

152 kcal

Toastscheibe (40 g) mit 15 g Erdbeerkonfitüre

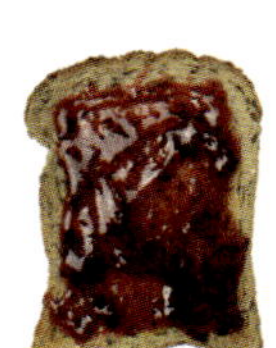

123 kcal

Hefezopf & 5 g Butter

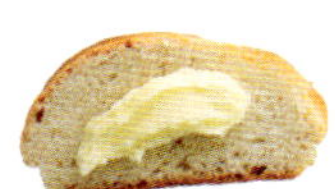

140 kcal

25 g Fruchtgummis

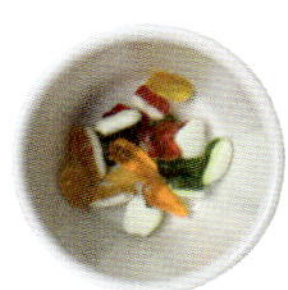

85 kcal

50 g Tortillachips

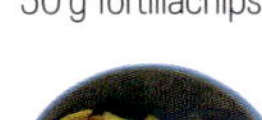

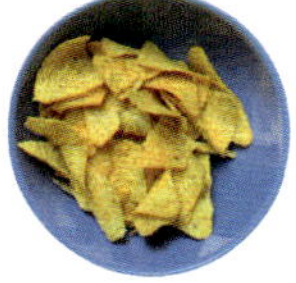

246 kcal

40 g Milchschokolade

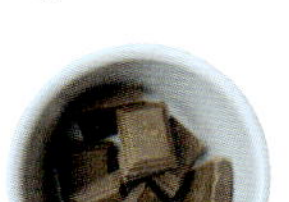

214 kcal

**960 kcal**

Um dein Essverhalten unter Kontrolle zu haben, ist es wichtig zu wissen, dass es weder »gute« noch »schlechte« Nahrungsmittel gibt, sondern nur »unterschiedliche«. Wenn du die unterschiedlichen Nährwerte kennst, kannst du so ausgewogen essen, dass alle Aspekte deiner Ernährung unterstützt werden. Wir wissen, dass Mikronährstoffe und die Einhaltung eines Kalorienziels wichtig sind, aber auch Genuss ist ein wichtiger Faktor, damit du lange dabeibleibst. Um deine Ziele zu erreichen, ist es also eine gute Strategie, alle Faktoren zu berücksichtigen und dich nicht nur auf eine limitierte Anzahl von Nahrungsmitteln zu beschränken. In diesem Sinne sind die Begriffe »gut« und »schlecht« bedeutungslos.

# KEKSE & RIEGEL

Bahlsen ABC Russisch Brot
4 kcal
Griesson Soft Cake Orange
16 kcal
Bahlsen Butterblätter
21 kcal
Bahlsen Deloba
34 kcal
Coppenrath Wiener Sandring
38 kcal
Oreo
71 kcal
Hobbits kernig
23 kcal
Leibniz Vollkorn
30 kcal
Lambertz Vital
31 kcal
Lambertz Bio Hafer Cookie Zartbitter
60 kcal
Lambertz Bio Hafer Cookie
61 kcal
De Beukelaer Cereola
65 kcal
Leibniz Butterkeks
22 kcal
Bahlsen Chokini
32 kcal
Lotus Biscoff
38 kcal
Bahlsen Ohne Gleichen
58 kcal
Leibniz Choco Vollmilch
71 kcal
Prinzenrolle
114 kcal
Ferrero Duplo
100 kcal
KitKat 2-Finger-Riegel
112 kcal
Nutella B-Ready
115 kcal
Kinder Bueno
122 kcal
Kinder Country
132 kcal
Hanuta Riegel
199 kcal

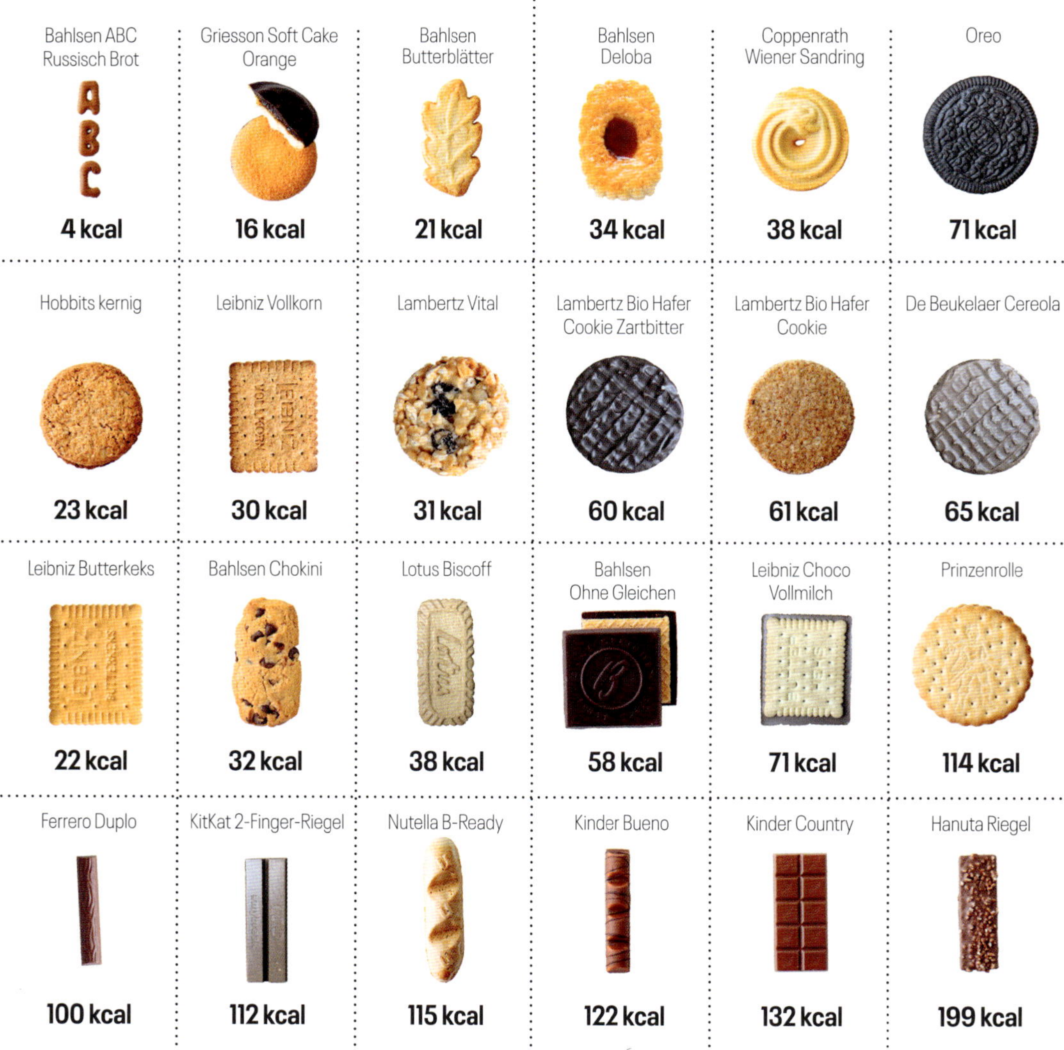

Es gibt noch mehr nahrhafte Snacks, als diese Auswahl zeigt. Hierbei handelt es sich um die beliebtesten Produkte, die dir größtenteils sicherlich bekannt sind. Anstatt Kekse und Plätzchen komplett zu streichen, solltest du sie nur richtig einordnen. Genieße sie also, aber achte darauf, dass deine Ernährung insgesamt ausreichend Mikronährstoffe und ein ausgewogenes Verhältnis von Fetten, Kohlenhydraten und Proteinen enthält.

# IST DOCH NUR EIN KEKS

pro Tag

**255 kcal**

pro Woche

**1275 kcal**

pro Monat

**5100 kcal**

entspricht

10 Big Macs oder ...

10 Flaschen Weißwein à 750 ml

Auch wenn sie sehr lecker sind – wenn du einen Monat lang jeden Tag drei Kekse essen würdest, entspräche die Gesamtkalorienmenge der von zehn Big Macs von McDonald's oder 7,5 Litern Weißwein.

Entscheidend für deinen langfristigen Erfolg beim Abnehmen ist, alles, was du gerne isst, in deine Ernährung einzubeziehen. Dabei solltest du dir aber auch im Klaren sein, dass so mancher Lieblingssnack im Lauf der Zeit eine ganz schön große Kalorienmenge ergibt. Eventuell musst du deine Ernährung also an anderer Stelle entsprechend anpassen, um dir die Kalorienbömbchen weiterhin gönnen zu können, ohne dein Zielgewicht aus den Augen zu verlieren.

# DONUTS

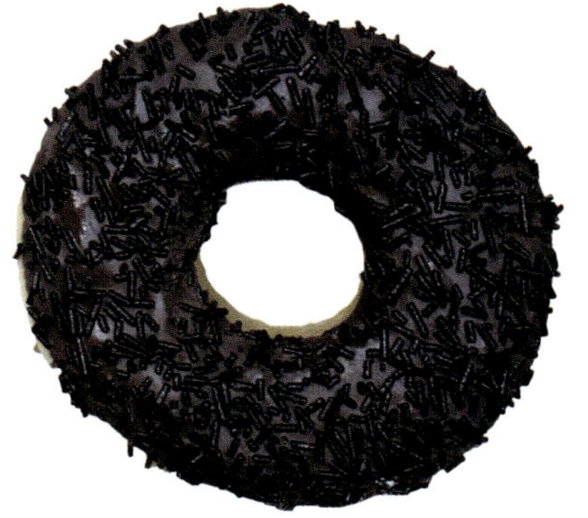

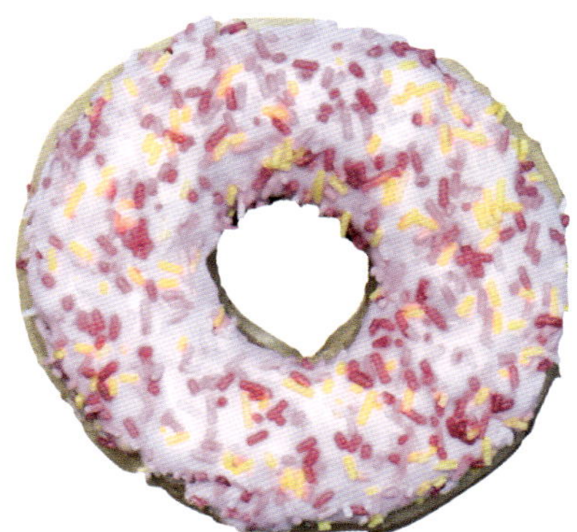

**Wenn du total auf Donuts stehst, dann gönne sie dir. Eine Diät, die dir deine Lieblingsspeisen verbietet, funktioniert langfristig nicht.**

Das auf der vorigen Seite beschriebene Phänomen gilt natürlich für alle Nahrungsmittel. Aber Donuts und anderer Süßkram gibt es eben an jeder Ecke. Sie sind beliebt und schnell gegessen, treiben aber auch die Kalorienzufuhr nach oben.

Bevor du also in einen Donut oder ähnliches beißt, solltest du wissen, wie viele Kalorien du dir einverleibst und wie und ob er in dein Tages- bzw. Wochenkalorienziel passt.

Zwei Donuts täglich hauen mit etwa 496 Kalorien rein! Das ist ein großer Teil deiner täglichen Energiezufuhr – und sie halten nicht lange vor. Greif also lieber zu sättigenderen Zwischenmahlzeiten und nur gelegentlich und in Maßen zu solchen sündig-leckeren Snacks.

Du kannst deine Ernährung so gestalten, dass das nachmittägliche süße Teilchen in deine Gesamtkalorienzufuhr passt, oder du gönnst sie dir seltener. Du kannst aber auch beschließen, Donuts und Co. ganz zu streichen, weil es etwas anderes gibt, das du noch lieber isst und weniger Kalorien enthält und dir daher besser beim Abnehmen hilft.

# WARUM BROT NICHT DICK MACHT

40 g weißes Toastbrot

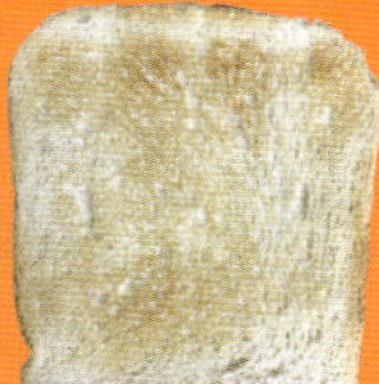

**95 kcal**

+ 30 g Erdnussmus & 20 g Konfitüre

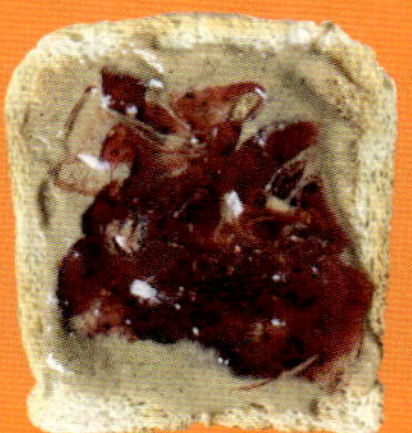

**330 kcal**

40 g dunkles Toastbrot

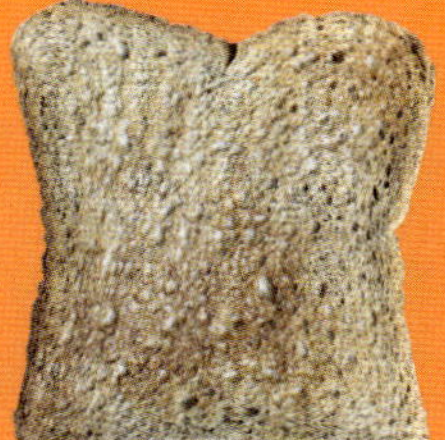

**95 kcal**

+ 30 g Erdnussmus & 20 g Konfitüre

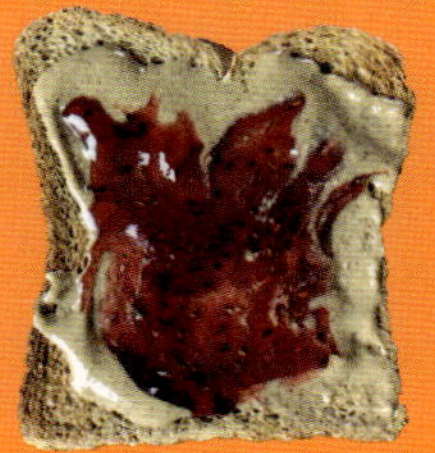

**330 kcal**

Viele, die abnehmen wollen, meinen, Brot aus ihrer Ernährung streichen oder Weißbrot durch Vollkornbrot ersetzen zu müssen. Aber was die Kalorien angeht, macht es keinen großen Unterschied, ob man helles oder dunkles Toastbrot isst.

Entscheidender ist, was aufs Brot kommt! Wenn du zentimeterdick Erdnussmus darauf verstreichst und vielleicht noch Konfitüre drüber, verdreifacht sich die Kalorienmenge mal eben ganz schnell.

Brot ist also nicht dein Feind. Iss Brot, aber überlege dir, womit du es belegst bzw. bestreichst. Wenn du zu viele Kalorien daraufgibst, nimmst du auch zu.

## IDEALISIERT

1 dunkle Toastscheibe (40 g) mit 120 g Avocado

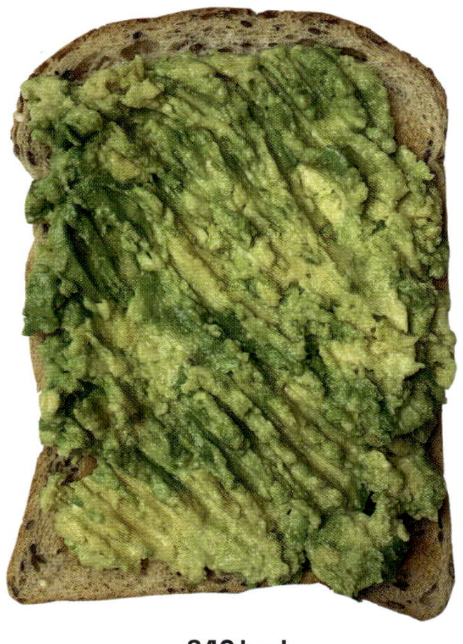

**340 kcal**

## VERTEUFELT

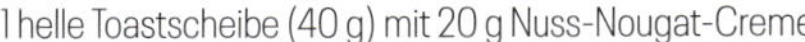

1 helle Toastscheibe (40 g) mit 20 g Nuss-Nougat-Creme

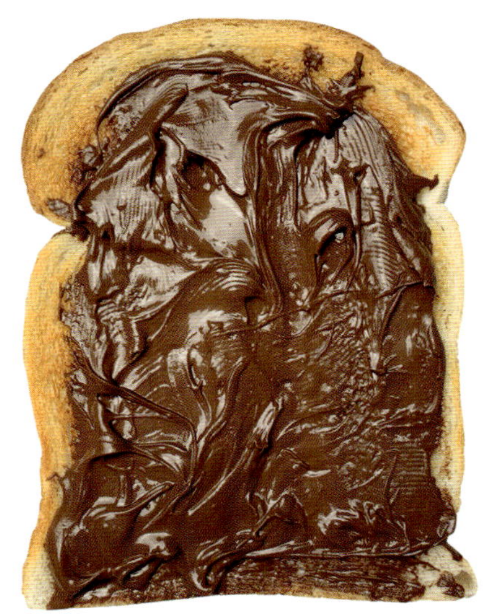

**203 kcal**

Bestimmte Lebensmittel werden gerne idealisiert, weil wir glauben, dass sie besonders gesund sind. Andere wiederum werden verteufelt, weil sie als schlecht gelten. Isoliert betrachtet ist aber kein Lebensmittel gut oder schlecht.

Avocado auf Vollkorntoast und Nutella auf weißem Toast sind beides leckere Snack-Optionen.

Der Avocado-Toast liefert zwar mehr Mikros und Ballaststoffe, enthält aber auch mehr Kalorien als eine Portion Nutella auf hellem Toast. Avocado auf Vollkorntoast ist ideal, wenn du deine Aufnahme von Mikronährstoffen erhöhen und länger satt bleiben willst. Der Nutella-Toast ist eine gute Option, wenn du dich bereits ausgewogen ernährst mit ausreichend Mikros, Proteinen und Ballaststoffen und einfach nur etwas Leckeres snacken willst, das deinem Kalorienziel entspricht. Du kannst auch die Avocado- bzw. Nutella-Menge entsprechend deinem Kalorienziel anpassen.

# KÄSE AUF BROT: PORTION KONTROLLIEREN

## LECKER

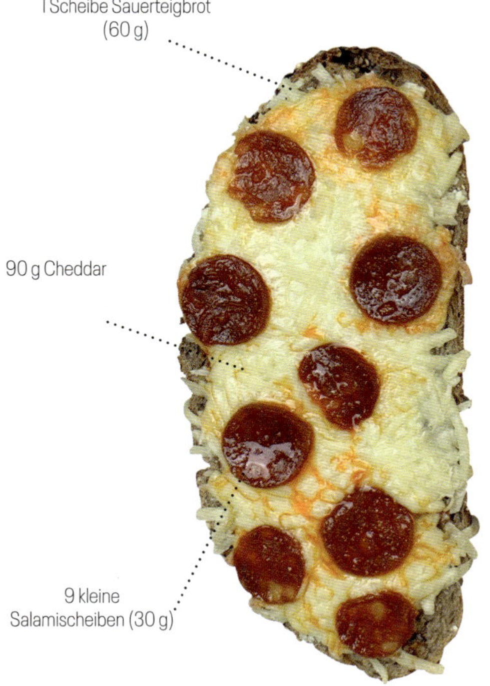

1 Scheibe Sauerteigbrot (60 g)

90 g Cheddar

9 kleine Salamischeiben (30 g)

**665 kcal**

## AUCH LECKER

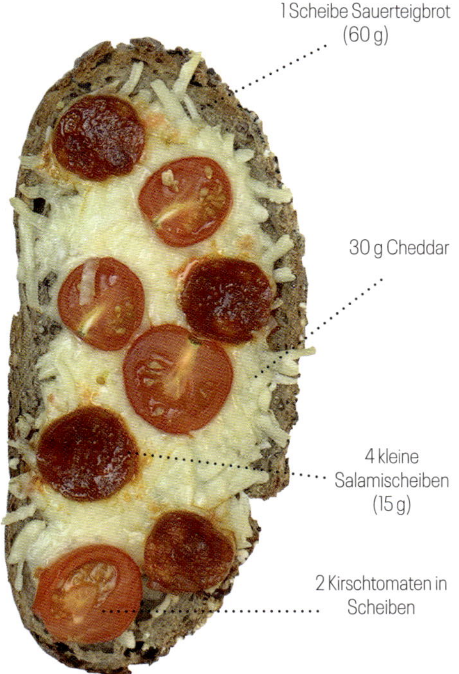

1 Scheibe Sauerteigbrot (60 g)

30 g Cheddar

4 kleine Salamischeiben (15 g)

2 Kirschtomaten in Scheiben

**339 kcal**

Versuche nicht, deine Ernährung über Nacht krass zu ändern. Mach dir erst einmal bewusst, was du alles isst, und reduziere dann die Mengen. So kannst du auch in deiner gewohnten Ernährungsweise allmählich ein Kaloriendefizit schaffen.

Du kannst immer noch alles essen, was du gern magst. Dein Kalorienziel zum Abnehmen erreichst du über die Kontrolle deiner Portionsgrößen.

Das ist keine Raketenwissenschaft – nur Wissenschaft.

# NOCH MEHR LECKERE TOASTS

5 g Butter

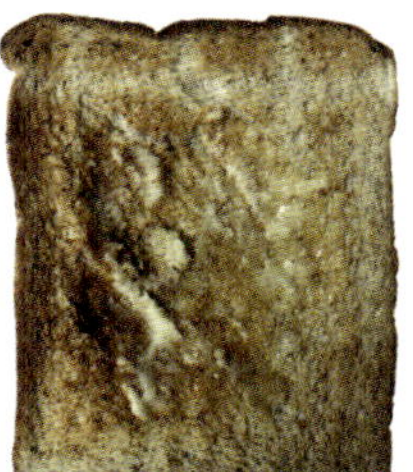

**130 kcal**

¼ mittlere Avocado

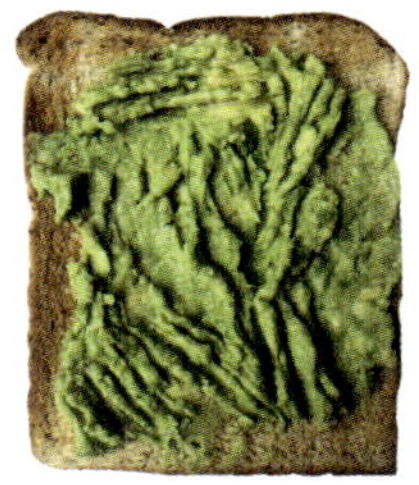

**178 kcal**

20 g Erdnussmus

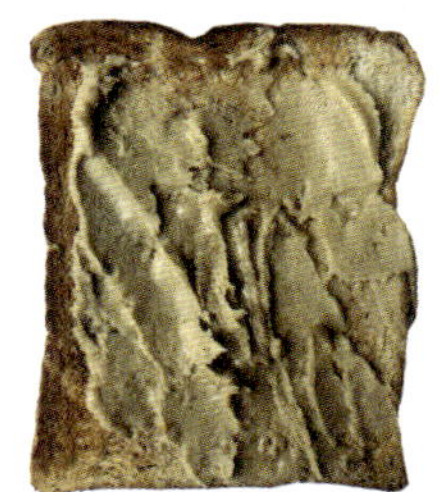

**210 kcal**

1 mittleres pochiertes Ei

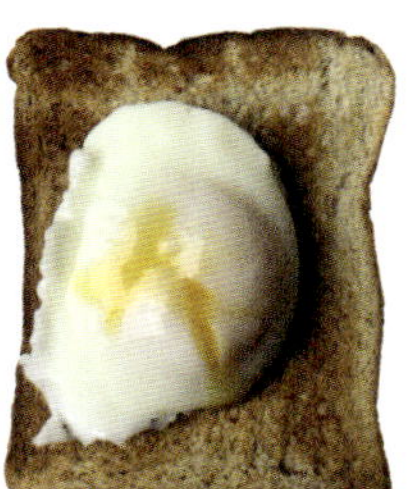

**155 kcal**

¼ mittlere Avocado + 1 mittleres pochiertes Ei

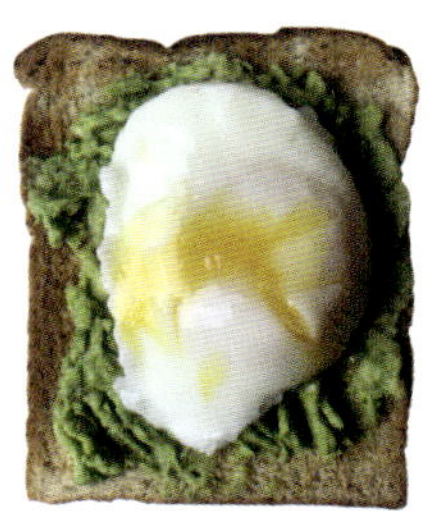

**243 kcal**

20 g Erdnussmus + 5 zerdrückte Himbeeren

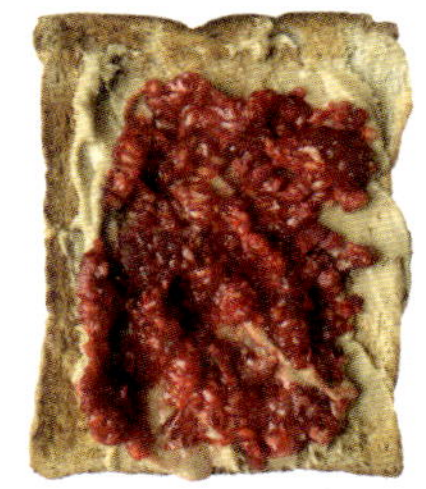

**215 kcal**

2 gegrillte Scheiben Lachsschinken + 10 g Ketchup

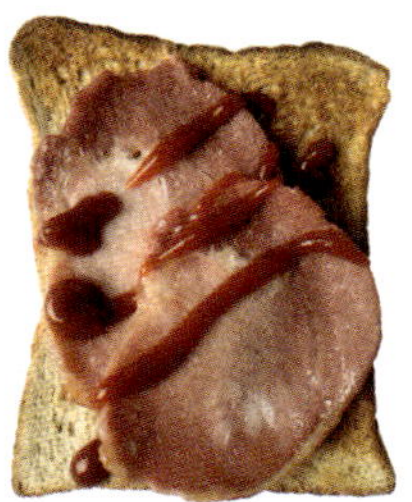

**145 kcal**

20 g fettreduzierter Cheddar + 1 Scheibe Bündnerfleisch, gegrillt, bis der Käse schmilzt

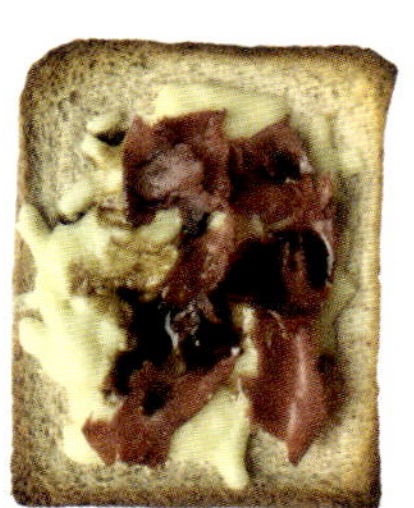

**175 kcal**

¼ mittlere Avocado, 2 gegrillte Scheiben Lachsschinken + 1 mittleres pochiertes Ei

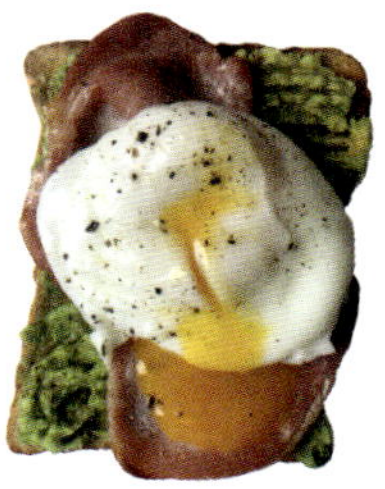

**288 kcal**

# HEISSHUNGER AUF SCHOKOLADE

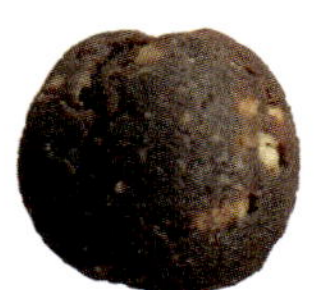

Unbefriedigende Schoko-Proteinkugel: »Alles mit Protein ist besser als Schoki, oder?« **180 kcal**

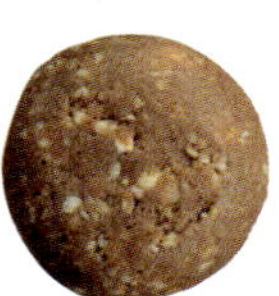

Unbefriedigende Superfoodkugel: »Hauptsache gesund ... Wer braucht schon Schokolade?« **240 kcal**

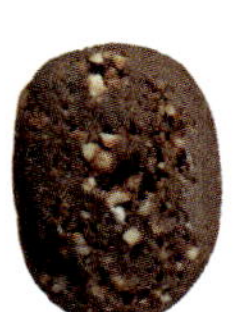

Unbefriedigendes Bio-Zeug: »Ach, mir fehlt Schokolade. Aber das Zeug hier ist gesund und schmeckt nach Schoki. Also ist es o. k.« **150 kcal**

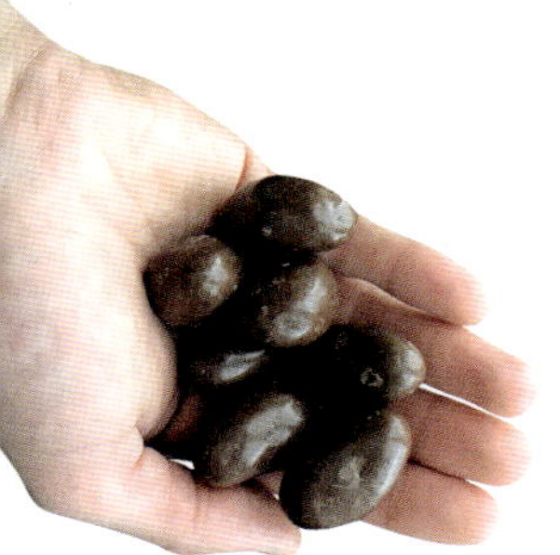

Unbefriedigende 85 g schokolierte Paranüsse: »Wenn das mal keine gesunden Fette sind! Und quasi ohne Schokolade. Also ist es o. k.« **480 kcal**

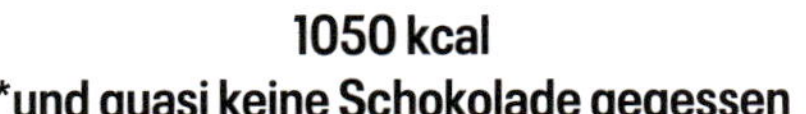

**1050 kcal**
***und quasi keine Schokolade gegessen**

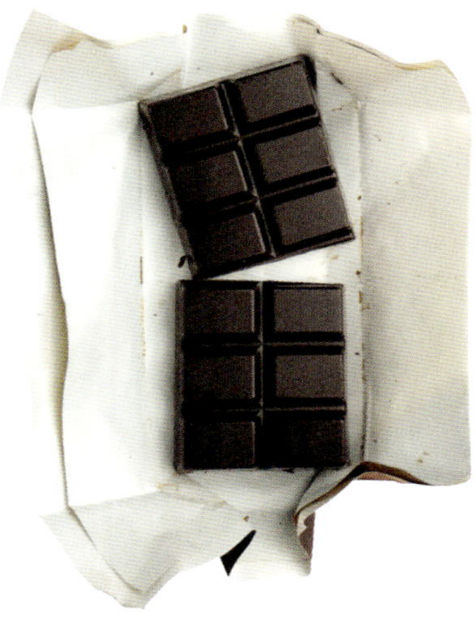

Befriedigende 40 g Schokolade: »Das ist genau das, was ich eigentlich will.«

**210 kcal**
***und echte Schokolade gegessen**

Die Botschaft ist einfach: Wenn du Schokolade willst, iss sie. Wenn du abnehmen willst, solltest du allerdings auf ihren Kaloriengehalt achten.

»Gesündere« Alternativen haben oft gleich viele oder sogar mehr Kalorien als echte Schokolade. Deine Mikronährstoffe kannst du über deine Hauptmahlzeiten aufnehmen, damit du die Schokolade richtig genießen kannst!

# KALORIENÄRMERE ALTERNATIVEN, DIE AUCH SCHMECKEN

58 g Mars

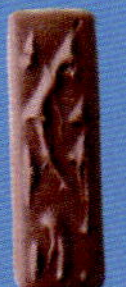

262 kcal

50 g Cheddar

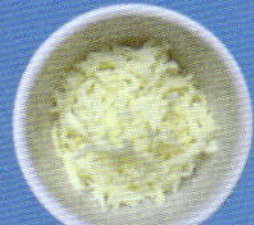

210 kcal

250 g griechischer Joghurt

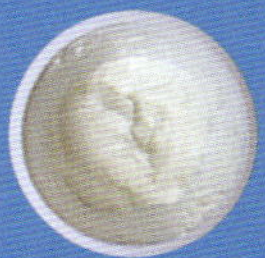

233 kcal

300 ml Vollmilch

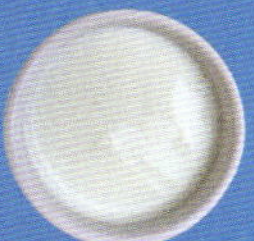

198 kcal

200 ml B&J-Eis Chocolate Fudge Brownie

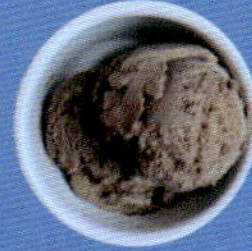

498 kcal

**1401 kcal**

25 g Milky Way

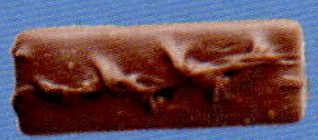

114 kcal

50 g fettreduzierter Cheddar

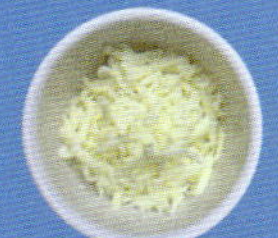

145 kcal

250 g griechischer Joghurt (0 % Fett)

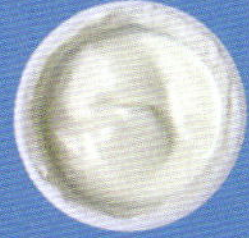

135 kcal

300 ml Halbfettmilch

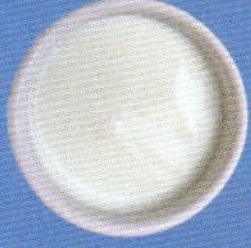

150 kcal

200 ml Breyers Chocolate & Hazelnut

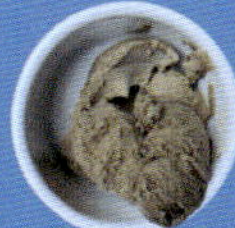

126 kcal

**670 kcal**

Die Produkte in der linken Spalte enthalten etwa doppelt so viele Kalorien wie die in der rechten Spalte, wobei die Portionen jeweils gleich groß sind (abgesehen von der Schokolade). Entscheidend ist, dass die kalorienärmeren Varianten fast genauso schmecken wie die kalorienreicheren.

Langfristig zahlen sich also kleine Veränderungen immer aus. Da wäre es doch kurzsichtig, sie nicht umzusetzen.

# PROTEINREICHE CONVENIENT-SNACKS

500 ml Halbfettmilch

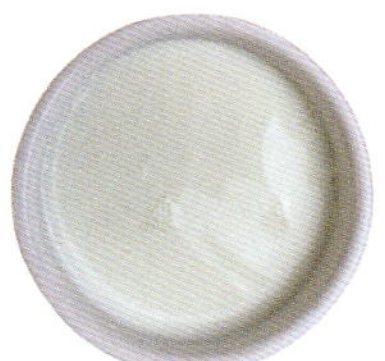

**250 kcal**
18 g Protein

200 g fettfreier Hüttenkäse

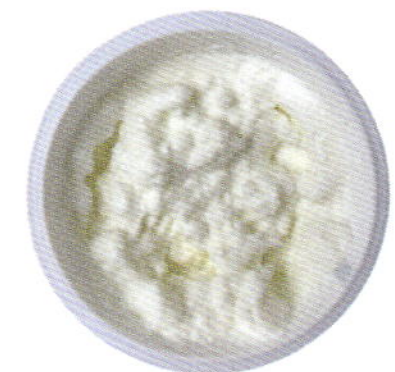

**124 kcal**
20 g Protein

6 Babybel-Taler light

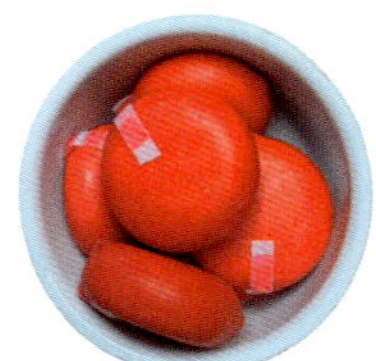

**252 kcal**
30 g Protein

60 g Grenade Caramel Chaos

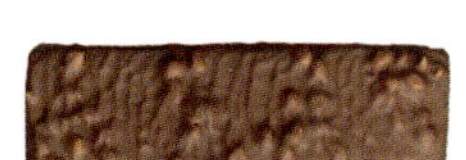

**214 kcal**
23 g Protein

200 g griechischer Joghurt (0 % Fett)

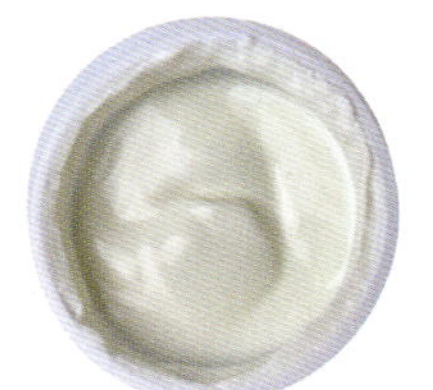

**108 kcal**
21 g Protein

30 g aromatisiertes Molkenpulver + Wasser

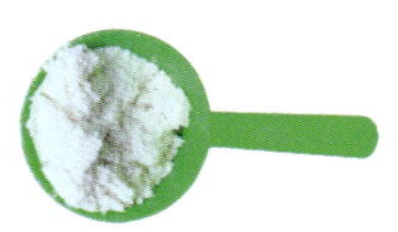

**100 kcal**
22 g Protein

100 g Beef Jerky

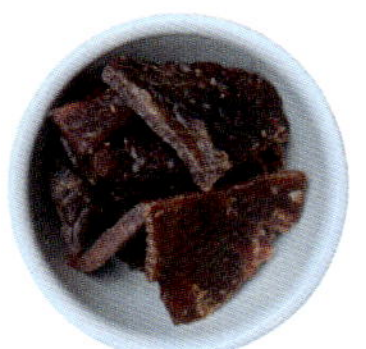

**315 kcal**
38 g Protein

150 g Thunfisch (Dose)

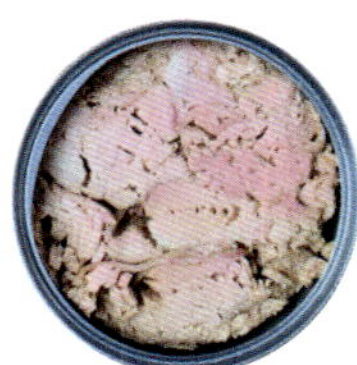

**170 kcal**
41 g Protein

100 g Beef Biltong

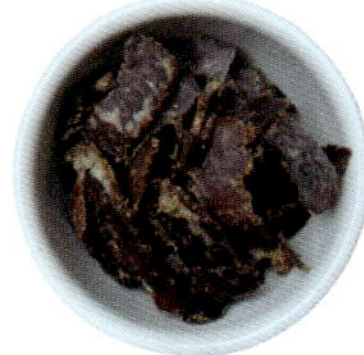

**278 kcal**
54 g Protein

# NÄHRSTOFFREICHE SNACKS

Hier sind ein paar einfach zuzubereitende Snacks, mit denen du deinen Nähr- und Ballaststoffbedarf zwischen den Hauptmahlzeiten auffüllen kannst.

### Räucherlachs auf Toast

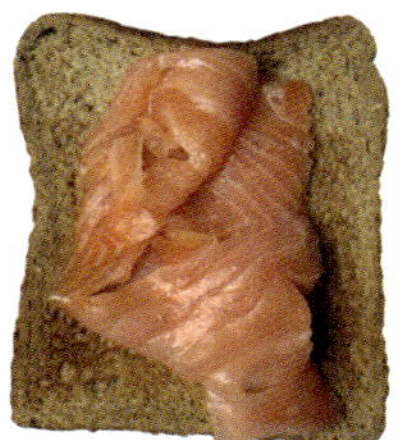

1 **Scheibe Toastbrot** (40 g) mit 75 g **Räucherlachs** belegen.

**251 kcal**

### Joghurt mit Vanille & Beeren

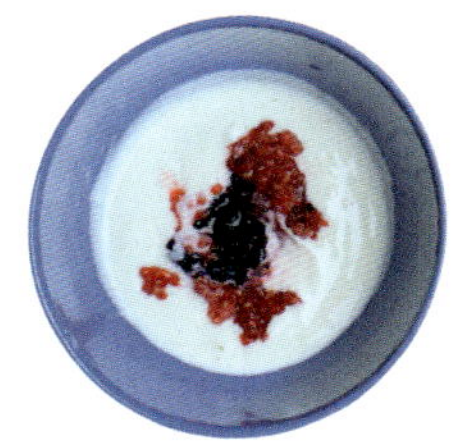

150 g **Joghurt (0 % Fett)** mit 30 g **Vanille-Molkenpulver** und je 5 **Brombeeren** und **Himbeeren** mischen.

**198 kcal**

### Joghurt mit Schoko, Kokos & Erdbeeren

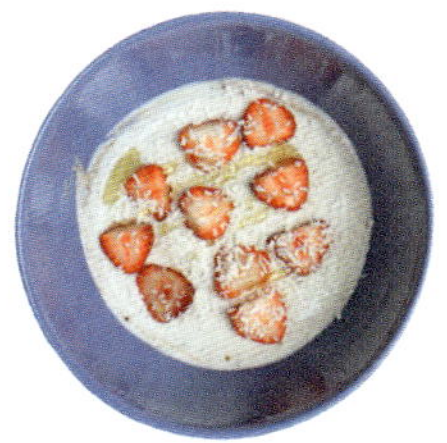

150 g **Joghurt (0 % Fett)** mit 1 TL **Kakaopulver**, 10 g **Kokosraspeln**, 5 g **Honig** und 3 klein geschnittenen **Erdbeeren** mischen.

**230 kcal**

### Karotten & Guacamole

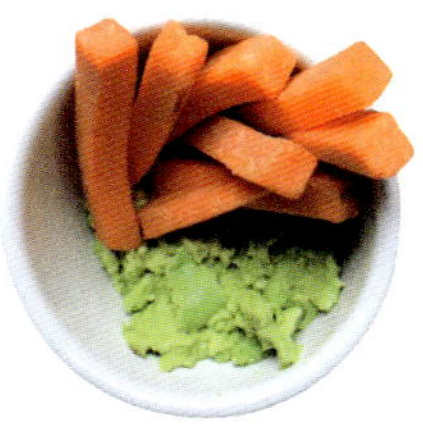

½ **mittlere Avocado** zerdrücken. Mit dem Saft von ½ **Limette** und ½ TL **Knoblauchpulver** verrühren. ½ **mittlere Karotte** in Stifte schneiden.

**190 kcal**

### Reiswaffel mit Beeren & Mandelmus

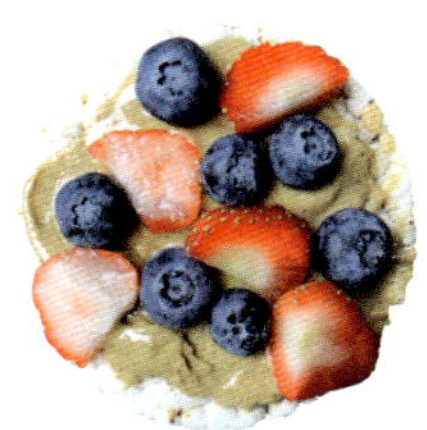

1 **Reiswaffel** mit 30 g **Mandelmus** bestreichen und mit 15 g **Blaubeeren** und 30 g **Erdbeeren** belegen.

**240 kcal**

### Erdnussmus & Süßkartoffel

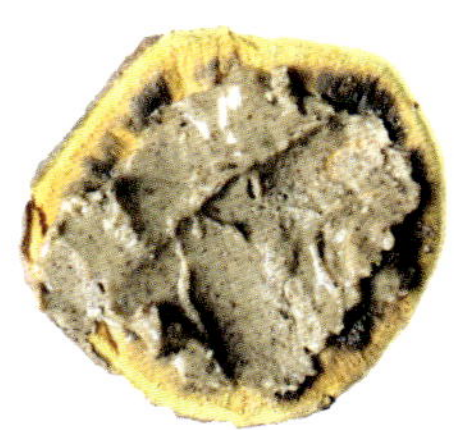

1 Scheibe **Süßkartoffel** (50 g/ 1 cm dick) 6–8 Minuten im Toaster rösten. Mit 30 g **Erdnussmus** bestreichen.

**225 kcal**

# SCHNELLE SNACKIDEEN

Hier noch ein paar weitere tolle Snackideen, wenn's mal schnell gehen muss.

### Reiswaffel mit Mozzarella & Tomate

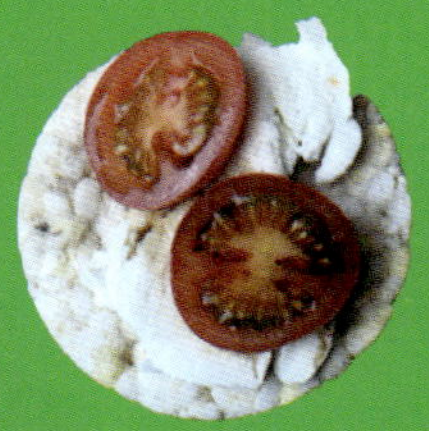

Eine **Reiswaffel** mit 50 g **Mozzarella** und 1 **Cocktailtomate** belegen.

**155 kcal**

### Knofi-Avocado mit Chips

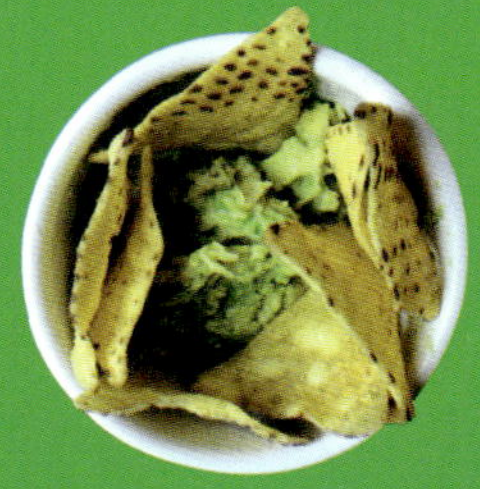

½ **mittlere Avocado** mit 1 TL **Knoblauchpulver** zerdrücken und mit 6–8 **Tortillachips** servieren.

**235 kcal**

### Beerenjoghurt

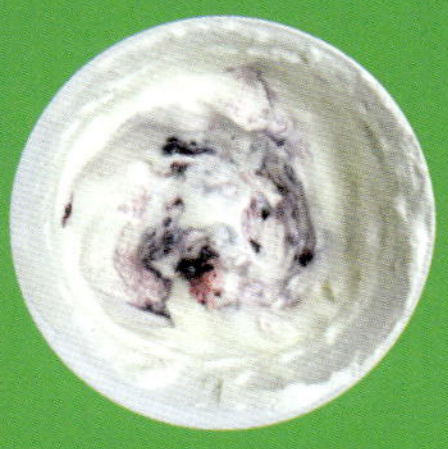

200 g **Joghurt (0 % Fett)** mit 10 zerdrückten **Brombeeren** und einem Topfen **Vanilleextrakt** verrühren.

**118 kcal**

### Twix

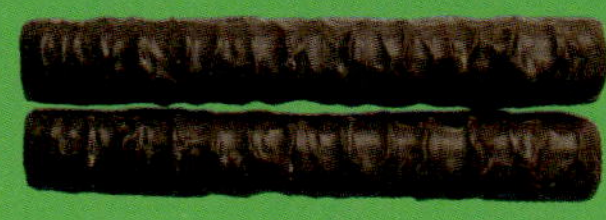

**248 kcal**

# BEI MIR GIBT'S ABER NUR OBST ...

(pro 100 g)

Rosinen
330 kcal
Bananenchips
524 kcal
frische Trauben
66 kcal
frische Bananen
95 kcal
getrocknete Mango
328 kcal
getrocknete Äpfel
282 kcal
frische Mango
66 kcal
frischer Apfel
55 kcal


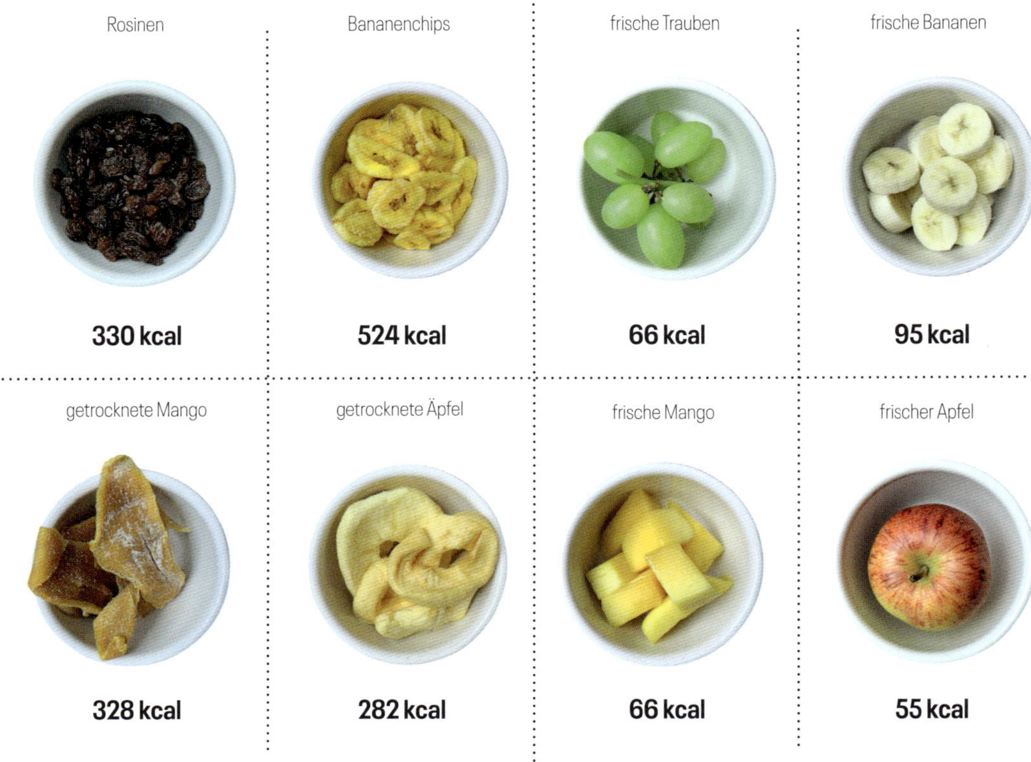

Warum haben 100 g Bananenchips so viel mehr Kalorien als dieselbe Menge frische Bananen? Die Antwort ist ganz einfach: weil frische Bananen zu 70 Prozent aus Wasser bestehen, während getrocknete Bananen etwa 95 Prozent ihres Wassergehalts eingebüßt haben – was sie zu einer konzentrierten Kalorienquelle macht. Mit 100 g getrockneten Bananen nimmst du also das Kalorienäquivalent von fünf frischen Bananen auf. (Bananenchips sind dehydrierte Bananen, die mit Öl und Zucker überzogen werden, was für noch mehr Kalorien sorgt.)

Diese Kalorienkonzentration gilt für alle Trockenfrüchte. Man muss also immer und überall aufpassen, auch bei Produkten, die als »gesund« gelten.

Wenn du abnehmen willst, solltest du zu frischem Obst statt Trockenfrüchten greifen.

# FRUCHTIGE FAKTEN

(pro 100 g)

Tomate
17 kcal
Cantaloupe-Melone
22 kcal
Erdbeeren
30 kcal
Himbeeren
31 kcal
Honigmelone
31 kcal
Brombeeren
32 kcal
Wassermelone
32 kcal
Aprikosen
37 kcal
Passionsfrucht
43 kcal
Mandarine
46 kcal
Ananas
46 kcal
Kirschen
50 kcal
Kiwi
55 kcal
Pfirsich
68 kcal
Blaubeeren
70 kcal
Kaki
82 kcal

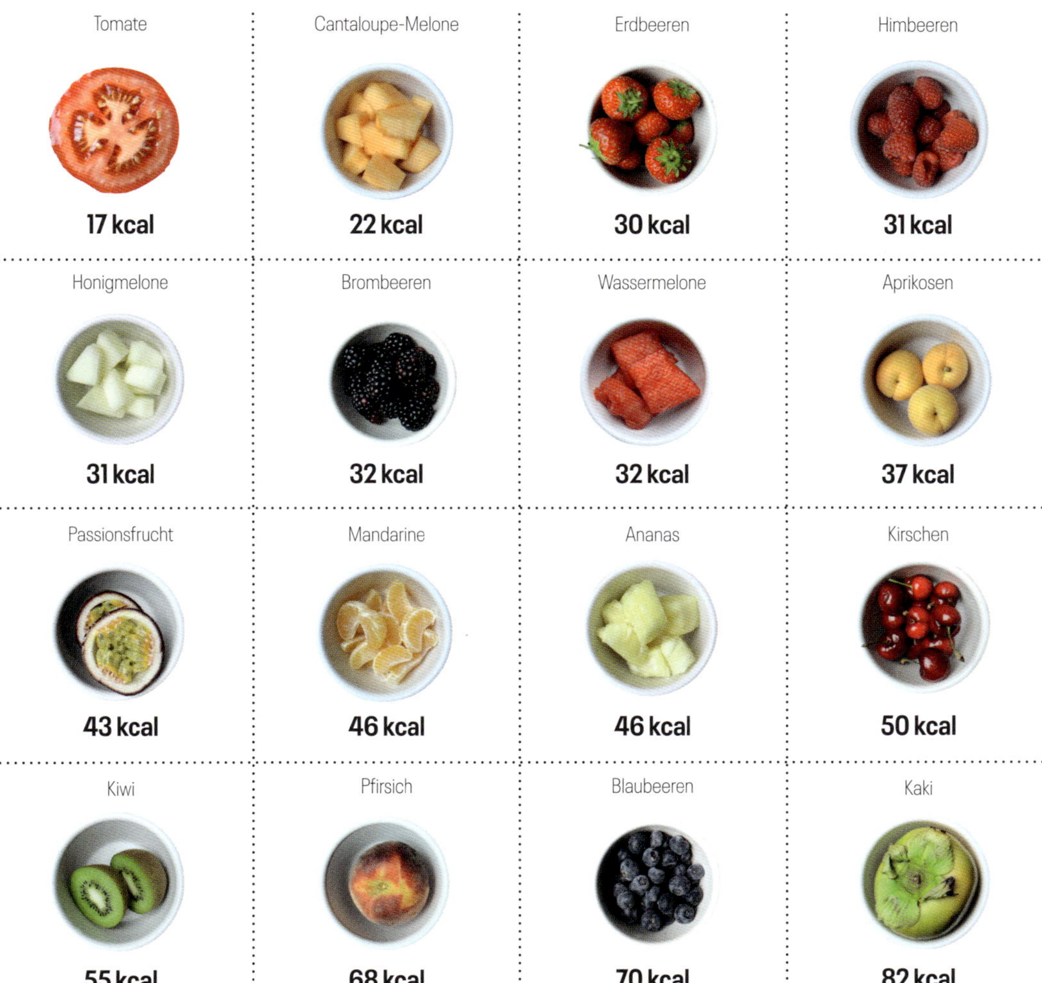

Die meisten Früchte liefern viele Vitamine, Mineralien, Ballaststoffe und Wasser, die allesamt gut für unsere Gesundheit sind. Die Kalorien in Obst stammen hauptsächlich aus Kohlenhydraten (Fruchtzucker), die weniger sättigend sind als Protein. Die Ballaststoffe in Obst sorgen dennoch dafür, dass du dich satt fühlst. Frisches Obst hat, pro Gramm, weniger Kalorien als Süßwaren. Wenn du abnehmen willst, solltest du beim Verzehr von Obst dennoch darauf achten, dass du dein Kalorienziel nicht überschreitest.

# NÄHRWERTE PRÜFEN

KitKat Chunky

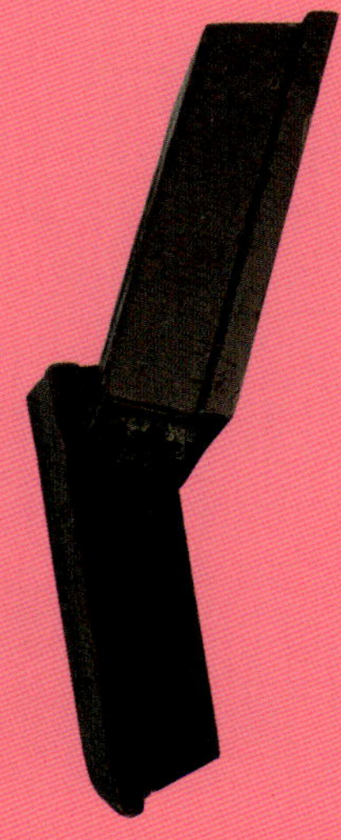

**207 kcal**

Eat Natural Cashew und Blaubeere Joghurtriegel

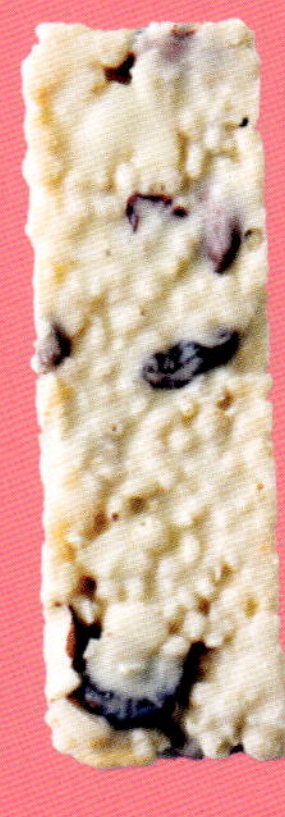

**218 kcal**

Bevor du in einen Riegel beißt, wirf erst mal einen Blick auf die Nährwertangaben auf der Verpackung, um zu checken, ob der Snack deinem Energiebedarf entspricht. Der Joghurtriegel zum Beispiel hat 11 Kalorien mehr als ein KitKat Chunky. Er enthält zwar auch mehr gesunde Nährstoffe, was aber nicht unbedingt beim Abnehmen hilft, wenn der Kaloriengehalt über deinem Ziel liegt. Lass dich also nicht allein von der Verpackung bzw. der Marke leiten, sondern prüfe erst einmal, was alles drinsteckt.

# »WENN ICH DIE PACKUNG ÖFFNE, ESSE ICH ALLES AUF.«

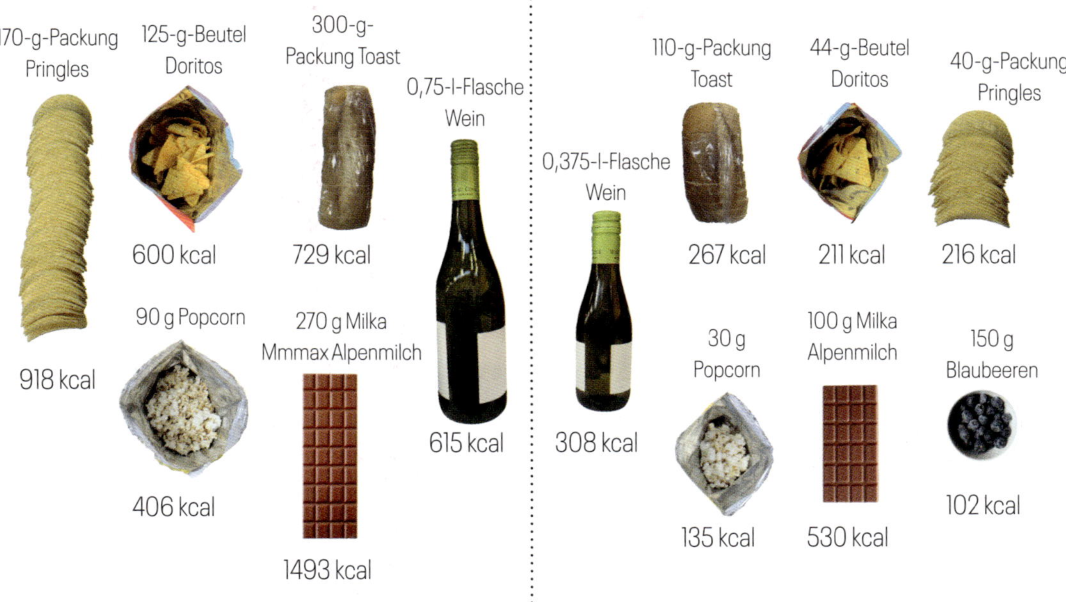


»Wenn schon, denn schon« kann in Bezug auf Essen fatal sein. Warum? Weil mache Dinge einfach zu lecker sind. Aber der Kauf von kalorienreichen Snacks in großen Packungen kann ein Problem sein, weil wir, wenn die Packung erst mal offen ist, dazu neigen, alles aufzufuttern, statt nur die geplante Portion. Schaut man aber mal auf den Kaloriengehalt einiger Snacks, ist beim regelmäßigen Verzehr einer ganzen Packung das Gesamtkalorienziel zum Abnehmen schnell überschritten. Eine einfache Lösung ist der Kauf von kleineren Packungen. Auf diese Weise hast du zwar immer noch die ganze Packung gegessen, aber mit weniger Kalorien. Win-win! Achte auch darauf, kalorienärmere Snacks zu integrieren, die besser sättigen.

# GETRÄNKE
## WÄHLEN

Wir müssen trinken, um unseren Organismus mit Flüssigkeit zu versorgen, aber oft tun wir es auch, weil es schmeckt. Dabei sollten wir uns immer vor Augen halten, dass die meisten Getränke auch Kalorien enthalten.

In einigen Fällen haben Getränke, die als gesund beworben werden, sogar relativ viele Kalorien, da sie nährstoffreiche Zutaten wie Fruchtzusätze enthalten. Es empfiehlt sich, die Werbeversprechen auf dem Etikett auszublenden und das Getränk anhand seiner Inhaltsstoffe und Nährwerte zu beurteilen und zu prüfen, ob es in dein Kalorienziel passt.

Es lohnt sich auch, den Kalorienwert von Getränken wie Kaffee und Alkoholika zu kennen, damit du deine Ernährung entsprechend anpassen kannst, um deine Lieblingsgetränke weiterhin genießen zu können.

Meistens gibt es zu deinen Lieblingsgetränken auch kalorienärmere Alternativen, sodass du ohne großen Geschmacksverlust dein Kalorienziel einhalten kannst.

Ein Getränk, das keine Kalorien enthält, ist Wasser. Erwachsenen wird allgemein empfohlen, täglich mindestens 2 Liter zu trinken. Eine ausreichende Flüssigkeitszufuhr ist für die optimale Funktion unseres Organismus unerlässlich, ob es sich nun um alle Stoffwechselvorgänge, die Hirnleistung oder ein schönes Hautbild handelt. Neben »langweiligem«, weil geschmacklosem Wasser gibt es aromatisiertes Wasser, das ebenfalls null Kalorien hat.

# GESUND

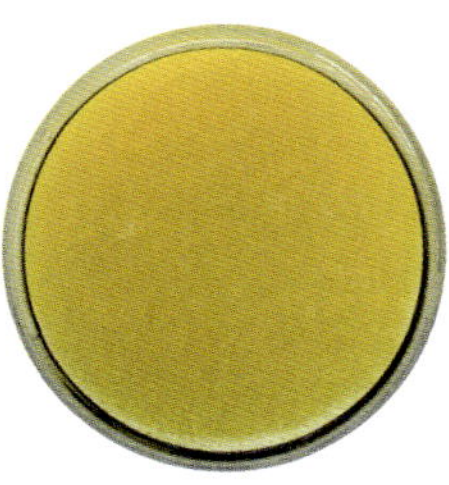

500 ml Orangensaft
(6 kleine Orangen)

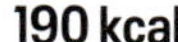

**190 kcal**

# ABSURD

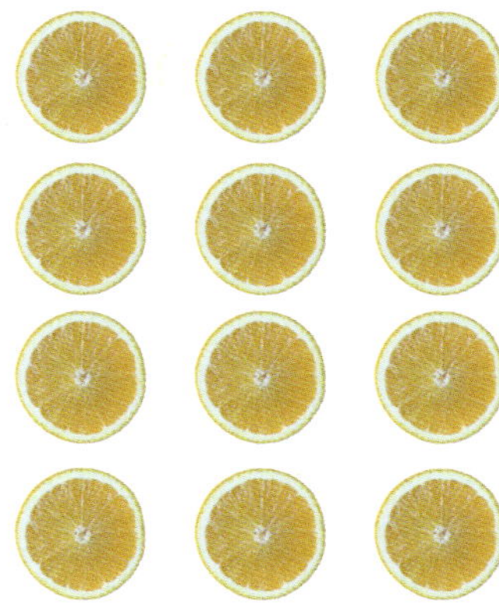

6 kleine Orangen

**190 kcal**

Die Vorstellung, 500 ml Orangensaft zu trinken, um den Durst zu löschen, scheint keineswegs abwegig – und ist es auch nicht, wenn du den Saft wirklich genießen kannst. Der Gedanke aber, nacheinander sechs kleine Orangen zu essen, scheint absurd. Die Ironie ist, dass beide Optionen gleich viele Kalorien haben. Nur weil man etwas trinkt und nicht isst, bedeutet es nicht, dass sich die Kalorien in Luft auflösen. Kalorien aus Getränken müssen genauso berücksichtigt werden wie aus fester Nahrung.

Orangensaft scheint ein gesundes Getränk zu sein. Da aber 500 ml Saft genauso viel Kalorien, Zucker und Mikros enthalten wie sechs ganze Orangen, solltest du dir vorher überlegen, ob diese Menge mit deinem Kalorienziel vereinbar ist.

In letzter Zeit liegen selbst gemachte Säfte und Smoothies schwer im Trend. Auch wenn sie eine gute Nährstoffquelle sind, musst du sie bei deiner täglichen Kalorienzufuhr berücksichtigen. Je nach Zusammensetzung können sie recht kalorienreich sein. Besser ist es, Obst und Gemüse zu essen und nicht in Saft-/Smoothie-Form zu trinken, weil du dann auch die Ballaststoffe zu dir nimmst, die für ein besseres Sättigungsgefühl und eine bessere Verdauung sorgen.

# NUR EIN KAFFEE

(pro Woche)

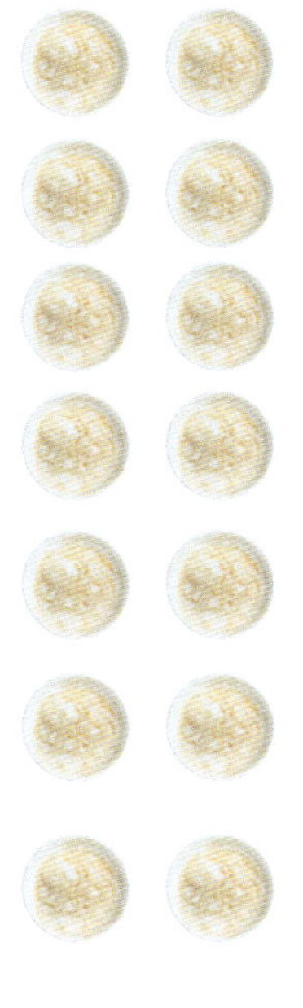

14 große
Karamell-Macchiatos
**3500 kcal**

*15 500 kcal pro Monat

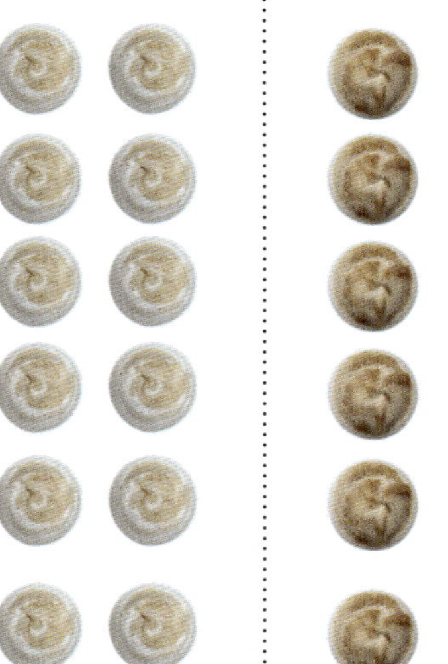

14 große
Caffè Latte
**2660 kcal**

*11780 kcal pro Monat

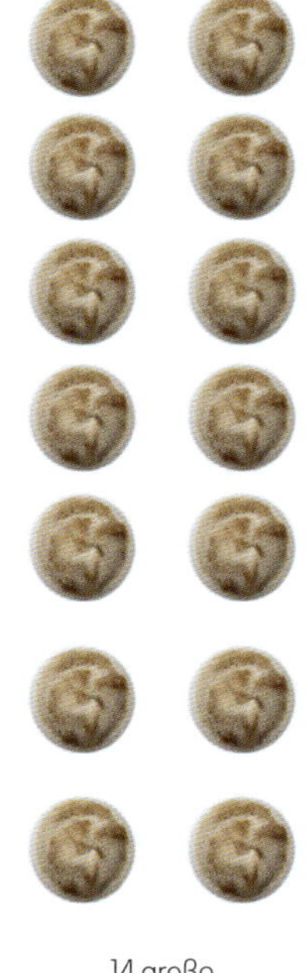

14 große
Cappuccinos
**1680 kcal**

*7440 kcal pro Monat

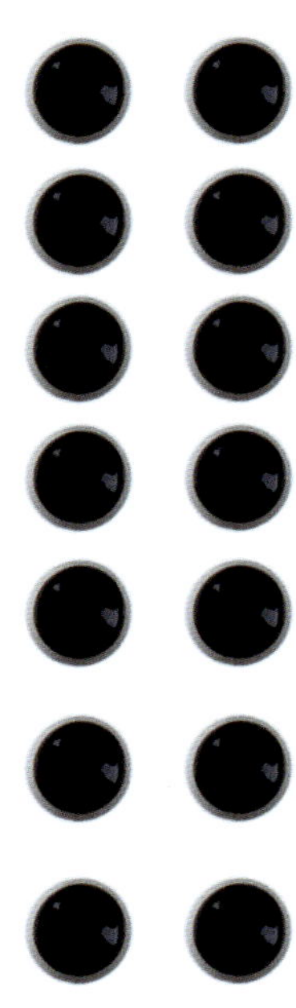

14 große
schwarze Kaffees
**0 kcal**

*0 kcal pro Monat

Schwarzer Kaffee (ohne Zusatz von Milch, Zucker oder Aromen) enthält praktisch keine Kalorien und muss daher beim Kalorienzählen nicht berücksichtigt werden. Kaffee ist nicht gleich Kaffee, und Caffè Latte, Cappuccino und Co. weisen ganz unterschiedliche Kalorienmengen auf.

Wenn du jeden Tag mehrere Tassen Kaffee zum Wachwerden oder -bleiben trinkst, solltest du auf die Kalorienzahl achten bzw. wie sie sich auf dein tägliches bzw. wöchentliches Kalorienziel auswirkt.

Es lohnt sich auch, dass du dir mal ein paar Gedanken über die Wahl der Milch (siehe Seite 98) und die Tassen-/Bechergröße machst. Denn je größer das Getränk, desto höher sein Kalorienwert.

# TEE-/ KAFFEETAUSCH

| schwarzer Tee | Tee + 10 ml Halbfettmilch | Tee + 10 ml Halbfett-milch + 1 TL Zucker | grüner Tee | Früchtetee |
|---|---|---|---|---|
| **0 kcal** | **5 kcal** | **37 kcal** | **0 kcal** | **5 kcal** |
| mittlerer Kaffee schwarz | mittlerer Latte* | mittlerer Karamell-Latte* | mittlerer Cappuccino* | mittlerer Mocha* |
| **0 kcal** | **103 kcal** | **257 kcal** | **90 kcal** | **237 kcal** |
| großer Kaffee schwarz | großer Latte* | großer Karamell-Latte* | großer Cappuccino* | großer Mocha* |
| **0 kcal** | **141 kcal** | **346 kcal** | **119 kcal** | **353 kcal** |

*alle mit Magermilch

Wenn du gerne Tee oder Kaffee trinkst, achte auf den Kaloriengehalt und stelle sicher, dass du dein Kalorienziel nicht überschreitest. Kannst du deine Tee-/Kaffee-Präferenz umstellen? Vielleicht eine kleinere Portion trinken oder weniger Milch verwenden?

# SMOOTHIE

# COLA

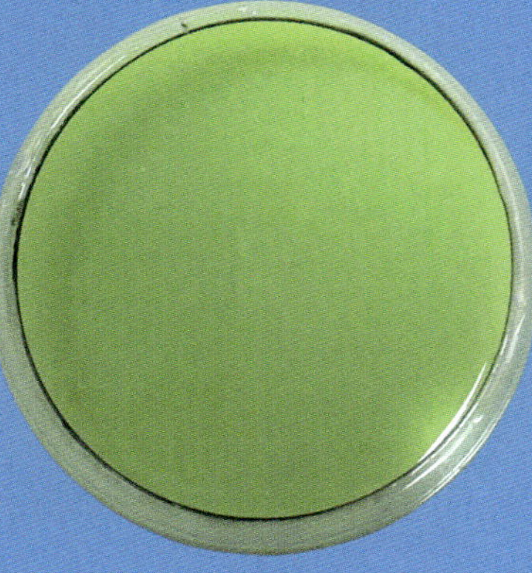

750 ml Smoothie

**432 kcal**

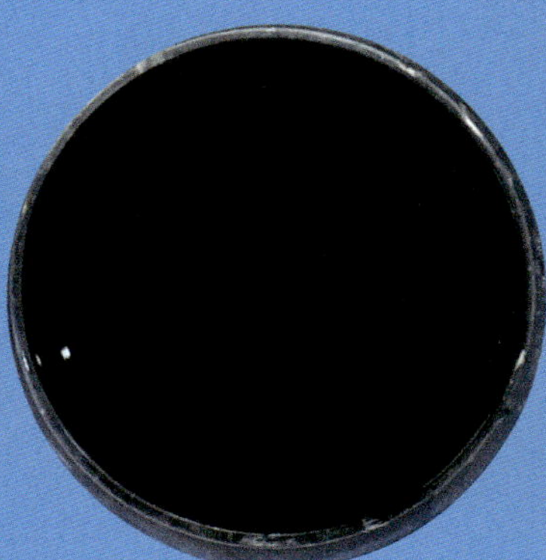

750 ml Cola

**315 kcal**

Auch wenn Smoothies und Säfte gesundes Obst oder Gemüse enthalten, können sie ganz schöne Kalorienbomben sein.

Das liegt daran, dass sie große Mengen püriertes Obst enthalten. Im Falle des obigen Produkts: 4 Äpfel, 1 Banane, 20 weiße Tafeltrauben, ½ Mango und ½ Kiwi. Cola hingegen ist nährstoffarm. Aber es sind Kalorien, nicht Nährstoffe, die sich auf der Waage bemerkbar machen. Daher könnte eine Cola beim Abnehmen tatsächlich eine bessere Wahl sein als dieser Smoothie. Vorausgesetzt natürlich, sie passt in dein Kalorienziel!

## »MACHT SCHLANK«
(pro Woche)

3 grüne + 4 rote Smoothies
(à 360 ml)

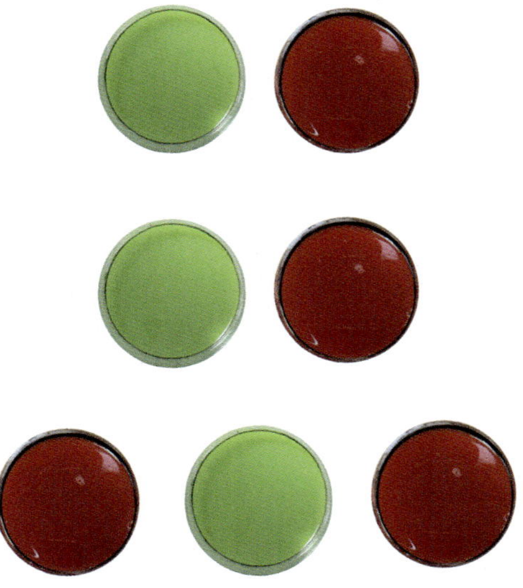

**1350 kcal**

## »MACHT DICK«
(pro Woche)

3 Orangenlimos, 2 Zitronenlimos, 2 Cola Zero

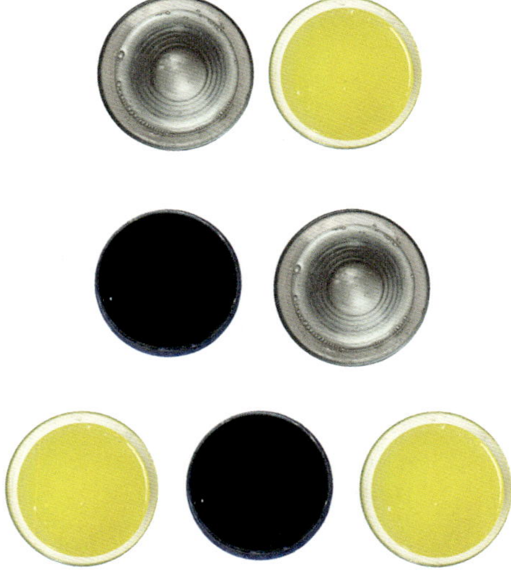

**411 kcal**

Nährstoffgehalt bitte nicht mit Kaloriengehalt verwechseln!

Mal abgesehen von den vielen gesunden Mikronährstoffen können Smoothies und Säfte in Sachen Kalorien ganz schön zuschlagen. Wenn du sie gerne trinkst, dann bitte. Aber denke daran, ihre Kalorien in deinem täglichen bzw. wöchentlichen Kalorienziel zu berücksichtigen.

# GUT, BESSER, AM BESTEN …

## OKAY …

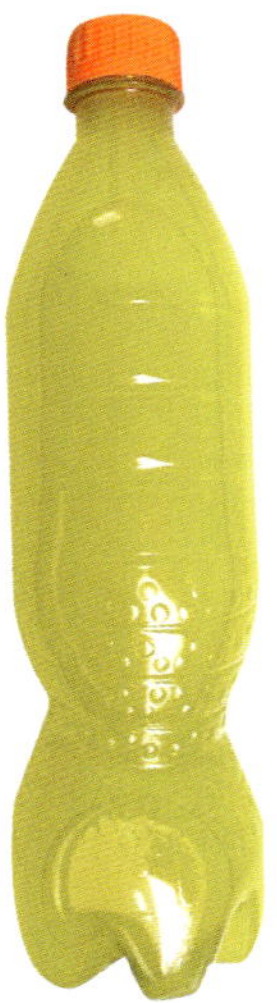

500 ml Fanta
**160 kcal**

… wenn du weißt, wie sich der Kalorien/Zuckergehalt eines Getränks auswirkt, ist ein moderater Konsum mit deinen Ernährungszielen vereinbar.

## BESSER …

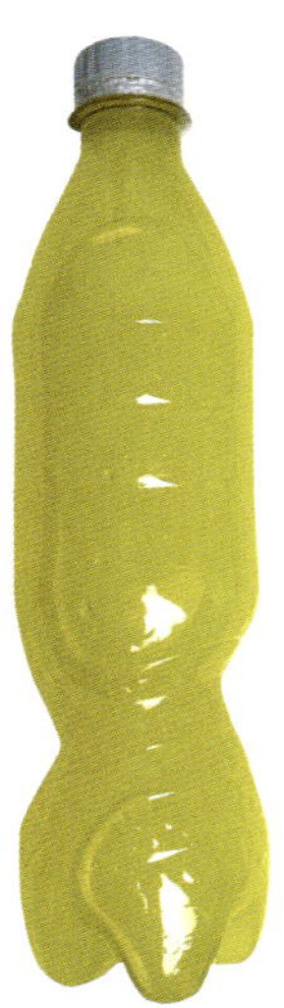

500 ml Fanta ohne Zucker
**15 kcal**

… wenn du ein Getränk gerne und regelmäßig trinkst, kannst du dein Kaloriendefizit unterstützen, indem du die zuckerhaltige Version durch die zuckerfreie ersetzt.

## AM BESTEN …

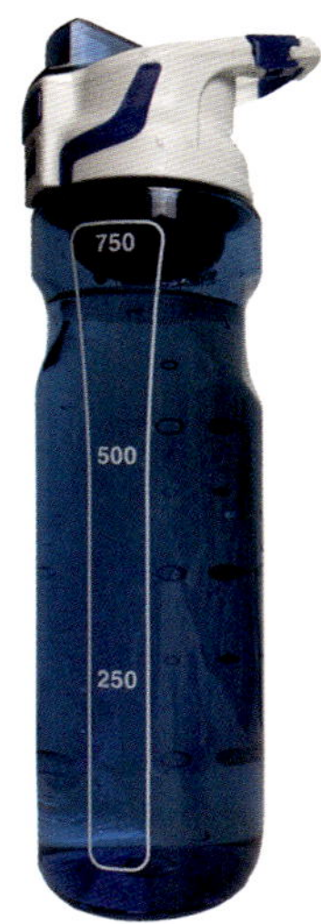


Wasser
**0 kcal**

… wenn du deinen Körper mit Flüssigkeit versorgen willst, aber nicht mit Zucker, Kalorien oder anderen nicht optimalen Zutaten belasten möchtest.

Limonaden und andere Softdrinks werden oft für Fettleibigkeit verantwortlich gemacht. Das liegt vor allem daran, dass sie keine Ballaststoffe enthalten, sodass sie kaum zu einem Sättigungsgefühl beitragen und man daher dazu neigt, mehr davon zu trinken und damit mehr Kalorien zu sich zu nehmen als nötig. Will heißen: Es ist in Ordnung kalorienreiche Getränke zu trinken, wenn du sie wirklich gerne magst und ihren Kalorienwert kennst. Wenn du abnehmen und nicht auf deine Lieblingslimo verzichten willst, ist es besser, zur kalorienärmeren Version zu greifen. Aber am besten ist es, wenn du deinen Flüssigkeitsbedarf mit Wasser deckst – insbesondere, wenn du es in eine wiederverwendbare Flasche füllst, um die Umwelt zu schonen und den Verbrauch von Einwegflaschen zu reduzieren.

## PROTEIN-SHAKE

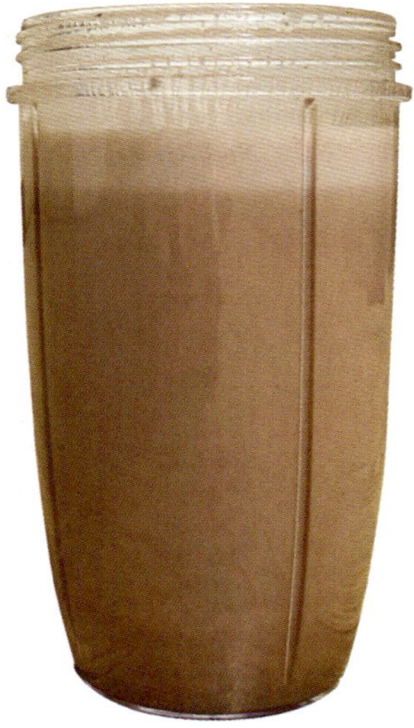

Proteine aufgenommen

## PROTEINREICHE MAHLZEIT

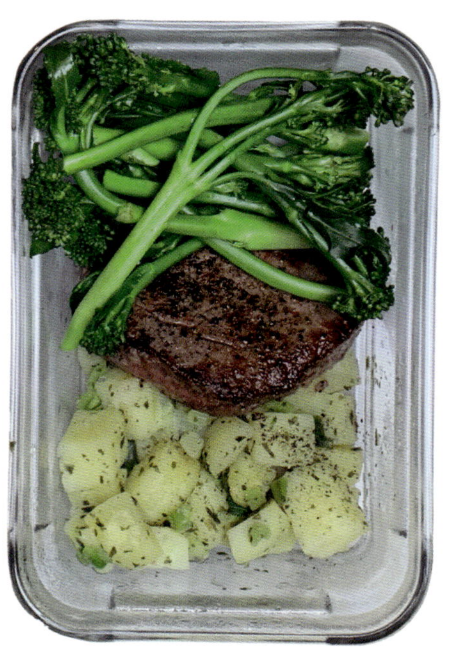

Proteine aufgenommen
*und zusätzliche Nährstoffe

Wenn du nicht viel Zeit hast bzw. viel unterwegs bist, sind Shakes eine hervorragende, praktische Proteinquelle. Solange du aber über deine Mahlzeiten ausreichend Proteine aufnimmst, die deine Muskelzellen gut versorgen, brauchst du nicht auf Proteinshakes zurückzugreifen.

Das Protein in vielen Shakes stammt von Molke, einer ausgezeichneten, kostengünstigen Quelle für hochwertiges Protein, die aber nicht besser ist als Fleisch, Fisch, Eier oder Milchprodukte. Eine Mahlzeit, die genauso viel Protein enthält wie ein Shake, erfüllt den gleichen Zweck und liefert außerdem weitere wertvolle (Mikro-)Nährstoffe. Entgegen den Versprechungen haben Proteinshakes keine Zauberkräfte, die überflüssige Pfunde über Nacht zum Schmelzen bringen.

# WAS PASSIERT, WENN DU DIÄT-/ZERO-LIMOS TRINKST

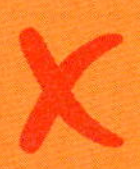

»Von Cola Zero kriegt man Krebs, weil es Aspartam enthält.«

Es gibt keine verlässliche Metaanalyse, die Aspartam in Beziehung zu Krebs setzt.

»Meinem Hirn wird vorgegaukelt, Insulin ausschütten zu müssen, was irgendwann zu Diabetes Typ 2 führt.«

Cola Zero enthält keine Kalorien und Zucker, weshalb es keine Insulinreaktion gibt.

»Eine Dose Cola Zero zerstört meine Darmflora. Deshalb wird man krank.«

Übermäßiger Konsum kann sich negativ auf die Darmflora auswirken. Ein moderater Konsum ist völlig unbedenklich.

»Ich hab gehört, dass man mit Cola Zero angelaufenes Silber reinigen kann. Also kann es nicht gut sein.«

Silber reagiert anders als der menschliche Organismus.

»Cola Zero macht dick, Smoothies oder Säfte nicht.«

Cola Zero hat null Kalorien und null Zucker, anders als Smoothies oder Säfte.

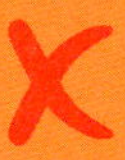

Die allgemeine Auffassung, Diätgetränke schadeten der Gesundheit, ist nicht zuletzt der Ernährungsbranche zu verdanken, die ein großes Talent zu besitzen scheint, wissenschaftliche Fakten zu ignorieren und mit pseudowissenschaftlichen Argumenten daherkommt.

Die Befürchtung, Aspartam könne Krebs und andere Krankheiten verursachen, lässt sich durch keine einzige seriöse Studie untermauern. Eine Studie mit Ratten deutet auf einen möglichen Zusammenhang mit Blutkrebs hin, aber wir sind nun mal keine Ratten. Die größte Studie mit 500 000 Teilnehmenden ergab keine Verbindung zwischen Aspartam und irgendeiner Form von Krebs.

Der Glaube, Süßstoffe gaukelten unserem Gehirn eine Zuckeraufnahme vor, die eine entsprechende Insulinantwort auslöst, ist ebenfalls falsch, weil Diätgetränke weder Kalorien noch Zucker enthalten und es deshalb auch zu keiner Insulinreaktion kommen kann.

In vielen Medien ist zu hören bzw. zu lesen, dass Diätgetränke dick machen. Allerdings fehlen verlässliche, schlüssige Informationen, die diese Behauptungen untermauern. Es ist nicht möglich, Gewicht zuzulegen, wenn man keine Kalorien zu sich nimmt.

Die Wahrheit ist, dass Diätgetränke weder gut noch schlecht sind. Bei einer nährstoffreichen, kalorienkontrollierten Ernährung kannst du sie getrost trinken.

# ABENDS AUSGEHEN

Es wäre wohl ziemlich langweilig, abends mit Freunden auszugehen, ohne ein bisschen Spaß zu haben, auch in Sachen Essen oder kalorienhaltige Getränke wie Alkohol. Ein Abend im Monat hat keinen großen Einfluss auf deinen Gewichtsverlust, wenn du konsequent jede Woche Party machst, dann schon.

Wenn dein Kalorienziel für den Fettabbau beispielsweise bei 1800 Kalorien pro Tag bzw. 12600 Kalorien pro Woche (ist von Person zu Person unterschiedlich) liegt, machen die Speisen und Getränke auf der linken Seitenhälfte (Seite 175), die in nur 36 Stunden konsumiert werden, bereits zwei Drittel deiner gesamten wöchentlichen Kalorienzufuhr aus. Selbst wenn du am nächsten Tag wieder in der Spur bist und brav 1800 Kalorien aufnimmst, hast du dein wöchentliches Kalorienziel deutlich verfehlt.

Anstatt dich zu ärgern, dass du nicht abnimmst, obwohl du doch die meiste Zeit auf Kurs bist, solltest du dir überlegen, was du ändern kannst. So kannst du bessere Entscheidungen treffen und musst dir, wenn du schon mal ausgehst, den Abend nicht dadurch vermiesen, dass du dir andauernd Gedanken über die Nährwerte von Speisen und Getränken machst. Wenn du gut informiert bist, kannst du dein Kalorienziel einhalten und trotzdem Spaß haben.

## Stadium 1
Abendessen

Vorspeise
300 kcal

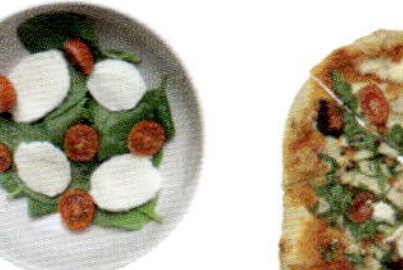

Knoblauchbrot
350 kcal

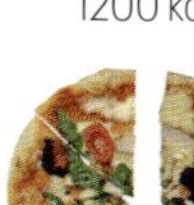

Pizza
1200 kcal

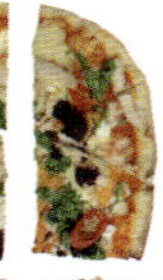
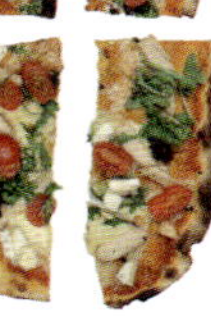

2 x 250 ml
Weißwein
350 kcal

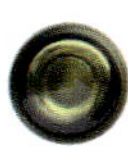
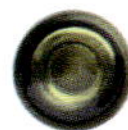

## Stadium 2
in einer Kneipe ordentlich trinken

1 x 250 ml
Weißwein
175 kcal

2 x
Gin Tonic
360 kcal

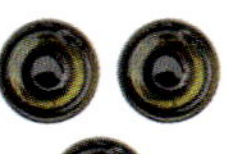
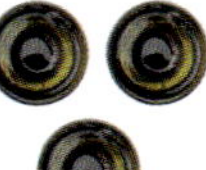

3 x
Jägerbombs
630 kcal

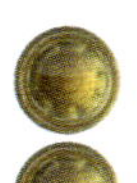
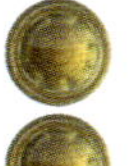

2 x
Tequila
130 kcal

## Stadium 3
noch ein Döner auf dem Nachhauseweg

Döner Kebab & Fritten
1400 kcal

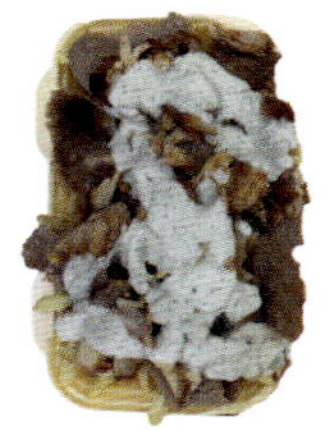

## Am nächsten Tag
Kater, gefolgt von:

Burritos, Fritten, 3 Cookies,
1 Pck. M&M's + 1 Pck. B&J-Eis
4310 kcal

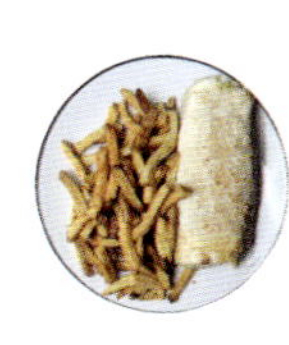
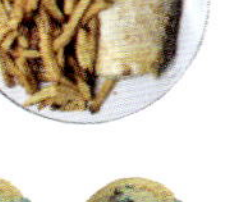
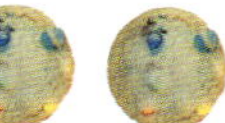
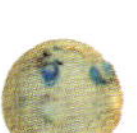

**9205 kcal**

## Stadium 1
Abendessen

Vorspeise
300 kcal

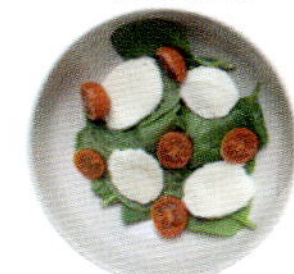

Pizza
1200 kcal

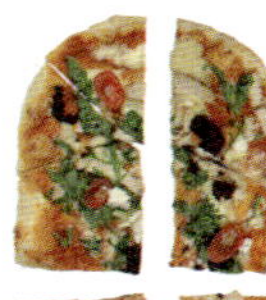

1 x 250 ml
Weißwein
175 kcal

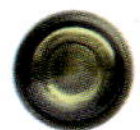

## Stadium 2
in einer Bar genussvoll trinken

4 x Gin-and-Slimline-Tonics
240 kcal

1 x
Jägerbomb
210 kcal

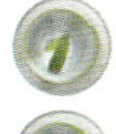
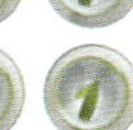
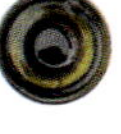

1 x
Tequila
65 kcal

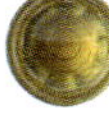

und fit bleiben,
um sich mit
Leuten zu
unterhalten

## Stadium 3
schlafen gehen
(allein oder ...)

Schlaf/Spaß
0 kcal/300 kcal

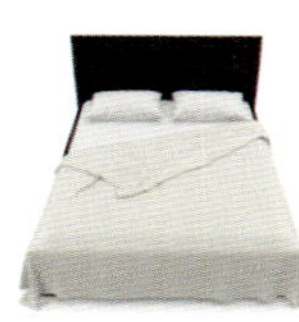

## Am nächsten Tag
gut drauf und zurück zur normalen Ernährung

1 Cookie, 100 g Himbeeren,
250 g Joghurt/Beeren,
2 x Mahlzeiten (à 600 kcal)
1800 kcal

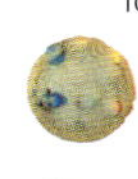
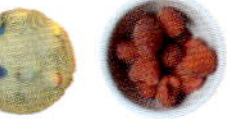
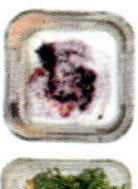
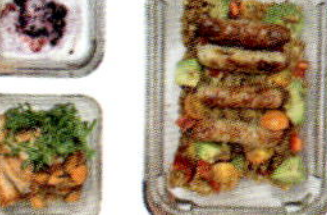

**3990 kcal**

# ALKOHOLIKA

Bei Getränken, die normalerweise pur getrunken werden, wie Bier oder Wein, stammt ein guter Teil der Kalorien aus dem enthaltenen Alkohol (%-Angabe auf dem Etikett prüfen). Je weniger Alkohol dein Getränk hat, desto weniger Kalorien aus Alkohol nimmst du also auf. Daneben enthalten Getränke wie Bier, Wein und Co. auch Kalorien aus Kohlenhydraten. Spirituosen haben einen wesentlich höheren Alkoholgehalt, aber dafür trinkst du im Normalfall auch viel weniger davon. Bei Cocktails und anderen Mischgetränken sind es vor allem die anderen Zutaten, die für mehr Kalorien sorgen, meist aus Kohlenhydraten.

250 ml Wodka Cola Zero

**60 kcal**

40 ml Tequila-Shot

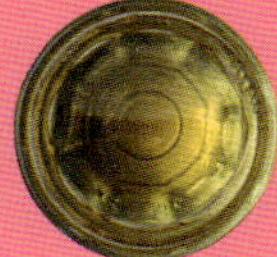

**65 kcal**

125 ml Champagner

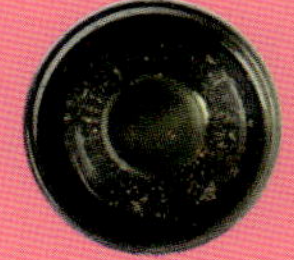

**90 kcal**

125 ml Prosecco

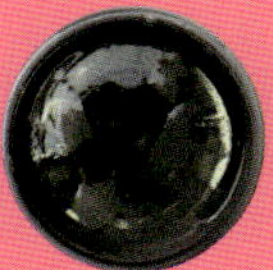

**93 kcal**

250 ml Southern Comfort & Limo

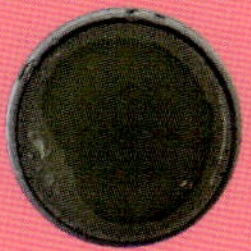

**95 kcal**

40 ml Whisky

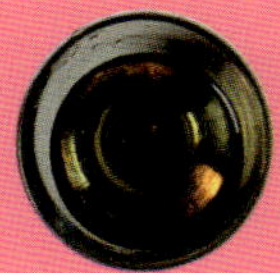

**97 kcal**

250 ml Martini

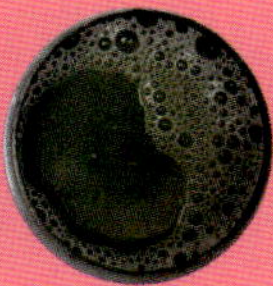

**103 kcal**

200 ml Wodka Red Bull

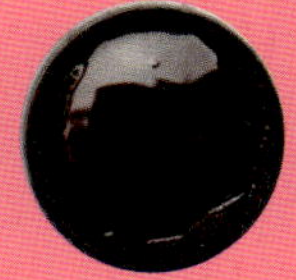

**218 kcal**

250 ml Gin & Tonic

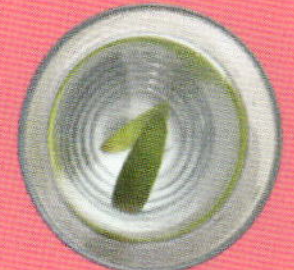

**110 kcal**

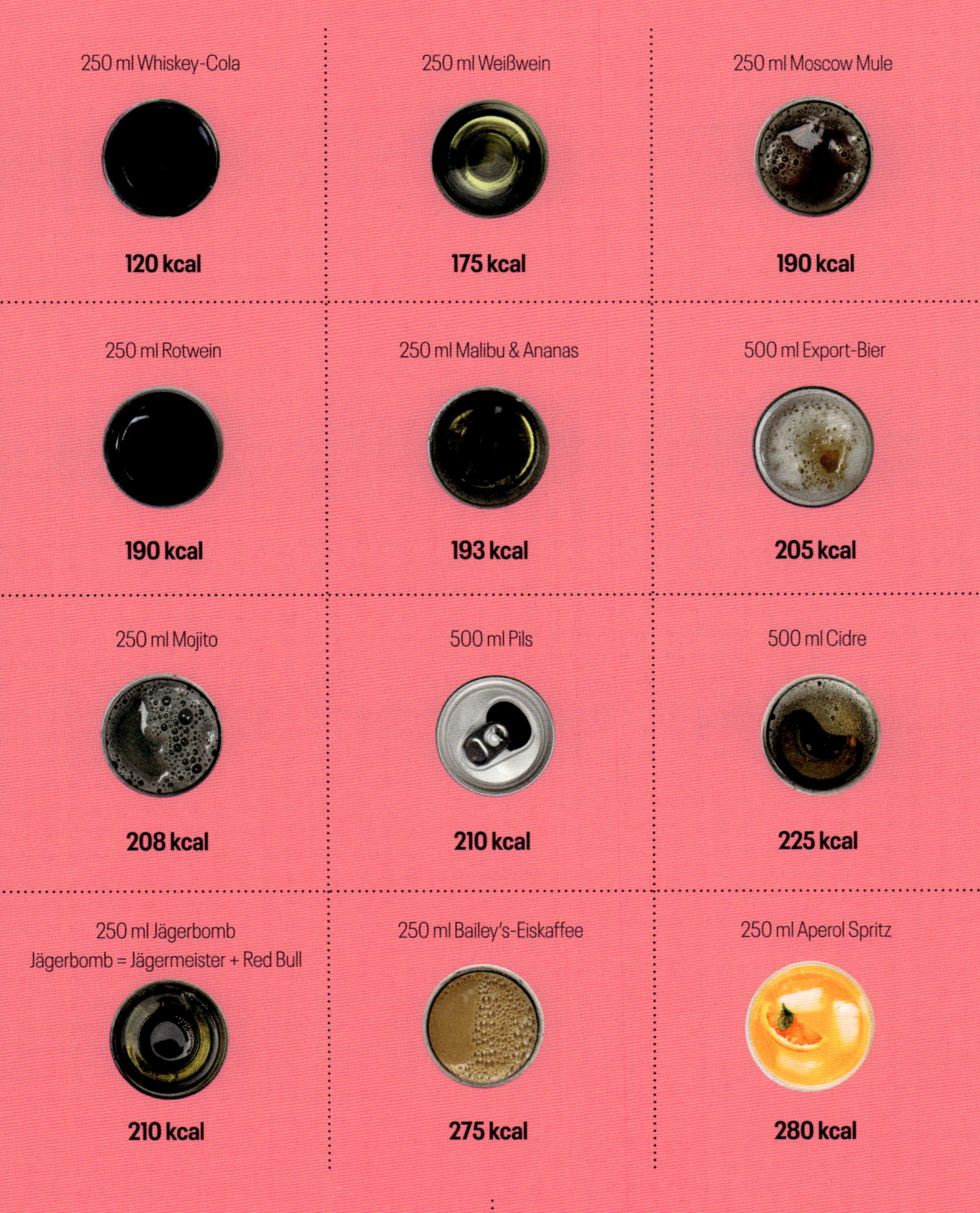
250 ml Whiskey-Cola
120 kcal
250 ml Weißwein
175 kcal
250 ml Moscow Mule
190 kcal
250 ml Rotwein
190 kcal
250 ml Malibu & Ananas
193 kcal
500 ml Export-Bier
205 kcal
250 ml Mojito
208 kcal
500 ml Pils
210 kcal
500 ml Cidre
225 kcal
250 ml Jägerbomb
Jägerbomb = Jägermeister + Red Bull
210 kcal
250 ml Bailey's-Eiskaffee
275 kcal
250 ml Aperol Spritz
280 kcal

# DIE RICHTIGE BEWEGUNG

Wenn wir uns bewegen, verbrennen wir Energie. Wenn du abspecken willst, ist viel Bewegung und regelmäßiger Sport eine gute Idee, da dadurch zusätzliche Kalorien verbrannt werden. Was viele nicht wissen, ist, dass der Mensch bereits im absoluten Ruhezustand Kalorien verbraucht. Sport ist eine Möglichkeit, in kurzer Zeit noch mehr Kalorien zu verbrennen, aber es ist nicht die einzige Art, Gewicht zu verlieren. Zu Beginn einer Diät setzt man sich oft das unrealistische Ziel, jeden Tag Sport zu machen, das relativ schnell aufgegeben wird, weil es im Alltag nicht durchzuhalten ist.

Wenn du ohnehin schon ein aktiver Typ bist, brauchst du mehr Kalorien, um ein nachhaltiges Kaloriendefizit zu schaffen. Wenn du viel sitzt und dich nicht viel bewegst, reichen weniger Kalorien, um ein nachhaltiges Kaloriendefizit zu schaffen.

**Schon tausendmal wurde ich gefragt, mit welcher Sportart man am besten abnimmt. Meine Antwort ist immer wieder dieselbe: mit keiner.**

Es gibt keine einzige Sportart, die den Fettabbau besser unterstützt als eine andere. Energie wird nicht nur durch Zumba, teure DVDs und CrossFit-Kurse verbrannt. Natürlich verbrennst du dabei zusätzliche Energie. Aber weil intensive Sporteinheiten ja immer nur relativ kurz sind, macht die dabei verbrannte Energie nur 5–10 Prozent deines täglichen Gesamtenergieverbrauchs aus. Was dir beim Abnehmen wirklich hilft, ist die körperliche Bewegung, die dir Spaß macht und die du regelmäßig in deinen Alltag integrieren kannst.

Wenn du keinen Spaß an Bewegung hast, wirst du nicht lange durchhalten. Ob du dich nun für Zumba, CrossFit, Krafttraining, Powerlifting, Bodybuilding, Pilates, Joggen, Walking oder sonst was entscheidest, mach es, weil es dir Spaß macht, nicht weil es ein Mittel zum Zweck ist oder sich gut auf Instagram macht.

# CARDIO- ODER KRAFTTRAINING?

**Einfach ausgedrückt: Das eine ist nicht besser für den Fettabbau als das andere.**

Es ist ein weit verbreiteter Irrglaube, dass Ausdauertraining vorteilhafter für den Fettabbau ist, als Gewichte zu stemmen, nur weil Außer-Puste-Sein, eine erhöhte Herzfrequenz oder Schwitzen Anzeichen für eine große körperliche Anstrengung sind. Aber nach Luft schnappen ist lediglich das Verlangen des Körpers nach mehr Sauerstoff; eine erhöhte Herzfrequenz bedeutet, dass mehr Blut durch den Körper gepumpt wird, um ihn mit Sauerstoff zu versorgen; und Schwitzen ist die natürliche Kühlfunktion des Körpers. Nichts davon führt unmittelbar zu größerem Fettabbau.

Bei Widerstandstraining (Krafttraining) sind die Anzeichen großer körperlicher Anstrengung oft weniger dramatisch, was aber nicht bedeutet, dass beim Stemmen schwerer Gewichte nicht ebenso viel – oder sogar mehr – Energie verbrannt wird. Allerdings zeigt sich die Belastung hier eher in der Ermüdung der beanspruchten Muskelgruppen. Untersuchungen haben gezeigt, dass unser Ruhestoffwechsel nach einem Krafttraining länger erhöht ist als nach einem Ausdauertraining.

Krafttraining kann zu zielgerichteten Verbesserungen führen, die dich motivieren, noch schwerere Gewichte zu stemmen oder mehr Wiederholungen zu schaffen, um sowohl Kraft aufzubauen als auch Fett zu verbrennen.

Seit einiger Zeit liegt HIIT (hochintensives Intervalltraining) voll im Trend. Aber auch diese Methode kann keine Wunder bewirken. Vielmehr können die Gelenke durch das Herumhüpfen unnötig belastet werden. Der Zeitaufwand ist relativ gering, was HIIT besonders attraktiv erscheinen lässt. Allerdings muss es dir auch Spaß machen, sonst fehlt dir die Motivation, es regelmäßig zu tun.

Unterm Strich gilt: Suche dir einen Sport, der dir liegt und Spaß macht. Für was auch immer du dich entscheidest, der Schlüssel zum Erfolg bzw. Fettabbau ist, wie häufig du dich bewegst und dabei zusätzliche Kalorien verbrennst, nicht die Art des Trainings.

# ES MUSS NICHT DAS SPORTSTUDIO SEIN

Um abzunehmen, musst du dich nicht unbedingt im Fitnessstudio anmelden. Wenn du Fitnessstudios zu teuer findest oder dich dort nicht wohlfühlst, solltest du auch nicht hingehen. Der Klassiker ist, sich im Januar in einem Studio anzumelden, weil man sich nach der Advents- und Weihnachtszeit fürs neue Jahr vornimmt, ein paar Kilos abzuspecken, in der ersten Woche fünfmal zu trainieren – und es im ganzen restlichen Jahr nur noch weitere fünfmal zu schaffen. Viele wissen nicht so recht, was sie in einem Fitnessstudio machen sollen, oder merken, dass sie nicht genug Zeit haben, und geben schnell auf.

Besser ist es, sich realistische Ziele zu setzen, die mit oder ohne Fitnessstudio erreicht werden können. Bei der Berechnung deiner Kalorienzufuhr solltest du deine Sporteinheiten und deine Alltagsbewegung mit einbeziehen. Eine 75 kg schwere Frau, die fünfmal pro Woche trainiert, darf mehr Kalorien zu sich nehmen als eine 75 kg schwere Frau, die nur ein- oder zweimal pro Woche trainiert, um ein nachhaltiges Kaloriendefizit für einen allmählichen Fettabbau zu erreichen.

Abgesehen von Fitnessstudios gibt es viele einfache Möglichkeiten, wie du im Alltag zusätzlich Energie verbrennen und Fett abbauen kannst, ohne die Sportsachen anziehen zu müssen.

Auf den folgenden Seiten erfährst du mehr darüber.

# WIE WIR ENERGIE VERBRENNEN

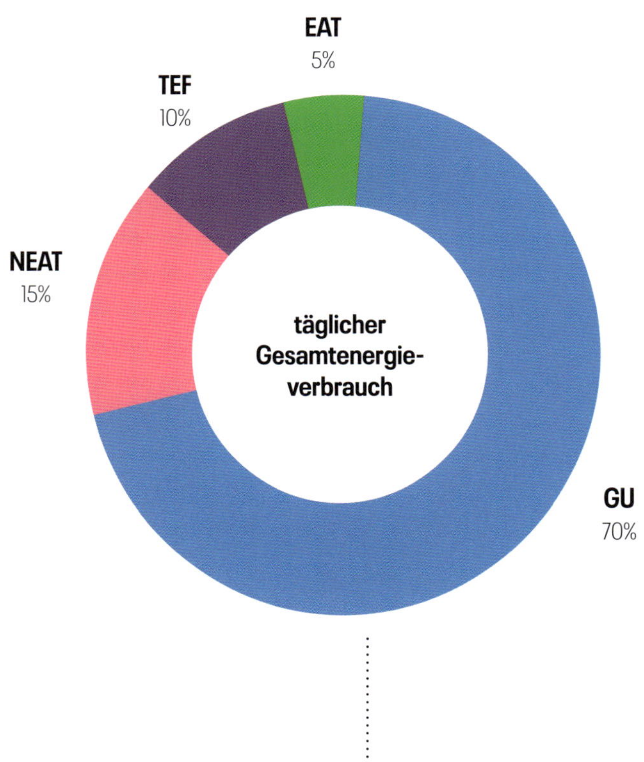


Unser Organismus benötigt in jedem Aktivitätszustand Energie. Der tägliche Gesamtenergieverbrauch setzt sich wie folgt zusammen: **GU** (Grundumsatz) – die Energie, die allein durch die Aufrechterhaltung der Körperfunktionen verbraucht wird (Ruheenergieverbrauch); **TEF** (nahrungsinduzierte Thermogenese) – die Energie, die für die Verstoffwechslung von Nahrung benötigt wird; **EAT** (durch sportliche Aktivität induzierte Thermogenese) – die Energie, die bei erhöhter Aktivität verbrannt wird; **NEAT** (nicht durch sportliche Aktivität induzierte Thermogenese) – die Energie, die bei alltäglichen Bewegungen wie Gehen, Bügeln oder Kochen verbrannt wird.

# NEUN WEGE ZUR VERBESSERUNG DEINER ALLTAGSAKTIVITÄTEN

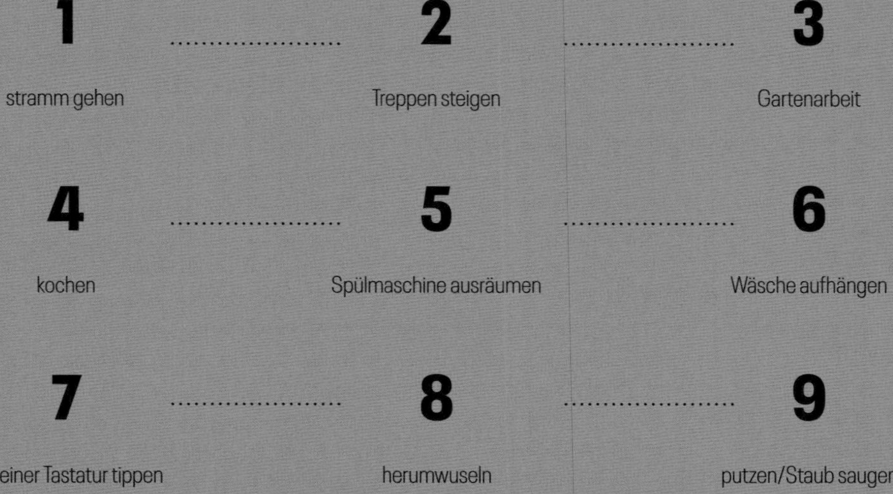


Täglich zehn Minuten zu Fuß zu gehen mag nicht viel sein, aber über Tage und Wochen summieren sich diese zehn Minuten Bewegung zu einem schönen zusätzlichen Energieverbrauch und in der Folge zu einem größeren Kaloriendefizit und schnelleren Fettabbau. Betrachte alle diese Möglichkeiten, um dich im Alltag zu bewegen. Wenn du sie jeden Tag bei minimalem Aufwand einplanst, werden sie zu einem Teil deines Abnehmprogramms.

# WARUM ALLTAGSAKTIVITÄTEN WICHTIG BEIM ABNEHMEN SIND

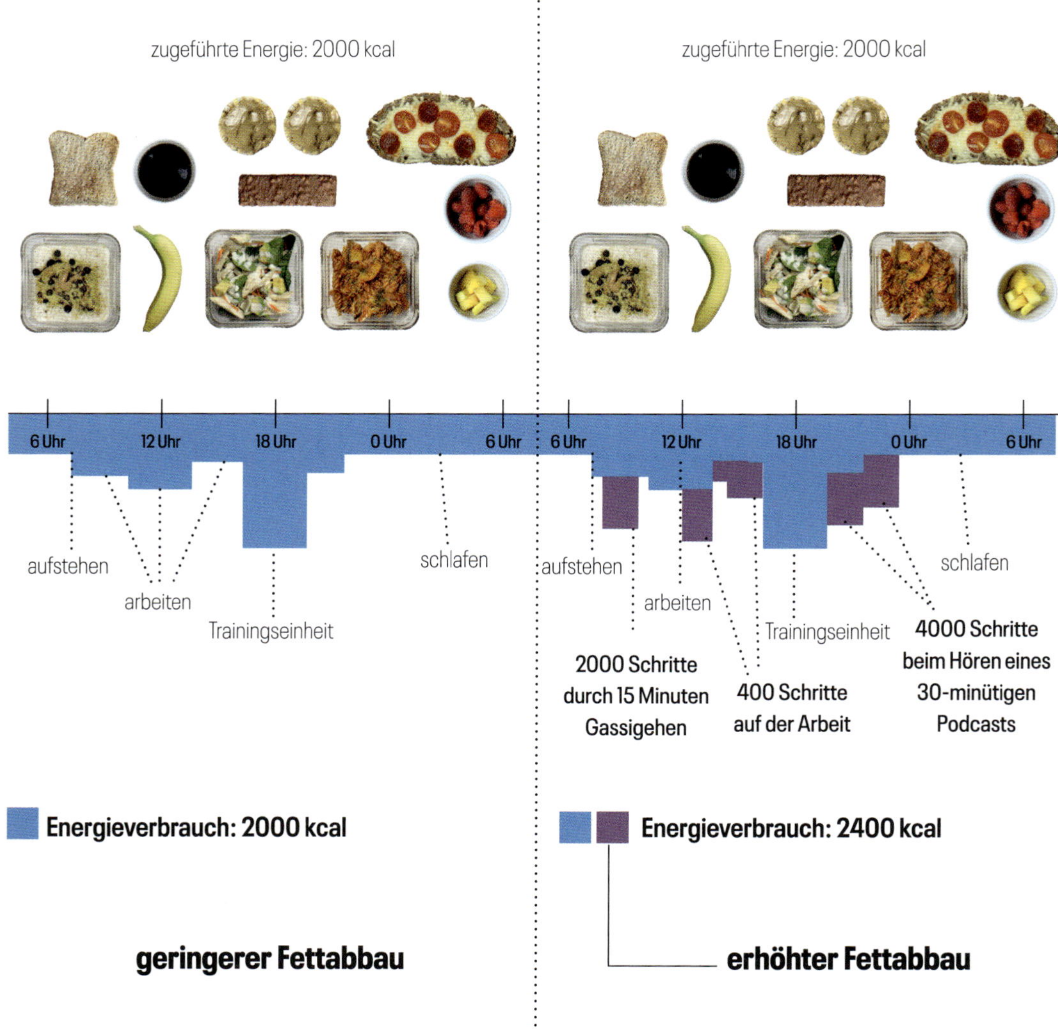

Auch ohne dich ins Fitnessstudio zu bemühen, ohne dass du an deine Unzulänglichkeiten erinnert wirst oder ohne zu hören, dass du es einfach nicht genug willst, kannst du deine Fortschritte beim Abnehmen ganz einfach unterstützen, und zwar durch **Bewegung im Alltag**.

Die nebenstehende Grafik zeigt zweimal einen Tagesablauf mit einer Zufuhr von insgesamt 2000 Kalorien (kann bei dir abweichen). Entscheidend ist, dass der Energieverbrauch im Beispiel rechts höher ist als im Beispiel links. Das größere Energiedefizit, das zu einem stärkeren Abbau von Körperfett führt, wird durch Alltagsaktivitäten erreicht.

Natürlich helfen auch gezielte Trainings- oder Sporteinheiten. Aber das Tolle an Alltagsaktivitäten ist, dass man sich nicht in einem Studio anmelden, keine bestimmte Technik erlernen oder einen teuren Personal Trainer engagieren muss, der einem zeigt, wie perfekte Burpees gehen. Stattdessen musst du dich nur öfter und mehr im Alltag bewegen.

Mit einem Minimum an Aufwand und einem Maximum an Erfolg kannst du deinen Lebensstil nachhaltig ändern. Eine Erhöhung der Alltagsaktivitäten zur Reduzierung des Körperfettanteils widerspricht allem, was die Fitnessindustrie vorgibt. Aber die einfache Umsetzung kann zu einem Katalysator für deinen Erfolg werden.

Da Alltagsaktivitäten sich erheblich auf deinen Energieverbrauch (und deshalb auch für dein Kaloriendefizit) auswirken können, solltest du darauf achten, dass dein Defizit nicht zu krass ist (siehe Seite 38–39). Oft ist die Versuchung groß, schnell abnehmen zu wollen. Aber wenn du zu wenig Kalorien aufnimmst, hast du keine Energie für deine Aktivitäten. Schaffe ein allmähliches Kaloriendefizit, das dir genug Energie für mehr Alltagsbewegung lässt und bei dem du dich nicht schlapp oder hungrig fühlst. Das ist die beste Voraussetzung für einen langfristigen Erfolg beim Abnehmen.

# DER SPORTMYTHOS

## NÜCHTERN TRAINIEREN

(erst Sport auf nüchternen Magen)

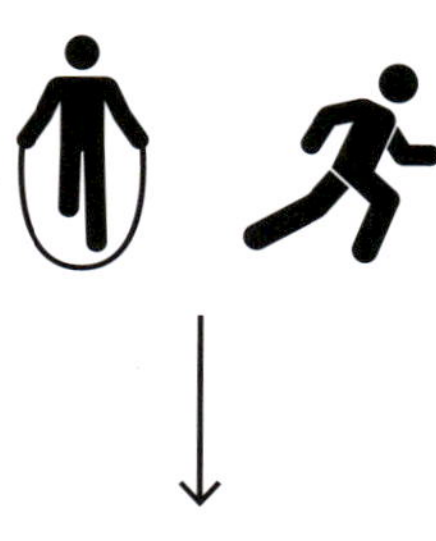

dann frühstücken

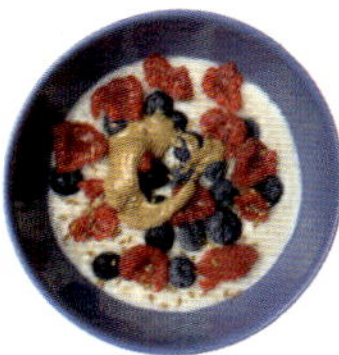

560 kcal aufnehmen, nachdem Energie durch sportliche Aktivität verbrannt wurde

## NICHT NÜCHTERN TRAINIEREN

(irgendwann vor dem Sport etwas essen)

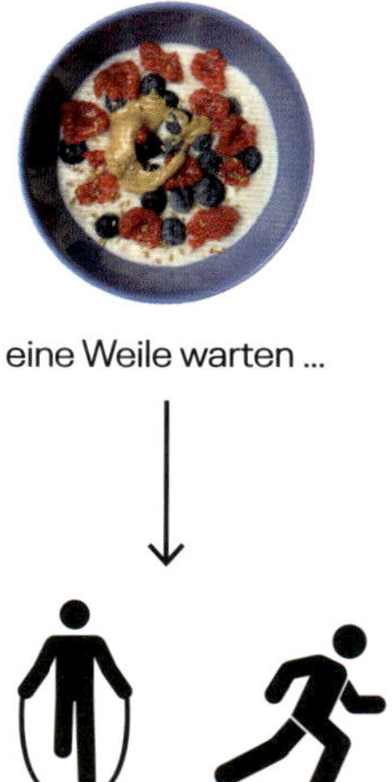


auch nachdem Energie durch sportliche Aktivität verbrannt wurde, 560 kcal aufgenommen

Hier geht es darum, den Unterschied zwischen Fettverbrennung (auch: Fettoxidation) und Fettabbau zu verstehen. Fettverbrennung ist die Umwandlung von Fett in Energie, während Fettabbau der Verlust von Körperfett ist. Wenn wir etwas essen, wird Insulin ausgeschüttet. Dies führt zu einer geringeren Fettverbrennung, das heißt, dass weniger Fett für die Energiegewinnung bereitgestellt wird. Das hat nichts mit Fettabbau zu tun, da – wie wir wissen – Körperfett nur durch eine negative Kalorienbilanz abgebaut wird. Sport auf nüchternen Magen bedeutet, dass Fett die einzige Energiequelle ist, die dein Körper verbrennen kann. Viele denken, dass dies zu einem höheren Fettabbau führt, aber tatsächlich kommt es zu einer höheren Fettoxidation.

Jeder, der behauptet, dass man durch Sport auf nüchternen Magen schneller abnimmt, versteht die Wissenschaft nicht richtig.

# WARUM DU DEINEN KALORIENVERBRAUCH NICHT TRACKEN MUSST

| **Fitnesstracker** | **Wirklichkeit** |
| --- | --- |
| der neueste Hightech-Fitnesstracker | der neueste Hightech-Fitnesstracker |
| **Gut gemacht, Laura, du hast gerade 328 kcal verbrannt!** | **Er kann die exakte Menge der verbrannten Kalorien unmöglich berechnen.** |

Wenn man beim Zu- oder Abnehmen auf die zugeführten Kalorien achten und sie nachhalten soll, ist es doch bestimmt auch eine gute Idee, den Kalorienverbrauch zu tracken, oder?

Nein.

Der Grund dafür ist einfach: Die Kalorienangaben auf den Produktverpackungen sind präzise, die von Tracking-Apps und Fitnessuhren sind es nicht. Diese Geräte können dir nur eine ungefähre, geschätzte Zahl nennen, aber nicht, wie viele Kalorien du tatsächlich verbraucht hast. Nur eines steht fest: dass du durch regelmäßige Alltagsbewegung und Sport Energie verbrauchst, was dir beim Abnehmen hilft. Mit Fitnesstrackern kannst du dir immer neue Trainingsziele setzen, z. B. mehr Wiederholungen oder Schritte, und die Regelmäßigkeit deiner Aktivitäten nachverfolgen.

# FAZIT
# WIE VERLIERST DU GEWICHT?

~~Clean Eating?~~

~~Raw Food?~~

~~Abnehmclub?~~

~~Paleo?~~

~~Alkalische Diät?~~

~~Vegetarisch?~~

~~Keto?~~

~~Low Carb?~~

~~Bio?~~

~~Intervallfasten?~~

~~Entschlacken?~~

~~Saftkur?~~

~~Detox?~~

~~5 : 2?~~

~~Vegan?~~

~~Diättee?~~

~~Nahrungsergänzung?~~

~~Ersatzmahlzeiten?~~

## DEINE ERNÄHRUNG

**BLEIB SCHÖN INNERHALB DES KREISES, DA ALLES DRUMHERUM NICHT NÖTIG IST.**

**Nimm weniger Kalorien auf und bewege dich mehr, und zwar auf eine Weise, die du durchziehen kannst.**

## Das Leben nach dem Kaloriendefizit

Bei vielen kommt es nach einer Diät zum sogenannten Jo-Jo-Effekt: Die mühsam verlorenen Pfunde werden schnell wieder draufgefuttert. Das liegt meist daran, dass viele den Mechanismus nicht verstehen, durch den sie ab- und dann wieder zugenommen haben. Du hingegen weißt jetzt, wie du nachhaltig abnehmen kannst (siehe Seite 38–39). Wenn du dein Wunsch-/Zielgewicht erreicht hast, wird die Kalorienmenge, die du zu diesem Zeitpunkt zu dir nimmst und verbrennst, die Menge sein, die du zum Halten des Gewichts brauchst (ausgeglichene Energiebilanz). Du kannst deine Kalorien weiterhin nachverfolgen. Vielleicht hast du aber mittlerweile so viel Erfahrung, dass du die Portionen mithilfe dieses Buches gut einschätzen kannst.

Jetzt, wo du diesen Ratgeber gelesen hast, schenkst du hoffentlich den ganzen irreführenden (Falsch-)Infos und Mythen zum Thema Ernährung und Abnehmen keinen Glauben mehr.

Bei allen Entscheidungen, die wir im Leben treffen, kommt es auch auf unsere innere Einstellung an. Ein Geist, der frei von Schuldgefühlen, Scham und Angst ist, ist auch bereit, ein faktenbasiertes Verständnis von Ernährung in die Tat umzusetzen.

- Du hast jetzt das Wissen, um falsche Versprechungen, Modeerscheinungen und Bull*t-Behauptungen als solche zu erkennen und ihnen nicht auf den Leim zu gehen.

- Du weißt, wie du mit populärer Pseudowissenschaft und komplizierter Diät-Rhetorik umzugehen hast.

- Du hast das nötige Wissen, um ab- bzw. zuzunehmen oder um dein Gewicht problemlos zu halten.

- Du kannst selbst entscheiden, was und wann du isst und trinkst und wie viel du dich bewegst.

- Du bist in einer starken Position; der Diätkult lässt dich kalt.

- Du bist selbstbewusst.

Dieser Ratgeber möchte dir, auch nachdem du ihn durchgearbeitet hast, ein ständiger Begleiter sein, in dem du immer wieder nachschlagen kannst und der dich bestätigt.

# REGISTER

# DANKSAGUNG

Zunächst möchte ich dir, liebe Leserin, lieber Leser, dafür danken, dass du dich entschieden hast, Geld für mein Buch auszugeben. Ich bin wirklich dankbar, dass du mir dein Vertrauen geschenkt hast, um dich auf deinem Weg zu unterstützen. Jetzt vertraue auch dir selbst. Du hast alles, was du brauchst, um genussvoll zu essen, was du willst, und dabei auch noch abzunehmen.

Einen großen Dank schulde ich meiner Instagram-Fangemeinde auf der ganzen Welt, die mich von Anfang an unterstützt hat. Ohne euren Zuspruch wäre dieses Buch vielleicht nie entstanden und veröffentlicht worden. In den Umschlagklappen sind nur einige der vielen Nachrichten von euch abgedruckt. Ich danke euch sehr!

Die Arbeit an diesem Buch war Schwerstarbeit für mich und das Verlagsteam. Ich möchte mich bei Ebury und Penguin dafür bedanken, dass sie an meine Idee geglaubt und mir eine Startrampe geboten haben. Danke an Sophie Yamamoto, der Buchgestalterin, für ihre Liebe zum Detail. Ich danke euch, dass die Veröffentlichung meines ersten Buches eine tolle, entspannte Erfahrung war.

Ein besonderer Dank geht auch an Jen, meine Agentin, und den Rest des Teams, das immer für mich da war und mir vom ersten Tag an sein Vertrauen geschenkt hat.

Danke an meine Eltern, die mich dazu erzogen haben, für das zu kämpfen, was richtig ist, und nicht zu akzeptieren, was falsch ist.

First published as THE FITNESS CHEF in 2019 by Ebury Press, an imprint of Ebury Publishing. Ebury Publishing is part of the Penguin Random House group of companies.

Additional photo credits: Bottles on pages 31, 37, 38, 39, 44 and 58 © stockphoto-graf; diet coke can on page 38 and 39 © Africa Studio; coke canon page 38 and 44 © Karandaev; toothpaste tube on page 84 © Maksym Yemelyanov; phone on page 58 © Fenskey; fried chicken on page 65 © Uros Pretavic; fries on page 65 © Idler Akhmerav; red cross on page 88, 92 and 172 © Brovarky; Bed on page 175 © 2dmolier. All Adobe Stock Images.

1. Auflage 2022


**Projektleitung:** Sarah Gast
**Übersetzung:** Lisa Heilig
**Lektorat:** trans texas publishing services GmbH, Köln
**Bildredaktion deutsche Ausgabe:** Sabine Kestler
**Bildnachweis Ergänzung deutsche Ausgabe:** Adobe Stock: 36 (Daniel Berkmann), Udo Einenkel: 97 (Dr. Oetker Knuspermüsli, Kellogg's Smacks, Kellogg's Toppas Classic, Kellogg's Special K Classic, Nestlé Fitness, Nestlé Clusters Mandel, Nestlé Clusters Chocolate), 99 (Lieblingskekse), 145 (Hefezopf), 146 (Bahlsen ABC, Bahlsen Butterblätter, Bahlsen Chokini, Bahlsen Deloba, Bahlsen Ohne Gleichen, Coppenrath Wiener Sandring, Griesson Soft Cake Orange, Hanuta Riegel, Hobbits kernig, Kinder Bueno, Kinder Country, Nutella B-Ready, Lambertz Bio Hafer Cookie, Lambertz Vital, Leibniz Butterkeks, Leibniz Vollkorn, Prinzenrolle), 154 (Milky Way, Mars), 160 (Eat Natural Cashew und Blaubeere Joghurtriegel), 161 (Milka Mmmax Alpenmilch, Milka Alpenmilch), 177 (Aperol Spritz)
**Umschlaggestaltung für die deutschsprachige Ausgabe:** Veruschkamia, Vera Schlachter, München, www.veruschkamia.de, unter Verwendung eines Fotos von © Matt Russell
**Satz:** Andreas Huber, Satzwerk Huber, Germering/München
**Herstellung:** Elke Cramer
**Druck und Bindung:** Alcione, Lavis
Printed in Italy

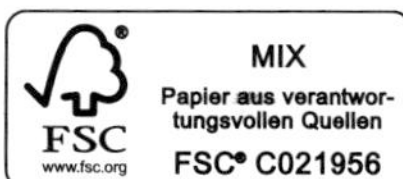


Penguin Random House Verlagsgruppe FSC® N001967

ISBN 978-3-517-10144-6
www.suedwest-verlag.de